U0802769

放射学家掌中宝

PocketRadiologist®

PedsNeuro Top 100 Diagnoses

儿科百例神经疾病影像诊断精粹

放射学家掌中宝系列丛书

产科百例疾病影像诊断精粹
儿科百例疾病影像诊断精粹
儿科百例神经疾病影像诊断精粹
妇科百例疾病影像诊断精粹
腹部百例疾病影像诊断精粹
肌肉骨骼百例疾病影像诊断精粹
急诊创伤影像诊断百例精粹
脊柱百例疾病影像诊断精粹
介入技术百例精粹
脑部百例疾病影像诊断精粹
颞骨百例疾病影像诊断精粹
乳腺百例疾病影像诊断精粹
头颈百例疾病影像诊断精粹
心脏百例疾病影像诊断精粹
胸部百例疾病影像诊断精粹
血管百例疾病影像诊断精粹

Pocket Radiologist® 英文版系列丛书

Abdominal，Top 100 Diagnoses
Brain，Top 100 Diagnoses
Breast，Top 100 Diagnoses
Cardiac，Top 100 Diagnoses
Chest，Top 100 Diagnoses
ER Trauma，Top 100 Diagnoses
Gynecology，Top 100 Diagnoses
Head & Neck，Top 100 Diagnoses
Musculoskeletal，Top 100 Diagnoses
Obstetrics，Top 100 Diagnoses
Pediatrics，Top 100 Diagnoses
PedsNeuro，Top 100 Diagnoses
Spine，Top 100 Diagnoses
Temporal Bone，Top 100 Diagnoses
Vascular，Top 100 Diagnoses
and
Interventional，Top 100 Diagnoses

放射学家掌中宝
PocketRadiologist®
PedsNeuro Top 100 Diagnoses
儿科百例神经疾病影像诊断精粹

Susan I Blaser MD FRCP(C)
Neuroradiologist, The Hospital for Sick Children
Associate Professor, The University of Toronto
Toronto, Canada

Anna Illner MD
Research Fellow
Pediatric Neuroradiology, Hospital for Sick Children
Toronto, Canada

Mauricio Castillo MD
Professor of Radiology, Chief, Neuroradiology
The University of North Carolina at Chapel Hill
Chapel Hill, North Carolina

Gary L Hedlund DO
Pediatric Neuroradiologist, Dept of Medical Imaging
Primary Children's Medical Center
Salt Lake City, Utah

Anne G Osborn MD FACR
University Distinguished Professor of Radiology
William H and Patricia W Child Presidential Endowed Chairholder
University of Utah School of Medicine, Salt Lake City, Utah
Amersham Health Visiting Professor in Diagnostic Imaging
Armed Force Insititue of Pathology, Washington, DC

With contribution by: William G Bradley Jr MD PhD, Mark Z Chen MD, H Christian Davidson MD, Lane F Donnelly MD, H Ric Harnsberger MD, Patricia A Hudgins MD, Blaise V Jones MD, Kevin R Moore MD, Karen L Salzman MD

With 200 drawings and radiographic images

Drawings: Lane R Bennion MS, Richard Coombs MS, James A Cooper MD

Image Editing: Melissa Petersen, Danielle Morris,
Ming Q Huang MD, Cassie Dearth

Medical Text Editing: Richard H Wiggins III MD

译 者 名 单

主译 艾　林

主审 戴建平

译者 （按姓氏笔画排序）

马　军　王双坤　王梅云　艾　林
孙学进　吴　珍　张谷清　李子孝
李少武　李常红　沈慧聪　陈红燕
陈　谦　温　洋　程　华　魏新华

AMIRSYS® ELSEVIER 北京大学医学出版社

AMIRSYS®
A medical reference publishing company

First Edition

First Printing: April 2003

Composition by Amirsys Inc, Salt Lake City, Utah

Printed by K/P Corp, Salt Lake City, Utah

ISBN: 0-7216-0439-0

Authorized translation from English language edition published by the Proprietor.
981-259-488-4

Elsevier (Singapore) Pte Ltd.
3 Killiney Road, #08-01 Winsland House I, Singapore 239519
Tel: (65) 6349-0200, Fax: (65) 6733-1817
First Published 2008
2008 年初版

北京市版权局著作权合同登记号：图字：01-2006-0383

ERKE BAILI SHENJING JIBING
YINGXIANG ZHENDUAN JINGCUI

图书在版编目（CIP）数据

儿科百例神经疾病影像诊断精粹/（加）布莱泽（Blaser，S. I.）著；艾林译．—北京：北京大学医学出版社，2008

（放射学家掌中宝）

书名原文：Pocket Radiologist：PedsNeuro Top 100 Diagnoses

ISBN 978-7-81071-621-5

Ⅰ. 儿… Ⅱ. ①布… ②艾 Ⅲ. 小儿疾病：神经系统疾病—影像诊断 Ⅳ. R748.04

中国版本图书馆 CIP 数据核字（2007）第 177532 号

儿科百例神经疾病影像诊断精粹

主　　译：艾　林
出版发行：北京大学医学出版社（电话：010-82802230）
地　　址：(100083)北京市海淀区学院路 38 号　北京大学医学部院内
网　　址：http://www.pumpress.com.cn
E - mail：booksale@bjmu.edu.cn
印　　刷：莱芜市圣龙印务有限责任公司
经　　销：新华书店
责任编辑：张凌凌　**责任校对**：杜　悦　**责任印制**：郭桂兰
开　　本：889mm×1194mm　1/32　**印张**：17.25　**字数**：475 千字
版　　次：2008 年 4 月第 1 版　2008 年 4 月第 1 次印刷
书　　号：ISBN 978-7-81071-621-5
定　　价：108.00 元

前　　言

放射学家掌中宝系列手册丛书是一套以创新、速查为特点的参考书，其形式简洁、内容新颖，能够指导放射学专业医师的临床实践。本系列各个分册均为全球著名专家所著，由这些世界级的专家分别就人体各个主要部位选定“100种最重要的”诊断或介入技术专题予以讲解。每个专题的讲解以事实为基础，涵盖了各种疾病诊断的精华，并都配有高清晰度、极具参考价值的影像学图像或示意图，及方便您进一步阅读的参考资料。各个分册还提供了很多计算机制作的彩色解剖学、病理学图像模拟真实的疾病。您拥有这套手册，就好像您拥有一位近在咫尺的咨询专家。

放射学家掌中宝各个分册的格式统一，以圈点的方式表述各种疾病的要点，任何时候同类信息归集在相同的标题下——从要点到影像学表现，从鉴别诊断、病理学表现、临床要点到参考文献，有利于您快速地获取您需要的信息。介入分册提供给您的则是重要介入技术的基本要点和“操作方法”，包括介入技术实施前后的核查单、常见的问题和并发症。

放射学家掌中宝系列目前已出版的有：脑部、头颈、骨骼肌肉、儿科、脊柱、胸部、心脏、血管、腹部、乳腺、产科、妇科、颞骨、儿科神经、急诊创伤和介入技术分册，以后还会有更多相关科目的分册，希望您喜欢！

Anne G Osborn MD
Executive Vice President
Editor-in-Chief，Amirsys Inc

H Ric Harnsberger MD
Chairman and CEO，Amirsys Inc

注意及声明

本书读者对象为临床相关执业医生，仅供参考。不允许直接引用于其他形式医学诊断、治疗及其他用途。全部或者部分应用本书内容并不代表 Amirsys 公司与使用者之间构成或存在医一患关系、治疗师一患者或健康职业关联。本书可能没有反映全部当前医学发展，且 Amirsys 公司没有对本书及其相关信息的准确性、适当性、完整性进行声明、承诺。本书不是对于医药专业判断力的代替物，Amirsys 公司及其附属机构、作者、投资者、合作伙伴及其赞助者否认对基于本书信息所造成的任何人员或财物造成的伤害、损失负有任何责任。

当开毒麻药或其他药物处方时，患者均被告知检查制造商提供的产品生产信息，来证实建议剂量、服用方法和服药时间，及其禁忌证。治疗医师的责任在于根据临床经验及患者情况来决定药物剂量大小和对于患者最佳治疗手段。

放射学家掌中宝

儿科百例神经疾病影像诊断精粹

本手册中所包括的诊断精粹按照下列顺序分为 11 个部分：

先天性疾病

神经与皮肤性疾病

感染

炎症

血管性疾病

缺血性疾病

代谢/中毒性疾病

代谢/遗传性疾病

肿瘤

创伤

脑脊液间隙

目　录

先天性疾病

小脑发育不全

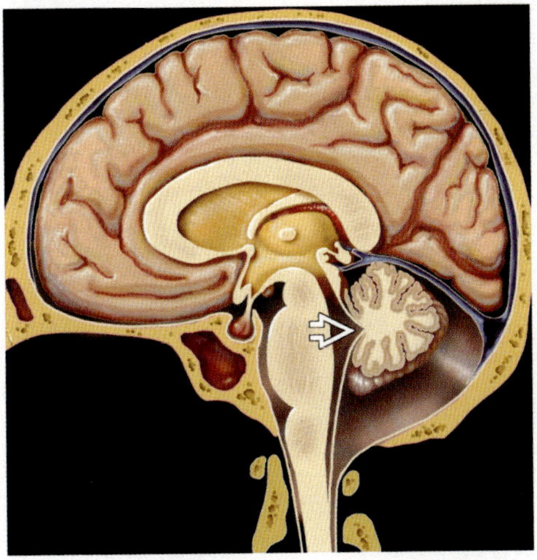

小脑发育不全。图示显示正常的有顶点（箭头）的第四脑室。后颅窝大小正常，但由于小脑发育不全而看起来相对较大。脑干正常。

要点

- 同义词：小小脑（microcerebellum）、小脑生长不全（发育不全的亚型）
- 定义：遗传性或获得性的以小脑胚胎发生减缓或停滞，或者小脑组织凋亡增强为特征的疾病
- 典型影像学表现
  - 中线矢状位蚓部小，脑裂和叶间沟大小正常，有或无下蚓部形成
  - 常合并发育不全性脑桥（桥小脑发育不全），且为预后差指征

影像学表现

一般特点

- 最佳影像线索：矢状图上小脑小，被脑脊液包围

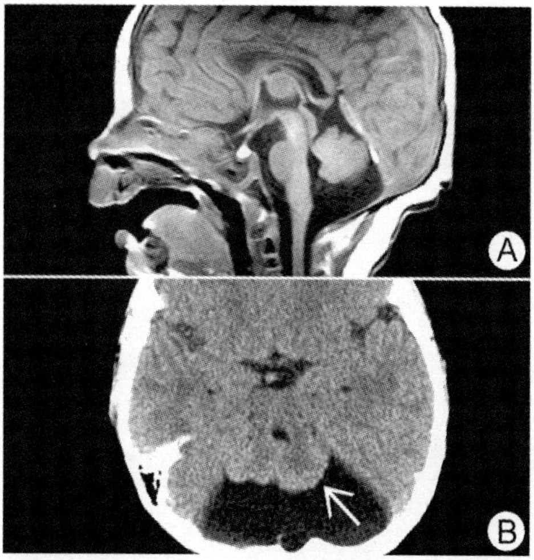

小脑发育不全。(A) 矢状 T1 平扫 MR 显示较小的小脑和相对正常的脑干。小脑裂无扩张。(B) 示另一严重小脑发育不全（箭头）患儿轴状位平扫 CT。

CT 表现

- 骨性后颅窝大小相对正常

MR 表现

- 正常信号强度的较小的小脑，完整的小脑顶，正常的前/后叶，正常的裂和叶
- 或者有或无蚓部发育不全、裂形成异常、皮质发育不良
- 有或无脑桥发育不全或裂隙

推荐的影像学检查方法

- MR，小脑表面三维重建

鉴别诊断

小脑萎缩

- 形成后小脑组织丧失
- 胶质增生、局灶性体积丧失、小脑裂/叶间沟增宽
- 如果损害在宫内或遗传代谢类疾病的影响在宫内发生时，极难鉴别

病理

概述

- 一般病理特点
  - 早期（遗传性或获得性）损害导致桥小脑发育不全
  - 晚期可影响外颗粒层（GCL）分离
  - 选择性地破坏颗粒细胞＝颗粒层坏死/萎缩
  - 选择性地破坏颗粒细胞始祖细胞＝发育不全
- 遗传学
  - 双侧/非进展性小脑发育不全
    - 18、21 三体；Acrocallosal 综合征、Cornelia de Lange 综合征
    - 家族性新小脑发育不全：性连锁和常染色体隐性遗传
    - 有或无视网膜发育不良/白内障、性腺机能减退、血液恶病质
  - 桥小脑发育不全（PCH）
    - 遗传性：先天性糖基化疾病Ⅰ型，桥小脑发育不全Ⅰ型和Ⅱ型，PEHO 综合征（伴水肿、肌阵挛性脑波和视神经萎缩的进展性脑病综合征）
    - 获得性：炎症后（STORCH［梅毒、弓形体病、风疹、巨细胞病毒和疱疹病毒Ⅰ型、Ⅱ型感染］）或缺血性（新生儿重症监护单元，NICU）
  - 无脑回畸形
    - 先天性肌肉萎缩（Walker-Warburg 综合征［WWS］、肌肉-眼-脑［MEB］、福山型）
    - 无脑回畸形和小脑发育不全/不良（reelin 蛋白突变）
- 胚胎学-解剖学
  - “峡部组织者（中脑/后脑）”和同型异位基因引导小脑的发育
    - 细胞丰富的倒“V”（菱形唇）增厚形成原小脑，后者生长并覆盖第四脑室顶
    - 菱形唇也有神经元形成脑桥

  - 脑裂形成
    - 绒球小结裂首先形成原裂
    - 原裂前组织＝蚓部前叶
    - 原裂和绒球小结裂＝蚓部后叶
  - 细胞分层：在足月新生儿存在 4 层
    - 外颗粒层、分子层、单细胞浦肯野细胞层、内颗粒细胞层
    - 在第一年，外颗粒细胞分开并向内移行加入内颗粒层，保留 3 层
- 病因-发病机制
  - 遗传突变或后天损伤扰乱胚胎形成
    - 局灶性缺血，弥漫缺氧（新生儿 ICU），感染，辐射
    - 尤其是风疹，细小病毒和巨细胞病毒在小脑或桥小脑“停滞”
- 流行病学
  - 极其不均匀

大体病理及手术学特点

- 新小脑，有或无脑桥发育不全，有或无脑裂形成异常

镜下特点

- 小脑皮层神经元数量下降
- 齿状核组织紊乱
- 脑干核灰质发育不全或缺如
- 白质内异位的岛或皮层异位

分期或分级标准

- 完全的小脑不发育：极罕见
- 新小脑不发育或发育不全：蚓部小，半球极小或消失（永存绒球除外）
- 旧小脑发育不全：加上小脑下蚓发育不全
  - 也称作小脑发育不全

临床要点

临床表现

- 单一小脑发育不全：张力减退各异，共济失调（可为轻度）

- 桥小脑发育不全
  - PCH Ⅰ型：深部肌肉无力（脊柱肌肉萎缩）
  - PCH Ⅱ型：严重的进食困难和意识运动延迟，舞蹈症
  - 碳水化合物缺乏糖蛋白综合征：不常见的脂肪沉积；精神迟滞各异，帕金森病，共济失调，脊柱后侧凸
  - PEHO：进展性脑病，肌阵挛性脑波，视神经萎缩

自然病史

- 单一的小脑发育不全通常很稳定，桥小脑发育不全经常为进展性

治疗

- 支持性治疗

预后

- 单一小脑发育不全：症状可轻微，稳定
- 如 PCH 合并前角细胞疾病（PCH1），严重的肌无力，仅几个月的寿命

参考文献

1. Patel S et al: Analysis and classification of cerebellar malformations. AJNR 23:1074-87, 2002
2. Soto-Ares G et al: Cerebellar cortical dysplasia: MR findings in a complex entity. AJNR 21:1511-19, 2000
3. Ramaekers V Th et al: Genetic disorders and cerebellar structural abnormalities in childhood. Brain 120:1739-51, 1997

菱脑联合

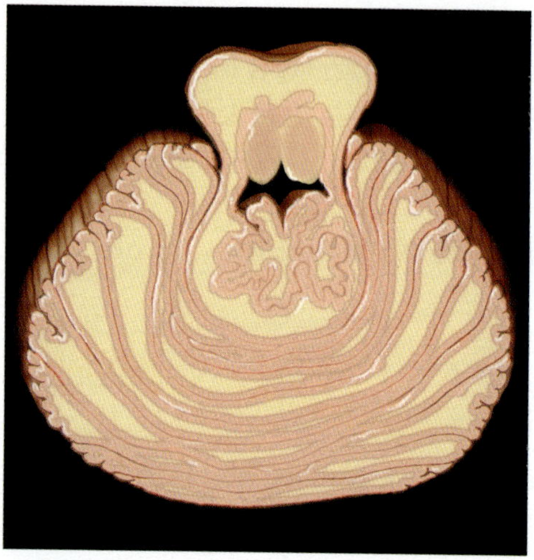

菱脑联合。图示小脑叶、小脑白质和齿状核横向融合的单小脑。注意小脑蚓和小脑谿缺乏。

要点

- 定义：小脑半球、齿状核，以及小脑上脚的先天性融合；小脑蚓发育不全
- 典型影像学表现：单叶小脑
- 罕见；30多例报道

影像学表现

一般特点

- 最佳影像线索：发育不全的、单叶的小脑

CT 表现

- 小脑半球融合
- 缩窄的宝石样或锁孔样第四脑室

MR 表现

- 冠状位
  - 融合的小脑半球

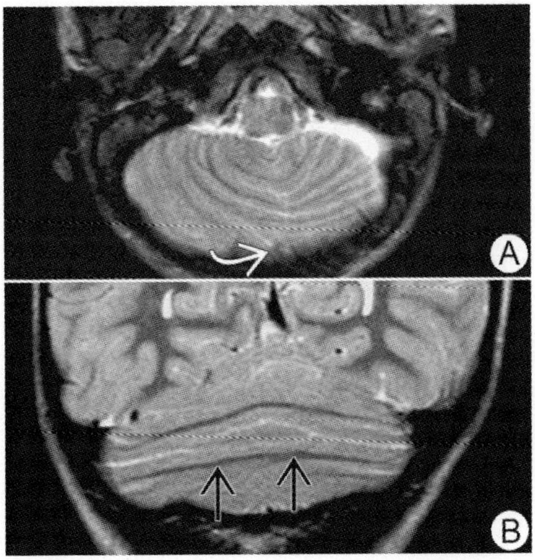

菱脑联合。(A) T2 加权像上融合的小脑半球，无小脑蚓和小脑镰（弯箭头）。(B) 冠状 T2 加权像上横向小脑叶。(Courtesy S. Blaster，MD)

  - 横向的小脑叶；缺如的小脑镰
  - 缺如或严重发育不全的小脑蚓
- 轴状位
  - 融合的马蹄形齿状核
  - 缩窄的宝石样或锁孔样第四脑室
- 矢状位
  - 原裂（通常容易发现）在矢状像上少见
- 其他报道的颅内异常
  - 中线异常
    - 前脑无裂畸形/隔-视发育不良
    - 胼胝体发育不全
    - 导水管狭窄→脑积水

推荐的影像学检查方法

- 冠状位或轴状位 MR

鉴别诊断

综合征性的与非综合征性的菱脑联合

- 复杂中线异常综合征
- Gomez-Lopez-Hernandez 综合征（小脑三叉皮肤发育不良）
  - 菱脑联合
  - 三叉神经麻痹；面中部发育不全
  - 头皮脱发

先天性小脑蚓发育不全（原型＝Joubert 综合征）

- 小脑蚓未发育或发育不全**但**小脑半球不融合

病理

概述

- 一般病理特点
  - 偶尔合并颅外异常
    - 脊柱节段或融合异常
    - 曾报道过心血管、呼吸、泌尿系统异常
    - 肌肉骨骼异常常见：指（趾）的和桡侧列
- 遗传学
  - 可能是遗传缺陷的“峡部组织者”→异常的背侧类型
    - 考虑是 FGF8 和 Lmx1a 基因
  - Gomez-Lopez-Hernandez 综合征
    - 很可能未被完全认识，遗传特性未知
  - Anecdotal 报道
    - 染色体 2q 中间缺失
    - 双亲近亲
    - 母体：高热、糖尿病、摄入苯环利定
- 胚胎学-解剖学
  - 正常中线结构未能诱导/分化
  - 外侧结构相对保留
- 病因-发病机制
  - 早期小脑发育受损：妊娠 33～34 天

- 流行病学
  - 30多例报道：越来越多地在MR上认识到
  - 无性别或种族趋向

大体病理及手术学特点

- 通常
  - 融合小脑半球
  - 融合小脑白质→大的小脑髓质体
  - 小脑后切迹、小脑谿缺如
  - 马蹄形齿状核
  - 前蚓部、前髓帆和顶核未发育或发育不全
  - 发育不全的后蚓部：小结会形成
- 经常
  - 幕上中线异常
    - 联合（胼胝体、前联合）发育不全/发育不良
    - 前脑无裂畸形或视-隔发育不良
    - 融合下丘；背侧橄榄核缺如
  - 与导水管狭窄有关的脑积水
  - 颅缝早闭（尤其是人字缝）
- 少见
  - 无脑室；囊性第四脑室

分期或分级标准

- 寻找另外的幕上异常

临床要点

临床表现

- 神经系统体征各异
  - 共济失调、不自主头部运动
  - 发育迟缓、癫痫发作、脑瘫
  - 常见强迫性自伤行为
- 生长激素缺乏各异

自然病史

- 通常短寿、虽然偶尔存活到成年早期

- 年长的一些存活者：发育迟缓和心理疾病（自伤、双相障碍、多动）

治疗

- 治疗脑积水，监测下丘脑-垂体轴

预后

- 其余的中线幕上结构异常和脑积水→预后较差

参考文献

1. Patel S et al: Analysis and classification of cerebellar malformations. AJNR 23:1074-87, 2002
2. Toelle SP et al: Rhombencephalosynapsis: Clinical findings and neuroimaging in 9 children. Neuropediatrics 33:209-14, 2002
3. Yachnis AT: Rhombencephalosynapsis with massive hydrocephalus: Case report and pathogenetic considerations. Acta Neuropathol 103(3):305-6, 2002

先天性小脑蚓发育不全

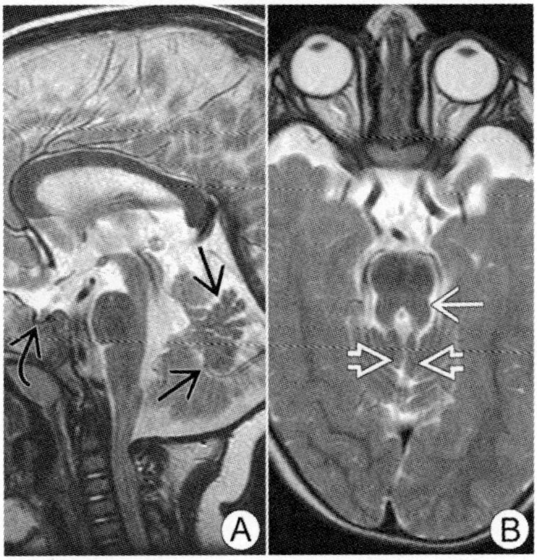

先天性小脑蚓发育不全。矢状位（A）和轴状位（B）T2 加权像显示异常形状的第四脑室、前蚓部缺如、后蚓部残留（黑箭头）、“磨牙”脑干（白箭头）和裂隙蚓部（开口箭头）。注意小蝶鞍（弯箭头）。

要点

- 同义词：先天性小脑蚓发育不全（CVH）；原型＝Joubert 综合征，Joubert-Boltshauser 综合征
- 定义：遗传性发育不全或前蚓部不发育，以短暂一过性呼吸过度、动眼异常、共济失调、不同程度的智力迟延发育、典型影像学表现为特点
  - 与发育不全或前蚓部（有或无后蚓部）不发育有关
- 其他要点
  - 复合脑干畸形：“磨牙”脑干表现
  - 很多综合征伴有先天性小脑蚓发育不全
    - Joubert 综合征是原型：只在影像上有脑表现
    - 如果不只有脑表现＝许多“CVH 加”（“CVH plus”）综合征之一（还有肾囊肿/肝纤维化/眼睛异常）

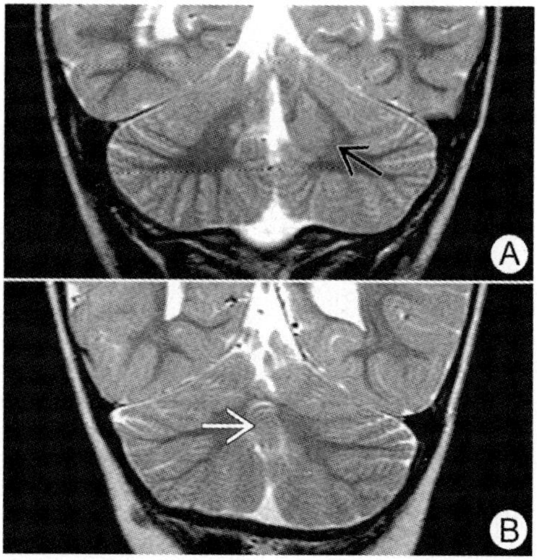

先天性小脑蚓发育不全。冠状位 T2 加权像（A、B）显示异位的灰质结节（黑箭头）和较小的蚓部残余（白箭头）。小脑半球几乎接触，没有嵌入的囊肿。

影像学表现

一般特点

- 最佳影像线索
  - “磨牙”脑干，“蝙蝠翼”第四脑室，裂隙蚓部

CT 表现

- 扩张的“蝙蝠翼”第四脑室
- “磨牙”脑桥/中脑
  - 有缺陷的前蚓部加上薄或厚的小脑上脚
- “臀部征”
  - 狭窄裂隙分开小脑半球

MR 表现

- T1 平扫 MR：上述表现加上
  - 有或无后蚓部残余（如果有，经常有裂隙）
  - 脑干发育不全；异常的、深的脚间窝
- T2：有或无脑室旁白质信号升高和小脑上脚交叉
  - 有或无沿小脑叶的永久胚胎血管

其他影像学表现

- "CVH 加"：肾异常；视网膜发育不良/缺损、有或无肝纤维化/心脏异常/舌软组织肿瘤

推荐的影像学检查方法

- 脑 MR；腹部超声

鉴别诊断

Dandy-Walker 病谱（DWS）

- DWS 有前蚓部残余存在
- CVH 通常保留后蚓部残余

许多"CVH 加"以人名命名的综合征，寻找颅外特点

- Mohr；Rischer-Schinzel；Varadi（舌软组织肿瘤）
- Meckel-Gruber；Dekaban；外胚层发育不良/脑囊肿；Arima
- Senior-Loken：Leber 先天性黑矇症加上青少年肾结核
- Coach（包括肝纤维化）；小脑-眼-肝-肾

病理学

概述

- 一般病理特点
    - 如果是 Joubert 综合征，则只有 CVH
    - 如果是小脑-眼-肾＝"CVH 加"的某些下述特点
        - 肾脏：先天性肾囊肿；囊性发育不良肾，青少年肾结核 NH1 基因；肾囊肿疾病不太可能出现在没有视网膜萎缩的患者
        - 眼：视网膜萎缩与 Leber 先天性黑矇、脉络膜视网膜缺损相似
        - 其他：先天性肝纤维化；多指（趾）或并指（趾）；指甲发育不全；心脏；腭裂/悬雍垂裂；短颈
- 遗传学
    - 常染色体隐性遗传，存在临床上和遗传学上的异质性
    - 一个基因位点定位于染色体 9q34.3
- 胚胎学-解剖学

  - 同型基因决定的中脑-后脑异常类型
- 病因-发病机制
  - 中脑/菱脑节 1 发育异常
- 流行病学
  - 男∶女=2∶1

大体病理及手术学特点

- 小脑蚓缺陷
- 其他中线中枢神经系统异常
  - 胼胝体发育缺陷
  - 后垂体异位
  - 偶发脑膨出

镜下特点

- 发育不良的齿状核、尾侧的髓质
- 拉长的蓝斑
- 脑干核团发育不全或断裂
- 小脑异位

分期或分级标准

- CVH 或“CVH 加”

临床要点

临床表现

- 典型：一过性呼吸过度加上异常眼运动（70%多）
- 智力发育延迟可能很严重（多数），自闭症表现，或者接近正常
  - 如果接近正常，则有典型的判断力差
- 节律性伸舌；伸舌时张口
- “小脑言语”：声音嘶哑/构音障碍
- 早期张力减退，共济失调
- 上颌骨凹陷，随年龄下颌骨变隆凸
- 即使血缘相同，表型也各异

自然病史

- 新生儿呼吸过度通常（不总是）为间歇性/短暂性

- 张力减退随着时间改善

治疗

- 镇静/麻醉处理
    - 对麻醉/阿片类呼吸抑制效应的敏感性升高

预后

- 单纯 CVH（Joubert 综合征）：差，通常有显著的智力发育延迟，虽然存在较轻微病例未充分报道的可能
- “CVH 加”综合征：肾疾病可能进展为肾衰竭
- 两者：有早期出现呼吸暂停的倾向

参考文献

1. Quisling RG et al: MRI features and classification of CNS malformations in Joubert syndrome. J Child Neurol 14:628-36, 1999
2. Yachnis et al: Cerebellar and brainstem development: An overview in relation to Joubert syndrome. J Child Neurol 14(9):570-3, 1999
3. Satran D et al: Cerebello-oculo-renal syndromes including Arima, Senior-Loken and Coach syndromes: More than just variants of Joubert syndrome. Am J Med Genet 86(5):459-69, 1999

Dandy-Walker 病谱

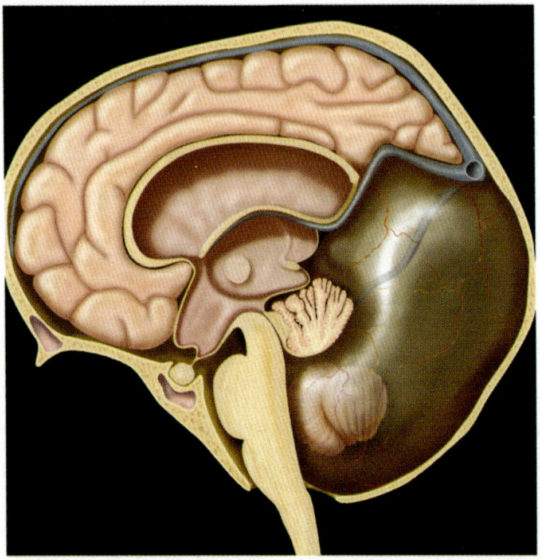

矢状图显示典型的 Dandy-Walker 畸形。一个很大的充满脑脊液的囊肿从第四脑室底向后延伸。后颅窝膨大，窦汇明显抬高。横窦垂直下降。小脑蚓发育不全，上翻于囊肿的上方。

要点

- 同义词：Dandy-Walker 病谱（DWS）
- 定义：Dandy Walker 畸形（DW）代表了广谱的囊性后颅窝（PF）畸形
    - 第四脑室膨出、“经典”DW、DW“变异”，大的枕大池（大的小脑延髓池）
- 多数病例中存在有其他颅内、外异常

影像学表现

一般特点

- 最佳影像线索
    - 很大的后颅窝＋大的脑脊液囊肿、不见正常第四脑室
- DWS 病谱（从最重到最轻）

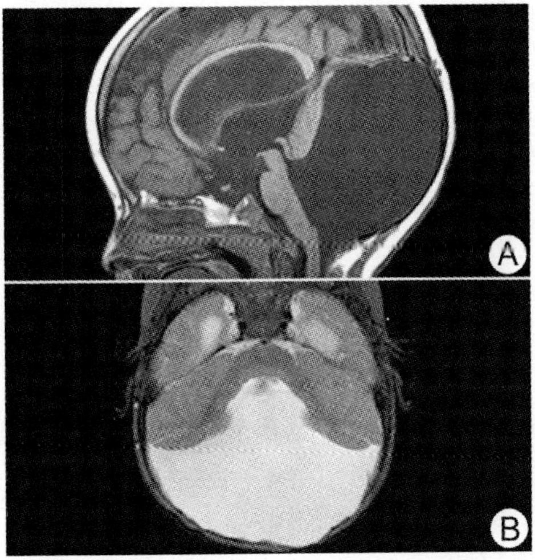

DWS。18 个月巨颅的患儿，矢状位 T1 加权像（A）显示“典型”DW 伴有囊肿、翻转小脑蚓、蚓部残余向抬高的小脑幕融合以及窦汇/人字缝倒置。轴状位 T2 加权像（B）还显示了发育不全的小脑半球。

- 第四脑室膨出（10％～15％病例）
  - 很大的囊肿侵蚀枕骨→“脑膨出”
  - **或者**被囊的第四脑室疝成枕部脑膨出
- “典型”的 DW
  - 第四脑室囊性扩张→扩大的后颅窝
  - 小脑发育不全、脑干受压
  - 小脑上蚓上翻、位于囊肿之上
  - 高位小脑幕/静脉窦汇
- DW“变异”（DW 综合征的轻型）
  - 蚓部发育不全＋第四脑室部分梗阻
  - 显著的小脑谿（“锁孔”表现）
  - 无囊肿或小囊肿→后颅窝、脑干正常
- 大枕大池
  - 后颅窝增大、蚓部正常
  - 第四脑室正常（无囊肿、无受压）

  - 脑池被大脑镰、小静脉横跨

CT 表现

- 很大的后颅窝
  - 囊肿大小各异
  - 窦汇-人字缝倒置（窦汇在人字缝之上）
  - 枕骨呈扇贝样表现，在所有 DW 类型中都有重新塑形，包括大的枕大池

MR 表现

- 矢状位 T1 加权像
  - 第四脑室底存在，向背侧开于不同大小的脑脊液信号囊肿
  - 蚓部残余上翻于囊肿之上
  - 残余向小脑幕融合，或不融合
  - 窦汇抬高伴有高位/陡直的小脑幕（典型）

其他影像学表现及推荐的影像学检查方法

- 没有分流注入的话，囊壁很难界定
- MR 最能体现严重性和合并的异常

鉴别诊断

蛛网膜囊肿（AC）

- 一些作者将其包括在 DW 病谱之内
- 第四脑室受压、移位但基本形态正常
- AC 不被大脑镰、小静脉穿过
- AC 内衬蛛网膜细胞/胶原

先天性小脑蚓发育不全：原型＝Joubert 异常

- 一过性呼吸过度、动眼不能、视网膜萎缩
- 蚓部裂隙、“蝙蝠翼”样第四脑室、中脑形状似“磨牙”
- 肾囊肿/肝纤维化

病理学

概述

- 2/3 合并有中枢神经系统/颅外异常
  - 颅面、心脏/泌尿系统异常、多指（趾）、矫形和呼吸问题

- 遗传学
  - 多数为散发，一些为 X-连锁家族性的 DW
  - 伴有 DWS 的许多综合征：染色体或中线异常；PHACE（在 81%的病例中有颜面血管瘤、血管狭窄、DW）
- 胚胎学
  - DW 常见合并颜面、心血管异常，提示发生在神经嵴细胞形成和移行过程之间（排卵后第 3～4 周）
- 病因-发病机制
  - 后脑发育停滞
    - 翼板损伤→前膜区持续存在
    - 第四脑室流出孔未形成
    - 直窦在头顶部停滞（指胎儿的部位）
    - 囊肿有可能机械性地阻挡了向尾端的迁移
- 流行病学
  - 活产的 1/250 000
  - 约占所有脑积水病例的 1%～4%
  - 女性≥男性

大体病理及手术学特点

- 很大的后颅窝伴有一个大的含脑脊液的囊肿
- 蚓部残余下缘与囊肿壁相连续
- 第四脑室脉络丛缺如或者移至侧隐窝

镜下特点

- 外囊壁层与柔脑膜相连续
- 中间拉伸的神经胶质层与小脑蚓相连续
- 胶质组织内层衬有室管膜/室管膜巢
- 下橄榄核/皮质脊髓束交叉异常

分期或分级标准

- 病谱：第四脑室膨出（最严重）→经典 DW→DW 变异→大的枕大池（最轻微）

临床要点

临床表现

- 80%于 1 岁前诊断（巨颅、前囟膨隆等）

- 后期：癫痫发作、发育延迟、运动技能/平衡差

自然病史

- 早期死亡常见（可达44%）

治疗及预后

- CSF转移：VP分流（有或无）囊肿分流/造瘘
- 预后依赖于幕上异常、脑积水、相关合并症
- 50%典型DW的病人智力正常

参考文献

1. Patel S et al: Analysis and classification of cerebellar malformations. AJNR 23(7):1074-87, 2002
2. Tortori-Donati P et al: Cystic malformations of the posterior cranial fossa originating from a defect of the posterior membranous area. Mega cisterna magna and persisting Blake's pouch: Two separate entities. Childs Nerv Syst 12:303-8, 1996
3. Barkovich AJ et al: Revised classification of posterior fossa cysts and cystlike malformations based on the results of multiplanar MR imaging. AJR 153:1289-300, 1989

Chiari 1 畸形

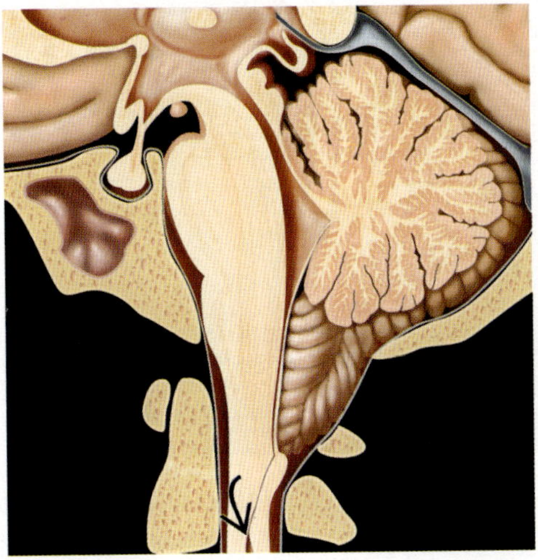

Chiari 1 畸形矢状位示意图。注意小脑扁桃体低位呈“钉形”伴纵向脑沟增多。可见一塌陷空洞（弯箭头），第四脑室正常。

要点

- 同义词：Chiari Ⅰ型畸形（Ch 1）；扁桃体异位
- 定义：小脑扁桃体下突
- 由后颅窝（小）与小脑（正常）“不匹配”引起→小脑扁桃体“异位”
- 正常小脑扁桃体可位于枕骨大孔下方（成人≤5mm，小于 4 岁的儿童扁桃体下缘略低于成人）
- 除非小脑扁桃体下缘低于枕骨大孔 5mm 以上和（或）下缘变尖，否则可能不是 Chiari 1

影像学表现

一般特点

- 最佳影像线索：小脑扁桃体低位，变尖（不圆），呈“钉形”且伴有纵向（非水平）脑沟

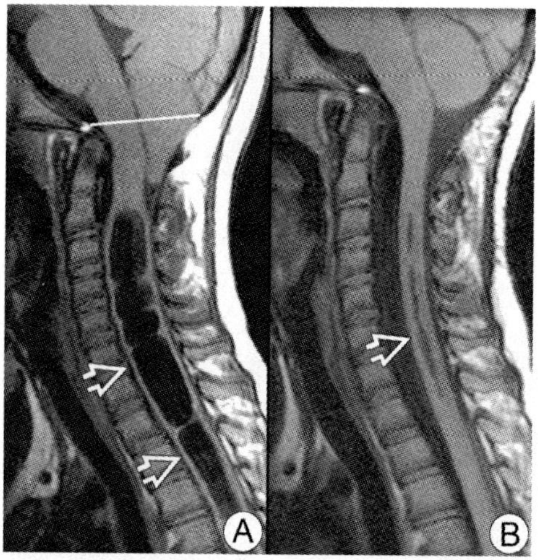

Chiari 1 畸形。5 岁患有脊柱侧凸患儿矢状位 T1 加权像（A）显示短斜坡、广泛的脊髓空洞（开口箭头）。小脑扁桃体突入白线（枕骨大孔前缘中点到颅后点）以下 18mm。脊髓空洞在行枕下减压 1 年后明显好转。

- 50%病人有第四枕生骨节综合征（短斜坡、颅颈节段/融合异常、前寰椎残余、寰椎同化、齿突后屈）

CT 表现

- 枕大孔“拥挤”
- 后颅窝脑池狭小或消失
- 侧脑室/第三脑室通常正常
  - 有或无脑室扩大
  - 取决于枕骨大孔挤压程度

MR 表现

- 变尖、三角形（“钉形”）的扁桃体
  - 位于枕骨大孔平面下方≥5mm
  - 和（或）失去正常的圆形
  - 周围脑脊液消失
- 小的骨性后颅窝→窦汇低位、后颅窝脑池消失

- 斜坡短小→第四脑室和延髓明显下移
  - 可能是与“脑陷落”有关的真性低颅压的
- 有或无脊髓积水空洞症（14%～75%）

其他影像学表现

- 相位对比脑脊液流动/脊髓运动 MR
  - 显示搏动的、收缩期的扁桃体下移
  - 脑脊液流过枕大孔受阻

推荐的影像学检查方法

- 脑 MR 伴或不伴脑脊液流动检查
- 脊柱影像检查，寻找
  - 空洞、脊髓低位/栓系、有或无脂肪丝

鉴别诊断

获得性小脑扁桃体异位/下疝

- 颅底凹陷
- “下拉”：腰穿 / 腰腹腔分流术→低颅压伴脑干“下陷”、获得性小脑扁桃体下疝
- “上方推压”：
  - 慢性脑室腹腔分流
    - 寻找增厚颅骨，颅缝早闭
    - 常见腰部蛛网膜粘连
  - 扁桃体下疝促使颅内压升高，占位效应

病理

概述

- 遗传学
  - 综合征或家族性疾病
    - 尤其是颅缝早闭；**许多**并发有中线异常
    - LHX4（1q25 染色体）突变：垂体后叶异位。Chiari 1
- 胚胎学
  - 枕骨内生软骨发育低下→小的后颅窝腔→后颅窝拥挤→后脑下疝→枕骨大孔梗阻→头颅和脊柱脑脊液腔流通不畅

- 病因-发病机制-病理生理学
  - 症状性 Chiari 1 的流体力学理论
    - 受压的扁桃体或延髓收缩性的活塞样下移
    - 导致**异常**搏动的椎管内脑脊液压力波
    - 可能引起脊髓积水空洞症
- 流行病学：人口的 0.01%

大体病理及手术学特点

- 硬化下疝的扁桃体呈钉样，扁桃体在颅后点形成沟槽

镜下特点

- 浦肯野细胞、粒细胞缺失

分期标准

- Ⅰ＝约 14%～50%无症状，治疗有争议
- Ⅱ＝脑干受压
- Ⅲ＝脊髓积水空洞症

临床要点

临床表现

- 达 50%无症状；管径＜19mm 则症状增多
- **可类似多发性硬化**
- Chiari 1 发作症候群：咳嗽/头痛/打喷嚏/晕厥
- 脑干受压症状
  - 嗜睡病/中枢性呼吸暂停（婴儿）、猝死
  - 延髓体征（如低位的脑神经麻痹）
  - 颈/背部疼痛、斜颈、共济失调
- 脊髓积水空洞症症状
  - 发作性张力障碍、步态不稳、失禁
  - 非典型性脊柱侧凸（进行性、疼痛性、不典型弯曲）
  - 分离性感觉丧失/神经系统疾病（手部肌肉萎缩）

自然病史

- 随异位逐渐加重＋病程延长→出现症状可能性增大
- 儿童比成人反应好；早期治疗

治疗及预后

- 争议：干预无症状的 Chiari 1＋空洞

- 不再对有症状的空洞直接行分流术
- 目的：恢复枕大孔及其周围正常的脑脊液流动
    - 后颅窝减压/C1 后弓切除术
        - ＞90％脑干症状减轻
        - ＞80％脊髓空洞减轻
        - 脊柱侧凸存留（青年病人可有改善）
    - 行或不行硬脑膜成形术、小脑扁桃体切除术
- 前减压/后固定术很少做（一些颅颈异常）

参考文献

1. Genitory L et al: Chiari type 1 anomalies in children and adolescents: Minimally invasive management in a series of 53 cases. Childs Nerv Syst 16(10-11):707-18, 2000
2. Nishikawa M et al: Pathogenesis of Chiari malformations: A morphometric study of the posterior cranial fossa. J Neurosurg 86:40-7, 1997
3. Menezes AH: Primary craniovertebral anomalies and the hindbrain herniation syndrome (Chiari 1): Data base analysis. Pediatric Neurosurg 23:260-9, 1995

Chiari 2 畸形

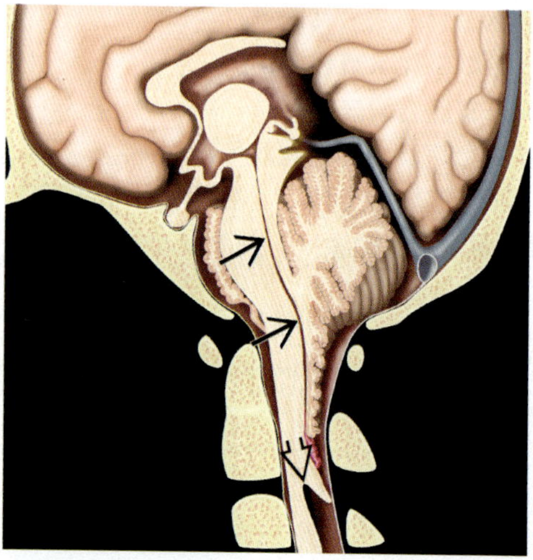

矢状示意图示 Chiari 2 畸形伴后颅窝狭小。注意第四脑室拉长（箭头）。延髓后“级联”组织是小脑小结、脉络膜丛和延髓刺。开口箭头示延髓扭结。同时可见中间块增大、顶盖鸟嘴状改变和胼胝体发育不良。

要点

- 同义词：Arnold-Chiari 畸形（AC2），Chiari Ⅱ型
- 定义：复杂的后脑畸形，几乎 100% 合并神经管闭合不全（NTD），通常为脊髓脊膜膨出（MMC）
- 典型影像表现：后颅窝狭小，小脑缠绕延髓并“尖出”切迹，鸟嘴状顶盖，心形中脑，胼胝体发育不良，脑积水，交错脑回
- AC2 是脊髓脊膜膨出病人的最常见致死原因

影像学表现

一般特点

- 最佳影像线索：存在脊髓脊膜膨出

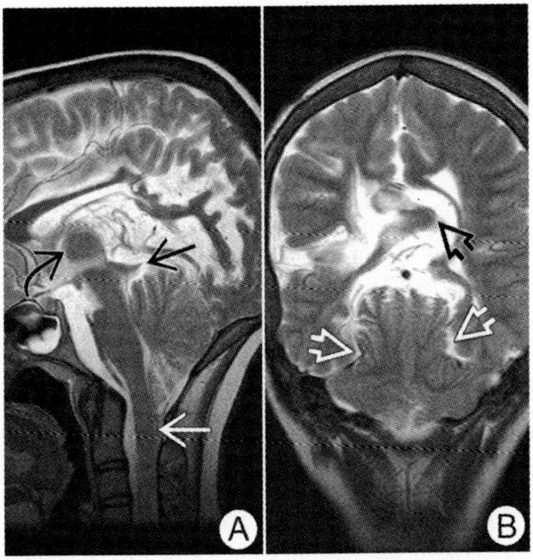

Chiari 2 畸形。T2 加权像（A、B）显示后颅窝狭小、顶盖鸟嘴状改变（黑箭头）、向下拉伸第四脑室、级联组织（白箭头）、中间块增大（弯箭头）、胼胝体发育不良、交错（黑色开口箭头）和小脑经天幕裂切迹上疝（白色开口箭头）。

- 后颅窝狭小→内容物向下移位入颈椎管
  - 小脑半球/扁桃体“缠绕”延髓
  - 脑桥、脑神经根经常拉长
  - 第四脑室受压/拉长/低位→陷入颈椎管
- 合并异常：90%合并发育不良胼胝体

CT 表现

- 颅骨异常
  - “腔隙”颅骨（一般出生时普遍，大多到 2 岁消失 ）
    - 累及内外板（鳞部）
    - 由间质缺陷造成，**不是**由颅内压增高引起
  - 后颅窝狭小
    - 小脑天幕低位/窦汇几乎嵌入枕骨大孔
    - 枕骨大孔扩大，呈漏斗状
    - 岩锥部呈“扇贝”状，“切迹”样斜坡

- 硬膜异常
  - 开窗式/发育不良脑镰→脑回交错
  - 心形切迹

MR 表现

- 脑室
  - 侧脑室：前角变尖，侧脑室后角不成比例扩大
  - 第三脑室：中间块增大，胼胝体发育不良时高位骑跨
  - 第四脑室：拉长，无后点（顶点）
- 后颅窝狭小
  - “尖塔”状小脑经幕切迹向上突入
    - 压迫中脑，形成鸟嘴状顶盖
  - “级联”或“瀑布”式小脑/脑干向下
    - 蚓部呈悬雍垂样、结节样或金字塔样→硬化的“钉”
    - 延髓因齿状韧带牵拉在脊髓上方堆积→70%颈延髓交界扭结或呈“Z”形

其他影像学表现

- 胎儿超声检查
  - 10 周即可检查出脊髓脊膜膨出
  - 12 周可诊断 AC2（“柠檬”和“香蕉”征）
- 脊柱 MR
  - 100%合并开放性脊柱闭合不全、脊髓脊膜膨出（腰椎>>颈椎）
  - 20%～90%合并脊髓积水空洞症
  - 66%合并 C1 后弓畸形
  - 5%合并脊髓纵裂

推荐的影像学检查方法

- 先做筛查性 MR（脑和脊柱）
- 随访
  - 脑干压迫症状
  - 脑室增大
  - 进展性脊髓损害

鉴别诊断

严重的慢性分流术后脑积水（先天性）

- 可能导致脑组织塌陷，小脑上疝

病理

概述

- 一般病理特点
  - 常见神经源性肾、矫形合并症
- 遗传学
  - 如有一例孩子患病，则有 4%～8%再发可能
  - 亚甲基四氢叶酸还原酶（Methylene-Tetra-Hydrofolate Reductase，MTHFR）突变合并叶酸代谢异常
  - MTHFR 突变＋叶酸缺乏→神经管闭合不全发生率↑
- 胚胎学
  - 源于胎儿第四周
  - 神经胚形成异常→CSF 自神经管闭合不全溢出→第四脑室膨胀不良→后颅窝软骨颅发育不良→后颅窝内容移位/扭曲
- 流行病学
  - 出生发病率 2～3/1000，随着叶酸替代物的应用，其发病率降低

大体病理及手术学特点

- 基本异常：后脑疝出，脑积水
- 合并异常
  - 具有正常六层结构的“多脑回”
  - 灰质异位，有或无透明隔缺如
  - 导水管狭窄
  - 偶尔有透明隔缺如/穹窿柱融合

镜下特点

- 浦肯野细胞缺失，疝出脑组织硬化

分期或分级标准

- 脑积水、脑畸形与以下因素有关

- ○ 后颅窝大小和后脑下移程度

临床要点

临床表现

- 胎儿筛查：甲胎蛋白升高
- 新生儿：脊髓脊膜膨出、大头、下肢不同程度的瘫痪、括约肌功能障碍、延髓体征

自然病史

- AC2 是脊髓脊膜膨出病人最常见的死因
    - ○ 脑干压迫/脑积水
    - ○ 内在脑干“缝线”样缺陷

治疗及预后

- 孕前及孕后 6 周补充叶酸显著降低（不是根除）脊髓脊膜膨出的风险
- Chiari 减压；脑积水转移/分流
- 在选择病人中修补胎儿脊髓脊膜膨出可能会使 AC2 的严重性有所改善

参考文献

1. Northrup H et al: Spina bifida & other neural tube defects. Curr Probl Pediatr 30:313-32, 2000
2. Tulipan N: Intrauterine MMC repair reverses hindbrain herniation. Pediatr Neurosurg 31(3):137-42, 1999
3. McLone DG et al: Developmental morphology of the subarachnoid space, brain vasculature, and contiguous structures, and the cause of Chiari II malformation. AJNR 13(2):463-82, 1992

Chiari 3 畸形

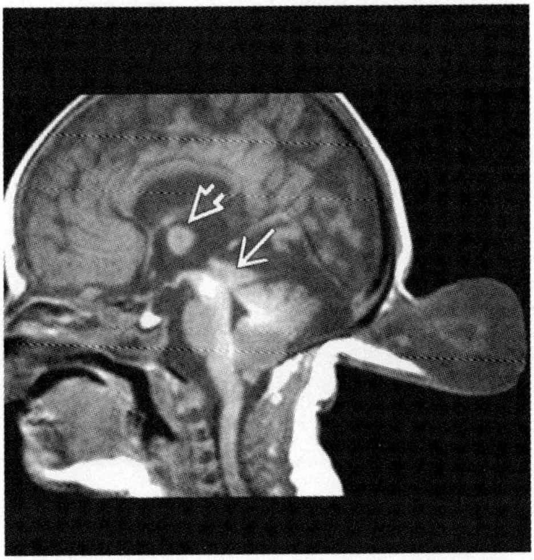

Chiari 3 畸形。矢状位 T1 加权像显示枕部脑膜脑膨出，内含物多为液体。顶盖（箭头）成鸟嘴状，中间块（开口箭头）增大，胼胝体发育不良。

要点

- 同义词：Chiari Ⅲ，Ch 3
- 最早报告于 1891 年：颈椎脊柱裂伴有小脑脑膨出
- 定义：现今为高颈段/枕部脑膜脑膨出加上颅内 Chiari 2 畸形
- 罕见，Chiari 畸形的最不常见类型

影像学表现

一般特点

- 最佳影像线索：低枕位、高颈部脑膜脑膨出

CT 表现

- 平扫 CT
  - 中线枕骨鳞部缺损
    - 可延伸至顶骨和高段颈椎椎体
  - Chiari 2 的骨性特点

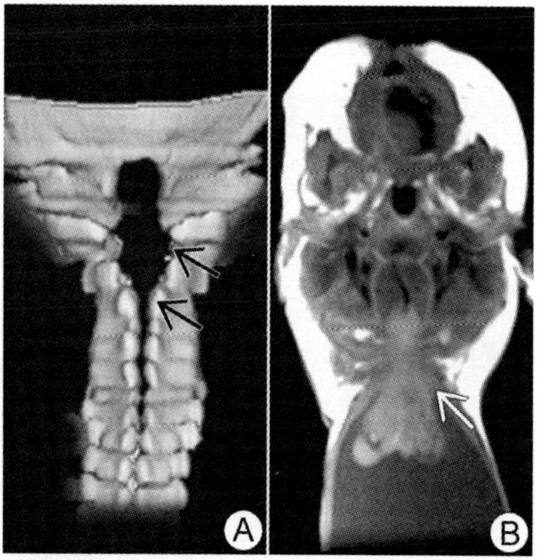

Chiari 3 畸形（不同病人）。3D CT 图像（A）示中线枕骨鳞部缺损（黑箭头）和上颈段后附件。轴状位 T1 加权像（B）显示脑干/小脑经缺损（白箭头）突入囊内。(Courtesy S. Blaster，MD)

- 后颅窝狭小
- 斜坡和后岩锥部呈扇贝状
- 腔隙颅骨

MR 表现

- T1 加权像
  - 囊内容物
    - 脑膜、小脑；罕见脑干/延髓
    - 脑池，第四脑室
    - 硬膜静脉窦（50%）
  - 脑积水；偶见脑室缺如
  - Chiari 2 特点
    - 神经元移行、皮层组建异常
    - 连合异常：胼胝体、中间块
    - 鸟嘴样顶盖（融合上、下丘）
    - 小脑扁桃体、脑干向下移位

    - 颈段空洞脊髓积水
- T2 加权像
  - 囊内组织可为高信号（胶质增生）
  - 大脑镰发育不全
- MRV：在疝囊内寻找硬膜窦和静脉
- 增强：强化脉络丛表明有脑干疝出

鉴别诊断

孤立的枕部脑膨出

- 无 Chiari 2 的颅内表现

其他枕部脑膨出

- 枕骨裂脑露畸形：枕骨缺损、扩张的枕骨大孔、有或无脑膨出、背侧延髓裂、颈椎闭合不全/Klippel-Feil、严重颈胸脊柱前凸、头部固定后屈
- 综合征性枕部脑膨出
  - Meckel-Gruber：枕部脑膨出、多囊肾、多指（趾）
    - 出生率 1∶14 400（芬兰），其他地区 1∶140 000
  - Dandy-Walker 第四脑室膨出、Goldenhar-Gorlin，MURCS（Mullerian，肾、颈髓）合并症、Walker-Warburg，Knoblach、Van Voss、Chemke、羊膜索
  - 复杂中线异常综合征；小脑发育不良

病理

概述

- 一般病理特点
  - 高位颈枕脑膜脑膨出伴小脑组织疝和脑干下移
- 遗传学：近一半神经管缺陷（NTD）病例有 667C→亚甲基四氢叶酸还原酶（MTHFR）基因上 T 突变
  - 尤其是枕部脑膨出或广泛的脊柱裂
  - 导致羊膜高半胱氨酸水平升高
- 胚胎学-解剖学
  - 神经未完全闭合前软骨诱导障碍

  - 骨化中心融合障碍
  - 向顶部延伸：诱导不完全或被囊压迫腐蚀
- 病因-发病机制
  - NTD 病因
    - 母体饮食叶酸缺乏；叶酸拮抗剂（抗癫痫药）
    - 毒素：雷公藤（中药）、砷
    - 母体高热
- 流行病学
  - 所有 Chiari 畸形病例的 1/25 到 1/150
  - 脑膨出在新生儿发生率为 1/4000～1/7000，Chiari 3 畸形是一亚群
  - 女孩居多（就如所有 NTD 一样）

大体病理及手术学特点

- 囊内容物：小脑结构紊乱和偶见的枕/顶脑组织
- 颅内畸形的程度与囊内容物的大小成正比

镜下特点

- 囊内组织
  - 紊乱（神经元移行异常、皮层发育不良）
  - 分泌胶质化/纤维化浆液
- 囊壁可有灰质异位

临床要点

临床表现

- 作胎儿超声/MR 时或出生时发现
- 发育延迟，严重痉挛或张力减退，癫痫发作
- 机械性脑干牵拉，有或无原发脑干功能障碍→呼吸恶化、低位脑神经功能障碍

治疗

- 脑脊液分流
  - 囊切除前分流可以降低对脑干的牵张力
- 切除或囊修补（多数囊内结构是无功能的）
  - 注意静脉结构和脑干！

预后

- 与疝出组织的量和重要性以及颅内异常的数量有关

参考文献

1. Caldarelli M et al: Chiari type III malformation. Childs Nerv Syst 18(5):207-10, 2002
2. Castillo M et al: Chiari III malformation: Imaging features. AJNR 13:107-13, 1992
3. Cohen MM et al: Syndromes with cephaloceles. Teratology 25(2):161-72, 1982

闭锁性顶部脑膨出

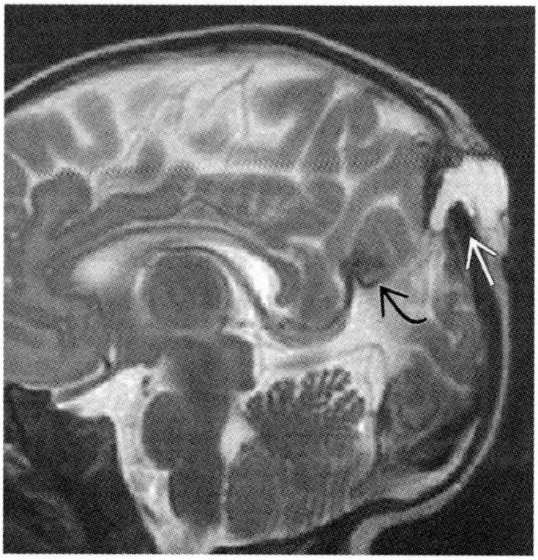

闭锁性顶部脑膨出。矢状位 T2 加权像显示一头皮下含液包块经小颅裂（箭头）与颅内相连续。注意纵向的永久原始镰静脉（弯箭头）和突兀的小脑上蚓池。

要点

- 同义词：闭锁性顶部脑膨出（APC）、闭锁性脑膜膨出、原型脑膨出、顶间脑膨出（IPC）、异位脑膜膨出、McLaurin 型脑膨出（McLaurin1964 年定义）
- 定义：闭锁性顶部脑膨出，是顶部脑膨出的亚分类，以轻微的颅裂缺损和顶部小“毛领”头皮包块为特点
- 典型影像学表现：人字缝以上中线骨缺损，伴脑膜、脑、有或无脑脊液/脑室的疝出
- APC 比大的 IPC 常见 10 倍
- “冰山一角”病变提示颅内异常
- 常合并中线异常
    - 胼胝体发育不良
    - Dandy-Walker 畸形

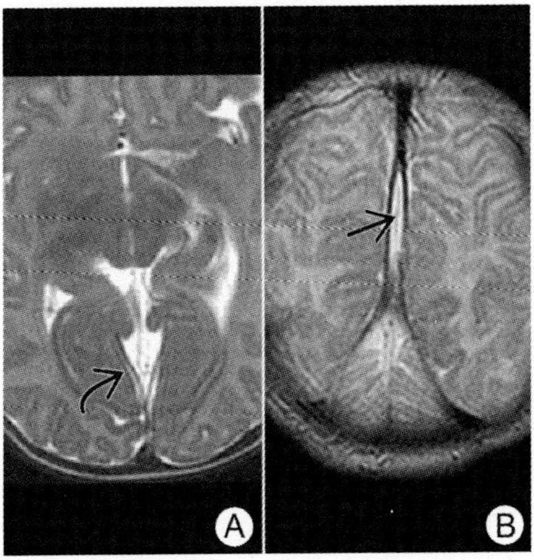

闭锁性顶部脑膨出。轴状位 T2 加权像（A）显示向上的鸟嘴形和开裂小脑幕切迹形成的“旋顶”（弯箭头）构型。冠状位 T2 加权像（B）显示 CSF 束（箭头）跨过静脉和开裂的小脑幕切迹通向皮肤的病变。

- ○ Chiari 2 畸形
- ○ 前脑无裂畸形
- ○ Walker-Warburg 综合征
- ○ 导水管狭窄

影像学特点

一般特点

- 最佳影像线索
  - ○ 脑脊液通道或永久原始镰静脉“指向”头皮下包块

CT 表现

- 中线顶部头皮下包块
- 近人字缝处小的或巨大颅裂或骨缺损
- 开裂的小脑幕切迹（轴状位）形成的“旋顶”构型
- 由指向头皮包块的脑脊液通道形成的直窦和上矢状窦局部

开窗

MR 表现

- 纵向永久原始镰静脉（直窦的纵向胚胎定位），窦汇高位
- 小的（通常＜15mm）混杂信号的头皮下包块
- 尖峰样小脑幕（未能从胚胎期位置完全下降）
- 松果体上隐窝、四叠体池或小脑上蚓池突出
  - 伴脑脊液通道通向脑顶

推荐的影像学检查方法

- 带有 MRV、薄层矢状 T1/T2 加权像的 MR 很必要
  - 增强确定硬膜和可能的颅骨膜血窦
- 如做 CT，则行增强 CT 和矢状位/斜冠状位重建
  - 骨窗确定骨缺损

鉴别诊断：中线凸面头皮或头皮下包块

（表）皮样囊肿

- 影像学表现：圆形头皮下包块，扇贝样颅外板，边缘轻微强化，DWI 上弥散受限

生长性血管瘤（最常见于儿科头颈部病变）

- 分叶状，T2 加权像上混杂、中等强度高信号
- 内部和周边流空信号，明显强化（CT 或脂肪抑制 MR）
- 特征性的“草莓”或“鹳咬”样，随时间退化

病理

概述

- 一个病谱，从原型脑膨出（无明确的颅内联通）到小的合并有颅内畸形的脑膜脑膨出，伴或不伴综合征
- 遗传学
  - 如果是孤立存在的，则属个案性的家族性报道
  - 如果是综合征性的：中线异常综合征
    - Walker-Warburg 综合征（先天性肌肉萎缩），Chiari 畸形，Dandy-Walker 病谱
  - 叶酸缺乏（遗传方面应用如同脊髓脊膜膨出）

- 畸胎形成：丙戊酸
- 胚胎学-解剖学
  - 胚胎发生的时间：约7～10周
    - 上矢状窦和围绕柄（stalk）的天幕的提前形成（因此形成血管和开裂天幕的“开窗”）
- 病因-发病机制
  - 提出的理论包括
    - 暂时的过度膨胀的菱脑小囊泡阻塞中胚层，导致颅骨缺损、少量小囊泡陷入
    - 将近消退的胎儿脑膜脑膨出
    - 不完全颅闭合
    - 胎儿膜化颅盖骨的缺陷形成
- 流行病学
  - IPC＝所有脑膨出的10％，APC达IPC的一半
  - 在一些报道中，女孩更易受累（其他报道中，男＝女）
  - APC/IPC在西半球更常见

大体病理及手术学特点

- 头皮包块，伴有通向松果体上隐窝、四叠体池和小脑上蚓池的脑脊液通道
- 或纤维束终止于天幕或脑镰
- 偶见灰质异位或小脂肪瘤
- 偶尔合并颅骨膜血窦（手术前）

镜下特点

- 疝内容物包括脑膜和遗迹组织（神经胶质和蛛网膜残余、脑室、异常血管组织、错构瘤）
- 脑脊液通道衬有室管膜
- 原型（未连通的）脑膜膨出有异位的脑膜上皮和脑组织残余

临床要点

临床表现

- 小的、坚实的或囊性的、血管性的或变色的、皮肤覆盖的头皮包块

- 头皮下包块上脱发区，病变呈“烟燃”样或“毛领”样表现
- 包块可随着啼哭膨胀（表示连通脑脊液）
- 有或无可触及的颅缺损

治疗

- 手术

预后

- 后果决定于合并畸形（“冰山一角病变”）

参考文献

1. Yamazaki T et al: Atretic cephalocele-report of 2 cases with special reference to embryology. Childs Nerv System 17(11):674-8, 2001
2. Brunelle F et al: Intracranial venous anomalies associated with atretic cephaloceles. Pediatr Radiol 30:743-7, 2000
3. Patterson RJ, et al: Atretic Parietal Cephaloceles Revisited: An Enlarging Clinical and Imaging Spectrum? AJNR 19:791-5, 1998

胼胝体发育不良

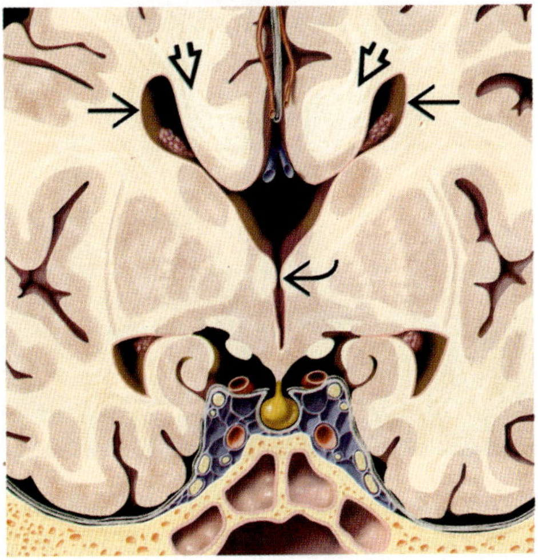

胼胝体发育不良。冠状位图示胼胝体发育不全。侧脑室距离增宽（黑箭头），“高位”第三脑室（弯箭头）。Probst 束（开口箭头）为平行于侧脑室的白质束。注意垂直的海马。

要点

- 同义词：胼胝体发育不良/发育不全
- 定义：胼胝体一个或全部节段缺如（如部分缺如，则体部保留）
- 最常见的伴有其他中枢神经系统畸形的异常
  - 其他中枢神经系统畸形>50%
    - 脂肪瘤、中线囊肿、Dandy-Walker 畸形、皮质异常

影像学表现

一般特点

- 最佳影像线索：
  - 轴状位：侧脑室平行
  - 冠状位：侧脑室类似“海盗盔”或“驼鹿头”

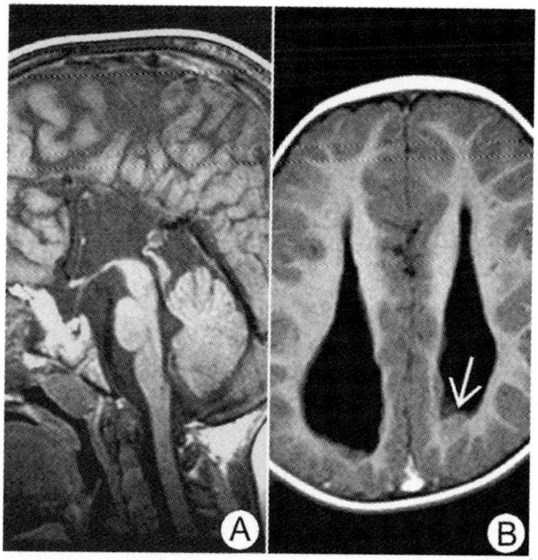

胼胝体发育不良。矢状位（A）T1 加权像示胼胝体和扣带回缺如，轴状位（B）示未会聚的、平行的侧脑室，伴侧脑室枕角及三角区呈不对称性扩大（憩室样）和室管膜下灰质异位（箭头）。

- 胼胝体节段，前至后＝嘴板（未髓鞘化的）、嘴（髓鞘化的）、膝部、体部、峡部、压部
- 髓鞘成熟前难以确定

CT 表现

- 冠状位：高位第三脑室
- 轴状位：侧脑室是诊断关键
  - 距离增宽，平行（不会聚）
  - 保持胎儿形状
    - 枕角经常是扩张的（憩室样）
    - 尖形的前角

MR 表现

- 矢状位
  - 高位第三脑室（放射状排列脑回“指向”第三脑室）
  - 扣带回缺如
- 冠状位

- "三叉形"前角
- "锁孔"状颞角
- 垂直海马
- Probst 束（纵向排列的白质束）

其他影像学表现

- MRA/MRV
  - 迂曲，有或无前动脉不成对
  - 永存镰状窦常见

推荐的影像学检查方法

- MR
  - 50%～80%有其他畸形
  - 经常位于中线：脂肪瘤，背侧/半球间囊肿，下蚓部发育不全
  - 皮质发育障碍（灰质异位，脑裂畸形，无脑回）
  - 常见合并综合征

鉴别诊断

胼胝体破坏

- 见于：缺氧缺血性脑病、梗死、外伤、手术
- 表现：胼胝体存在，薄却不短

病理

概述

- 一般病理特点
  - 眼/脊柱/颜面异常，额鼻发育不良
- 遗传学
  - Mendelian 综合征，染色体异常（13 三体）
  - 中线异常（如 Dandy-Walker 畸形、Arnold-Chiari 畸形）
  - 在胚胎期胼胝体形成前，前脑形成异常（如：前脑无裂畸形，额部脑膨出）
  - 神经黏附分子变异引起的综合征/异常（神经黏附分子（L1CAM）能够引导轴突向外生长和起领航作用）：X-连

锁 CRASH 综合征（胼胝体发育不良，滞后，内翻指，脑积水）

- 胚胎学
  - 胼胝体于 8～20 周在中板形成
    - 轴突形成，被引向中线
    - 胼胝体生长椎向后终板发展，形成胼胝体体部
    - 双向生长，压部最后形成
    - 生长，延长，折曲，形成膝部
    - 前部终板维持较细状态
- 病因-发病机制
  - 轴突形成障碍（少见，仅见于一些严重皮层畸形，如鹅卵石样无脑回）
  - 轴突未向中线发展（黏附分子突变）
  - 轴突到达中线，但未形成交叉（中央矢状导向基质缺如或功能障碍）
  - 轴突转向后，形成较大的、迷行的、纵向纤维束（Probst 束），与侧脑室内侧壁伴行
  - 其他
    - 中毒：胎儿期接触酒精会影响 L1 神经细胞黏附分子
    - 感染：宫内巨细胞病毒（CMV）
    - 先天性代谢缺陷：非酮性高甘氨酸血症，丙酮酸脱氢酶（PDH）缺乏症，母体苯丙酮尿症（PKU），Zellwegers 综合征
- 流行病学
  - 占中枢神经系统畸形的 4%
  - 可以单独存在（多见于男性），或合并有其他中枢神经系统畸形

临床要点

临床表现

- 癫痫发作，发育滞后，小头畸形
- （器官）距离过远

- 垂体机能减退，下丘脑功能不全

自然病史及预后

- 散发/单发：正常（特别是如果部分胼胝体，症状轻微）
- 完全发育不全＋合并/综合征性的畸形＝最差

参考文献

1. Kier E et al: The lamina rostralis: Modification of concepts concerning the anatomy, embryology, and MR appearance of the rostrum of the corpus callosum. AJNR 18:715-22, 1997
2. Dobyns WB: Absence makes the search grow longer. (Editorial) Am J Hum Genet 58:7-16, 1996
3. Kier EL et al: The normal and abnormal genu of the corpus callosum: An evolutionary, embryologic, anatomic, and MR analysis. AJNR 17:1631-41, 1996

前脑无裂畸形

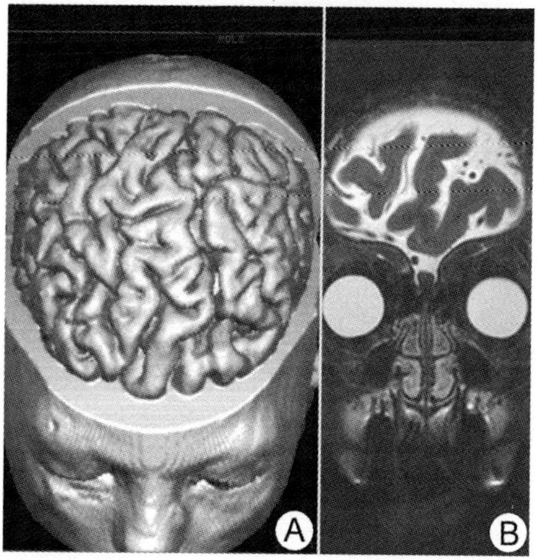

前脑无裂畸形，3D MR 表面重建（A）示灰质跨越中线融合，脑镰缺如；冠状位 T2 加权像（B）示直回和嗅神经缺如。

要点

- 同义词：前脑无裂畸形（HPE）、“煎饼脑”
- 定义：
  - 依额叶融合程度而定的先天性结构性前脑异常
  - 不常见，却是最常见的脑颜面畸形
- 典型影像学表现
  - 前脑无裂畸形：脑室、丘脑/基底节和额叶融合
- 其他要点
  - 可单独发生或特异性地伴有 13 三体染色体异常
    - 颜面的情况预知脑的情况（80%）：严重中线异常→严重前脑无裂畸形

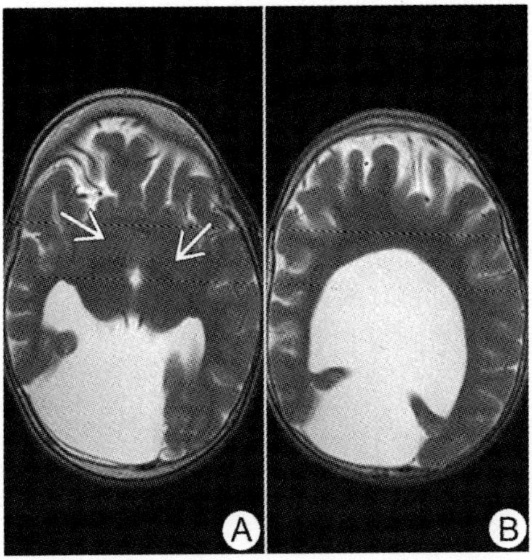

前脑无裂畸形。轴状位 T2 加权像（A）示额叶融合，基底节融合（箭头），（B）示“马蹄形”脑皮质。

影像学表现

一般特点

- 最佳影像线索
  - 前脑无裂畸形：丘脑融合，前中线结构（脑镰/脑裂）缺如
    - 通过外侧裂切线形成的夹角＝侧裂角
    - 侧裂前移，侧裂角增大
    - 侧裂角增大→额叶发育不全严重程度增加

CT 表现

- 前脑无裂畸形：深部灰质核团/脑室融合；中线脑镰/脑裂缺如

MR 表现

- 矢状位：胼胝体被融合的前脑“取代”
- 轴状位：可有下列征象
  - 背侧囊肿（松果体上隐窝）；丘脑-基底节、侧脑室的融合
  - 侧裂前移位（额叶发育不全）
- 冠状位：嗅神经缺如/发育不全

- 髓鞘成熟延迟：典型的前脑无裂畸形（在中部半球间［MIH］变异正常！）

血管造影或 MRA 表现

- （有或无）非成对的大脑前动脉

推荐的影像学检查方法

- 多层面 MR，注意所有中线结构
  - 胼胝体、透明隔、嗅神经、垂体轴、小脑（偶见：部分或完全菱脑融合）

鉴别诊断

其他前脑无裂畸形病谱疾病

- 隔-视发育不良
- 中切牙综合征

病理

概述

- 一般病理特点
  - 非-颜面/非中枢神经系统异常 65%
    - 无颌（畸形）-前脑无裂畸形-内脏逆转
    - 发育方面缺陷：广泛的中线、裂异常
    - Smith-Lemli-Opitz 综合征
  - 颜面受累
    - 80%颜面异常严重程度与前脑无裂畸形严重程度相关
    - 颜面中线裂：严重时伴颌骨前发育不良
    - 糖尿病母亲的婴儿：无脑叶前脑无裂畸形伴面部正常
  - 母亲因素
    - 酒精，糖尿病，维 A 酸
  - 染色体异常>35%
    - 尤其 13 三体，也有 18q、18p、3p、7，9 三体，1q15q
- 遗传学
  - 典型的前脑无裂畸形：Sonic hedgehog（SHH）基因（染色体 7q36），SIX3（2p21），TGIF（18p11.3）全部→腹背

(侧) 梯度→非裂开中线，新皮层紊乱（前部），背侧囊肿形成
- 中部半球间变异：ZIC2（13q32）→背腹侧梯度

- 胚胎学-解剖学
  - 第 4～6 周，正常前脑分裂出现
- 病因-发病机制
  - 变异影响了起调节神经管发育作用的信号基因（如音猬基因 Sonic hedgehog）
  - 背腹侧轴发育受损
- 流行病学
  - 1/10 000 活产，男＝女

大体病理及手术学特点

- 新皮层极度发育不良

分期或分级标准

- 侧裂角增大→额叶发育不良程度增加→严重程度增加
  - 脑叶型：侧脑室形成，背侧囊肿少或无，有或无丘脑/基底节部分融合，嗅神经小或正常
  - 半脑叶型：不全枕/颞角，中等背侧囊肿，丘脑/基底节部分融合，嗅神经无或小
  - 无脑叶型："煎饼脑"或"马蹄脑"，单脑室，背部囊肿多见，丘脑/基底节融合，嗅神经缺如

临床要点

临床表现

- 垂体/下丘脑功能障碍占 75%（特别是尿崩症）
  - 严重程度与下丘脑未分离程度相关
- 癫痫发作 50%
  - 皮层畸形的最为严重
- 张力障碍和张力减弱
  - 严重程度与基底节未分离程度相关
- 智力滞后
- 最差＝独眼畸形，长嘴畸形，颜面中线裂，脑小畸形

自然病史

- 于死胎、死产很常见

治疗

- 针对癫痫发作、垂体/下丘脑轴功能异常的治疗

预后

- 临床严重程度与半球、深部灰质核团未分离程度相关
- 前脑无裂畸形：无脑叶型预后最差

参考文献

1. Barkovich AJ et al: Analysis of the cerebral cortex in HPE with attention to the Sylvian fissures. AJNR 23:143-50, 2002
2. Plawner LL et al: Neuroanatomy of HPE as a predictor of function: Beyond the face predicting the brain. Neurology 59(7):1058-66, 2002
3. Sarnat HB et al: Neuropathologic research strategies in HPE. J Child Neurol 16(12):918-31, 2001

隔-视发育不良

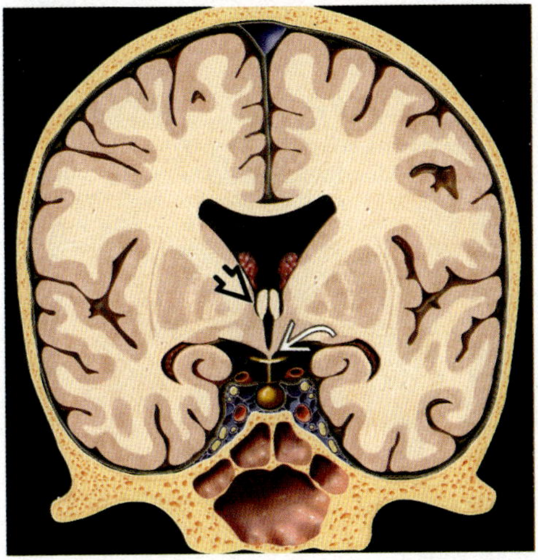

隔-视发育不良。冠状位示前角呈平顶状，中线透明隔缺如。前角向下包绕穹窿（开口箭头），视交叉（弯箭头）非常小。

要点

- 同义词：De Morsier 综合征，Kaplan-Grumbach-Hoyt 综合征，鞍上发育不良，隔-视-垂体发育不良
- 定义：隔-视发育不全是一组混杂的异常，以视神经和视束发育不全、透明隔缺如和下丘脑-垂体功能障碍为特点
- 经常合并其他大脑异常
  - 脑裂畸形（和外侧裂周围发育不良）最常见
  - 亦伴有中线畸形
    - 嗅束和嗅球发育不全
    - 胼胝体和其他中线畸形
    - 眼异常，如眼球缺损，无眼，小眼
- De Morsier（1956）：报道了 7 例隔-视发育不全（单侧或双侧）
- Hoyt（1978）：报道了合并垂体功能减退

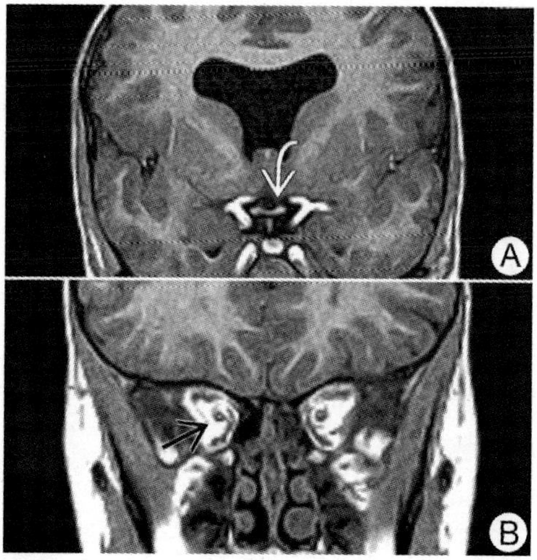

冠状 SPGR 图（A、B）显示非常小的视交叉（弯箭头），侧脑室平顶，前角向下指向，右侧视神经小（箭头）。(Courtesy S. Blaser，MD)

影像学表现

一般特点

- 最佳影像线索：透明隔缺如，视交叉小
- 冠状位上见平顶样脑室，前角指向下

CT 表现

- 透明隔缺如，侧脑室“呈现”扩大
- 轴状位和冠状位上骨性视神经孔小

MR 表现

- T1 加权像：三个位置观察
  - 透明隔缺如（可有残余存在）
  - 额角呈平顶，额角下部呈“向下指向”
  - 视交叉、视神经小（脂肪抑制有助于显示神经）
  - 有或无垂体柄细，垂体后叶异位
  - 胼胝体-穹窿连续，或穹窿在中线融合
  - 胼胝体、海马垂直部细窄
  - 有或无嗅神经发育不全或缺如

  - 有或无脑裂畸形，灰质异位和其他异常
- T2 加权像：脑镰缺损（尤其前部）；有或无髓鞘发育不全

鉴别诊断

与隔-视发育不全重叠的综合征

- 视-漏斗发育不良（隔正常）
- 孤立的垂体后叶异位（视交叉/视神经/隔均正常）
- Kallman 综合征（嗅神经缺如，有或无视神经、隔、垂体）
- 类似于隔-视发育不全的叶性前脑无裂畸形，常被认为是同一种病
- 脑裂畸形：EMX 2 基因突变，在严重病例中有报道

病理

概述

- 一般病理特点
  - 一种重叠的综合征，伴有视、隔、额叶、中线和嗅缺陷
  - 有报道突发死亡：下丘脑-垂体轴功能障碍
- 遗传学
  - 多为散发；一些为常染色体显性或隐性遗传
  - 一些病例为 Hesx1/HESX1 基因突变
    - 纯合突变＝全综合征
    - 杂合突变＝较轻微的垂体显型
  - Hesx1（3p21.2～3p21.1）失活，被 Arg53Cys 替代，导致垂体前叶缺陷（并不发生于散发的隔视发育不良）
- 胚胎学-解剖学
  - 中线前脑发育异常（妊娠第 6 周）：垂体腺、前脑、眼、嗅球
  - Hesx1（同源异形盒基因）：垂体、前脑发育所需
- 病因-发病机制：理论
  - 中线遗传性缺陷（轻度前脑无裂畸形变异）
  - 或由于大脑病变引起视神经纤维变性
  - 或在脑发育过程中的血管破坏（视野缺损）

    - 妊娠第六周左右时大脑和视神经的损伤
    - 致畸因子：巨细胞病毒，抗癫痫药，酒精，母亲糖尿病
- 流行病学
  - 1/50 000，男＝女，年轻母亲或初产更常见
  - 视神经发育不全（ONH）
    - 60％有脑部异常（不仅是无裂畸形）
    - 62％～88％有垂体低功
    - 30％有上述两种异常
    - 25％～50％伴透明隔缺如
  - 隔-视发育不良
    - 75％～90％有脑部异常，45％有垂体功能不全
    - 双侧视神经发育不全 70％，多于单侧性

大体病理及手术学特点

- 视交叉、视神经小，膝状核小或缺如
- 透明隔不全或缺如
- 穹窿柱（有或无融合）在第三脑室顶走行
- 常见：发育不全的垂体、嗅叶

镜下特点

- 视神经和视交叉的髓鞘化纤维稀疏或缺失
- 膝状核（如果能找到）：小神经元分层紊乱

分期或分级标准

- 孤立的视神经发育不全（ONH）：仅有视力缺陷，**智力和生长正常**
- 视神经发育不全合并隔缺陷：同孤立型
- 视神经发育不全合并隔和垂体缺陷：可以有发育延迟
- 上述加上半球移行异常：加上癫痫发作
- 宫内或围产期损害（特别是脑膜炎）造成的视神经、视交叉、下丘脑缺陷：严重，加上痉挛状态

临床要点

临床表现

- 新生儿：低血糖性癫痫发作，呼吸暂停，发绀，张力减退，

迁延性结合性黄疸（男孩小阴茎）

- 视力：正常或色盲，视力下降，眼球震颤，斜视
- 内分泌正常（40%）：常有脑裂畸形，癫痫发作
- 内分泌异常（60%）：特别是多发垂体缺陷
- 有或无身材矮小，智力发育滞后，痉挛状态，小头畸形，嗅觉丧失

自然病史

- 下丘脑和垂体危象；猝死（肾上腺皮质功能减退）

治疗

- 激素替代疗法

预后

- 依赖于合并的脑、垂体畸形严重程度

参考文献

1. Miller SP et al: Septo-optic dysplasia Plus: A spectrum of malformations of cortical development. Neurology 54:1701-3, 2000
2. Dattani MT et al: Molecular genetics of septo-optic dysplasia. Horm Res 53(S): 26-33, 2000
3. Barkovich AJ et al: Septo-optic dysplasia: MR imaging. Radiology 171:189-92, 1989

Kallmann 综合征

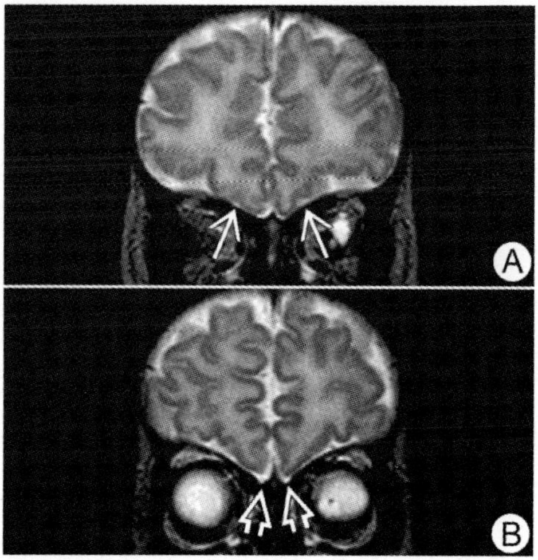

Kallmann 综合征。额叶冠状位 T2 加权像示嗅沟发育不全（箭头）（A），嗅神经缺如（开口箭头）（B）。

要点

- 同义词：Maestre de San Juan-Kallmann 综合征（KS），KAL 1～3，促性腺激素不足性性腺机能减退和嗅觉丧失/嗅觉减退
- 定义：神经元移行异常的遗传性疾病，以促性腺激素不足性性腺机能减退和嗅觉丧失为特点
- 典型影像学表现：嗅沟、嗅球和嗅束缺如或发育不全
- 其他要点
  - KS 在临床和遗传上表现各异
  - 有报道在同一家庭出现的 KS、嗅觉正常的特发性促性腺激素不足性性腺机能减退（IHH）、孤立性青春期延迟和孤立性嗅觉丧失病例
  - KS 可表现为一种轻型的前脑无裂畸形-垂体功能减退复合症，一组发育缺陷

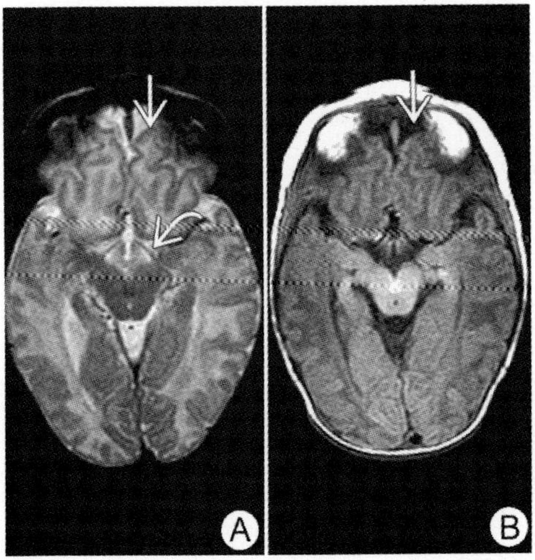

Kallmann 综合征。经下额叶的轴状位 T2 加权像（A）和 T1 加权像（B），示缺少发育良好的直回、眶中回和其中的嗅沟复合体（箭头），视交叉后的视束显示很小（弯箭头）。

影像学表现

一般特点

- 最佳影像线索：冠状位 MR 上直回缺如、不对称和变形

CT 表现

- 非 CT 能诊断
- 有或无眼球、颜面中线异常

MR 表现

- 冠状位像：嗅沟、嗅神经缺如或发育不全，畸形的直回和眶内回
- 有或无垂体发育不全或垂体后叶异位
- 有或无额叶或眼球异常

其他影像学表现

- 无

推荐的影像学检查方法

- 冠状位 MR（嗅神经、直回）；矢状位 MR（垂体腺/垂体柄）

鉴别诊断

额叶和嗅神经变小/损伤

- 外伤或脑膜脑炎后
- 与诊断对应的病史：曾经有、但后来丧失的嗅觉

病理

概述

- 一般病理特点
  - Maestre de San Juan 和 Kallmann 各自独立描述了家族性的永久的性不成熟和嗅觉缺乏
  - de Morsier 注意到合并有嗅球发育不良
- 遗传学
  - KS、IHH、孤立性嗅觉丧失或青春期延迟有家族性
    - 常染色体显性遗传（64%）、隐性遗传（25%）或 X 连锁（11%）
  - 50%～70%家族性 X 连锁有 KAL 1 基因位点 Xp22.3 变异
  - KAL3：HHA 并颅中线异常（唇裂、腭裂和融合不全）；男＝女；常染色体隐性遗传
  - 其他：不同种类变异可以有器官距离过近、智力低下、听觉丧失、视神经缺损、鼻后孔闭锁、心脏异常、身材矮小、痉挛性截瘫和隔-视发育不全
- 胚胎学-解剖学
  - 促性腺激素释放激素（GnRH）和嗅神经元两者均起源于嗅基板，GnRH 移行至下丘脑和视前区
  - Kallmann 综合征：促黄体（生成）激素释放激素（LHRH）细胞自内侧嗅基板向前脑移行障碍
  - 接下来的嗅球和嗅束诱导障碍
- 病因-发病机制
  - 蛋白（失嗅蛋白）表达障碍造成遗传性各异的综合征，通常此种蛋白与神经细胞的附着、轴突领航和分支相关
- 流行病学

  - 罕见；男性 1∶10 000，女性 1∶50 000
  - 男性>>女性，男性∶女性=4∶1（如家族 X 连锁，则 2.3∶1）

大体病理及手术学特点

- 嗅沟和嗅神经缺如或发育不全
- 有或无垂体后叶异位，中线和颜面部异常

镜下特点

- 可见促黄体（生成）激素释放激素（LHRH）细胞在移行过程中停止
  - 在筛板背侧面
  - 在脑膜的硬脑膜层内
  - 混杂于前脑下

分期或分级标准

- 促性腺激素不足性性腺机能减退和嗅觉丧失症患者被诊断为 Kallmann 综合征（KS）
- 嗅觉正常者诊断为特发性促性腺激素不足性性腺机能减退（IHH）；可以是后天的，亦可以是遗传性的
- IHH、KS（HHA）、孤立的青春期延迟和孤立的嗅觉丧失症可以发生在同一家族

临床要点

临床表现

- 嗅觉丧失，有或无身材矮小
- 男性如有隐睾和小阴茎，可提早发现
- 或当青春期发育不出现、延迟、不全发育时
- X 连锁男性：嗅觉丧失（几乎 100%），面部不对称（60%），单侧肾脏发育不全（31%），弓形足（50%）；联带运动：上肢的不自主、镜像运动（85%），感觉神经或传导性耳聋（5%），不正常眼运动（50%），共济失调
- X 连锁鱼鳞病可与 X-KS（邻近基因）并发
- 特异性颅面异常
  - 下颌骨倾角、下颌角增大，随成长加重；有报道牙齿发育

不全

自然病史

- 平稳

治疗及预后

- 激素缺陷可以治愈，生殖功能可恢复
- 生殖功能可恢复（但可能影响下一代）
- 预后取决于合并异常的数量和严重性

参考文献

1. Soussi-Yanicostas N et al: Anosmin-1, defective in the X-linked form of KS, promotes axonal branch formation from olfactory bulb output neurons. Cell 109(2):217-28, 2002
2. Seminara SB et al: Gonadotropin-releasing hormone deficiency in the human (IHH and KS): Pathophysiological and genetic considerations. Endocr Rev 19(5):521-39, 1998
3. Truwit CL et al: MR Imaging of Kallman Syndrome, a genetic disorder of neuronal migration affecting the olfactory and genital systems. AJNR 14:827-38, 1993

垂体柄异常

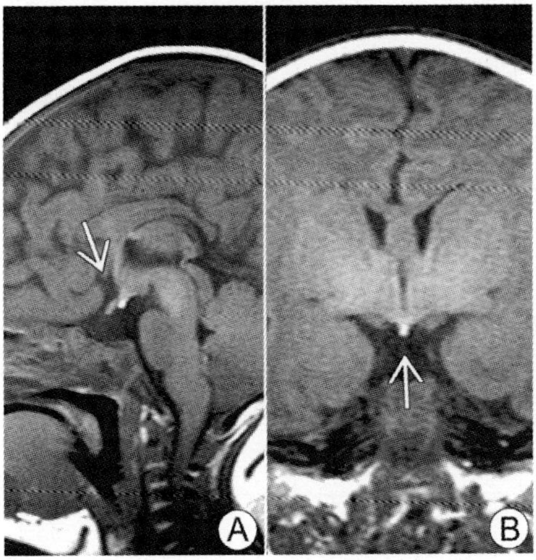

垂体柄异常，垂体后叶异位。垂体柄缺如，垂体前叶发育不全。在矢状位（A）和冠状位（B）T1 加权像上发现沿着灰结节的异位垂体后叶亮点（箭头）。

要点

- 同义词：垂体柄异常包括垂体柄发育不全/不发育，伴有垂体后叶异位（PPE）和双垂体，或完全的双垂体柄和腺垂体（DP）。
- 定义：先天性垂体/下丘脑轴异常，表现为垂体柄和腺垂体异常
- 典型影像学表现
  - PPE：发育不全（可能很严重）的腺垂体位于小垂体窝内，垂体柄缺如，垂体后叶亮点位于灰结节下面
  - DP：灰结节和乳头体融合为一个肿块（结节乳头融合），2 个垂体柄，2 个垂体腺体，2 个垂体窝

影像学表现

一般特点

- 最佳影像线索

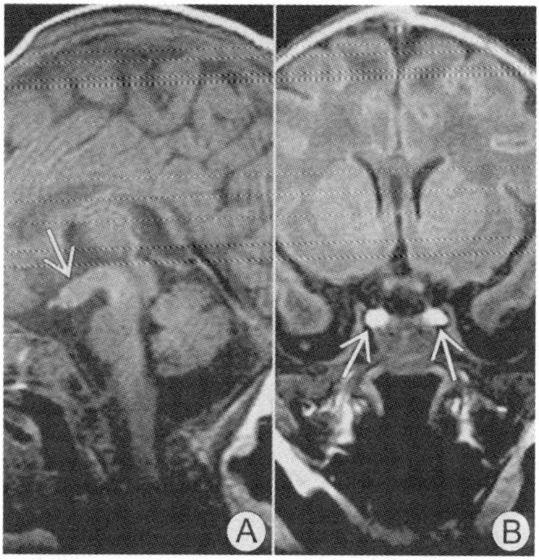

垂体柄异常，双垂体。矢状位 T1 加权像（A）上中线“肿块样”结节乳头融合（箭头），冠状位上（B）有两个垂体后叶亮点（箭头）和两个垂体柄。

- ○ PPE：正中矢状位显示异位垂体后叶亮点
- ○ DP：正中矢状位上结节乳头融合

CT 表现

- PPE 平扫 CT：单个、小垂体腺体，垂体窝窄，颅底结构窄；偶见永久翼咽孔
- DP 平扫 CT：远隔的双垂体窝，有或无蝶骨底中线缺陷；经常合并额鼻骨发育不全
- 增强 CT：对定位和确定垂体柄的有无有帮助

MR 表现

- PPE：垂体柄缺如或缩短
  - ○ 垂体后叶亮点（通常 T1 加权像变亮、T2 加权像各异）位于灰结节下面
  - ○ 垂体前叶小
  - ○ 有或无 Chiari 1 畸形，嗅神经发育不全，额叶发育不良
  - ○ 有或无透明隔缺如，眼球发育不良或神经发育不全
- DP：灰结节增厚，乳头体融合（结节乳头融合）

- ○ 第三脑室顶部肿块样增厚，与灰质等信号
- ○ 胼胝体发育不良，口腔肿瘤，嗅神经发育不全

MR 血管造影（MRA）表现

- ○ PPE：床突上颈动脉向内偏移，于中线“相吻”，有关于颈动脉和颈动脉管缺如的报道
- ○ PD：基底动脉部分或全部分叉/双干

推荐的影像学检查方法

- 通过垂体、下丘脑的高分辨率冠状位、矢状位 MR，注意评判嗅神经
- 部分病人（颅底裂）行颅底 3D CT

鉴别诊断

与垂体后叶异位的鉴别

- 中枢性尿崩症，后叶亮点缺失，但垂体柄存在，而且腺垂体大小正常

与双垂体的鉴别

- 扩大的漏斗隐窝与双垂体柄相似，但只有一个腺垂体和一个垂体窝

病理

概述

- 一般病理特点
  - ○ 两种病变常合并有复杂的中线异常
    - ▪ PPE：隔-视发育不良，脑叶型前脑无裂畸形
    - ▪ DP：胼胝体发育不良、额鼻发育不全、Dandy-Walker 病谱、上颈椎发育不良
  - ○ PPE 常合并多种垂体激素缺乏
  - ○ DP 很少有源自垂体的症状
- 遗传学
  - ○ PPE：编码 HESX1 的基因突变（同源异形盒基因），PIT1，PITX2，LHX3，LHX4，PROP1，SF1 和 TPIT 发育转录因子与垂体发育疾病有关

 - DP：未知
- 胚胎学-解剖学
  - 抗利尿激素和催产素通过神经分泌细胞，经漏斗柄输送到垂体后部
  - 下丘脑释放激素通过漏斗门脉系统到达垂体前部
  - PPE 垂体前叶功能障碍被认为与漏斗缺如有关
- 病因-发病机制
  - PPE：中线前脑发育异常（妊娠第 6 周）；经常合并同时期形成结构的异常（垂体腺体，前脑，眼，嗅球）
  - DP：可能的双脊索前板、双脊索嘴尖部可导致双原始垂体
- 流行病学
  - PPE 未知，但有多种垂体激素缺陷，1∶20 000
  - DP：极度罕见（仅报道二十余例）

大体病理及手术学特点

- PPE：前叶发育不全，垂体柄短或不发育；蝶鞍可被硬膜覆盖
- DP：灰结节和乳头体融合成厚块，2 个正常腺体和垂体柄

镜下特点

- PPE：垂体柄或蝶骨内异位的垂体细胞
- DP：正常，但为双垂体

分期或分级标准

- 确定两种异常合并的中线异常

临床要点

临床表现

- PPE：身材矮小（生长激素缺乏），有或无嗅觉丧失，视觉差
- DP：器官距离过远，口腔肿块（上颌寄生胎畸胎，脂肪瘤，腭皮样囊肿），有或无器官距离过远和相关的颜面部异常

自然病史

- 如果没有垂体/下丘脑危象，则是平稳的

治疗

- 两者：评价和治疗内分泌功能异常（如 PPE）

预后

- PPE：在需要大量生长激素前，生长可正常；长期的激素替代

治疗可维持生存

- DP：通常合并显著的颅内畸形，有些是致命性的；临床后果与垂体无关（垂体功能常正常）

参考文献

1. Shroff et al: Basilar artery duplication associated with pituitary duplication: A new finding. AJNR 24:page numbers 2003 (in press)
2. Cushman LJ et al: Genetic defects in the development and function of the anterior pituitary gland. Ann Med 34(3):179-91, 2002
3. Hamilton J et al: MR Imaging in idiopathic growth hormone deficiency. AJNR 19:1609-15, 1998

灰结节错构瘤

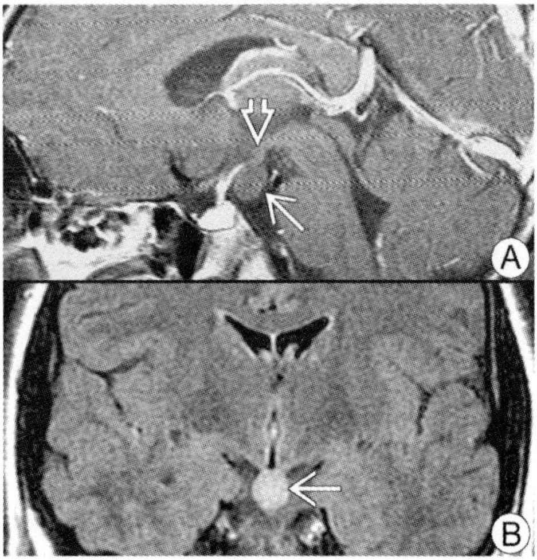

灰结节错构瘤。矢状位 T1 C+ MR（A）示灰结节区带蒂的不强化肿块（箭头），位于乳头体（开口箭头）腹侧。（B）冠状位 FLAIR 示信号增加。注意：并无周围结构移位。（Courtesy S. Blaser, MD）

要点

- 同义词：下丘脑错构瘤，间脑错构瘤
- 定义：位于灰结节区的非肿瘤性的灰质异位，临床表现为在很小年龄出现促黄体（生成）激素释放激素（LHRH）依赖性中枢性性早熟和痴笑性癫痫
- 典型影像学表现：无蒂的或带蒂的圆形肿块，与灰质密度/信号相近，位于灰结节区

影像学表现

一般特点

- 最佳影像线索：与灰结节邻近的、小的（约 1cm）、圆形非强化肿块

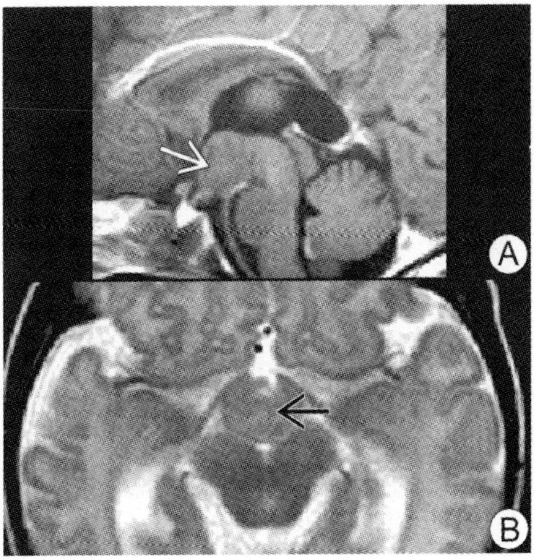

灰结节错构瘤。矢状位 T1C+ MR（A）示灰结节区大的、无蒂的非强化肿块（箭头）。轴状位 T2 加权像（B）上肿块相对脑呈等信号，肿块对乳头体（A）、视束和脚间池（B）有占位效应。（Courtesy G. Hedlund，MD）

CT 表现

- 平扫 CT：均一的鞍上肿块
  - 轴状位像在脑桥和视交叉后之间
  - 相对脑等密度或稍低密度影，无钙化
- 增强 CT：无强化

MR 表现

- T1 平扫：相对灰质等信号或稍低信号
  - 冠状位和矢状位上从底到顶显示乳头体和漏斗柄
  - 个别病例含有脂肪或囊性变（罕见，寻找其他诊断）
- T2：等信号或稍高信号（偶尔信号很高，是由于纤维性神经胶质增生）
- T1 增强扫描：**无强化 （如果发生强化， 则寻找其他诊断）**
- 其他扫描序列：有或无在质子像/FLAIR 上明亮

其他影像学表现

- MRS（长 TE）：NAA 下降，胆碱轻微上升

推荐的影像学检查方法

- 薄层（3mm）矢状位和冠状位 T2 和 T1 增强扫描

鉴别诊断

颅咽管瘤

- 儿童最常见鞍上肿块
- 含有高或低信号囊变（90%），钙化（90%），强化（90%）

视交叉星形细胞瘤

- 第二常见的儿童鞍上肿块（有或无 NF1）
- 不均匀强化，常很明显；有或无视束侵及

生殖细胞瘤

- 常为多中心肿块：鞍上、松果体区、丘脑、基底节
- 早期发生柔脑膜播散转移；无性早熟

病理

概述

- 一般病理特点
    - 有报道形态和大小能够预示症状
        - 大的无蒂病变→癫痫发作
        - 小的带蒂病变→中枢性性早熟（CPP）
        - 事实上，癫痫发作和性早熟通常并存
- 遗传学
    - Pallister-Hall 综合征（GLI3 移码突变，常染色体 7p13）
        - 灰结节错构瘤或错构母细胞瘤
        - 指（趾）畸形（短掌，并指［趾］畸形，多指［趾］畸形）
        - 其他中线（会厌/喉）和心/肾/肛门异常
    - 颜面部或先天性脑中线异常经常有报道
    - 其他中枢神经系统合并骨骼/内脏综合征：脑-肢端-内脏早死征，Smith-Lemli-Opitz 综合征，Meckel 综合征，口-面-指综合征，前脑无裂畸形-多指（趾）畸形，水致死综合

征，Laurence-Moon-Biedl 综合征等
- 胚胎学：妊娠 33～41 天胚胎发生紊乱
- 病因-发病机制
  - 神经元移行异常
  - 青春期早熟诱导的性早熟发病机制
    - 在某些病例，错构瘤/连接轴突内有或无 LHRH 颗粒
    - 如果没有瘤内 LHRH 颗粒，肿瘤内激活的星形胶质衍生因子可刺激内源性 LHRH 分泌
- 流行病学
  - 在多数报道中，无性别和人种倾向；一些报道中，男＞女
  - 组织学确认的病例：3/4 出现性早熟，1/2 出现癫痫发作

大体病理及手术学特点

- 从下丘脑、灰结节和乳头体突出的成熟神经元的神经节组织；很少游离于脚间窝内
- 带蒂的或不带蒂的，圆形或结节状；无浸润

镜下特点

- 可认为是灰质异位
- 类似于灰质，神经元与下丘脑相似
- 髓鞘化/未髓鞘化的轴突，数量不等的纤维性神经胶质增生
- **罕见**囊变、坏死、钙化和脂肪的报道
- 错构母细胞瘤包含更原始的未分化细胞

分期或分级标准：Valdueza 分类

- 带蒂、中枢性性早熟或无症状
  - 起源于灰结节；起源于乳头体
- 无蒂、下丘脑移位，癫痫发作
  - 更常见下丘脑移位和行为异常

临床要点

临床表现

- 性早熟，个子高，超重，骨龄提前
- 癫痫发作（痴笑型：笑/哭发作），伴有较大的错构瘤
- 亦常见其他癫痫类型，仅痴笑源于或接近源于错构瘤和丘脑

- 癫痫发作病人行为（攻击性，精神合并症）和认知退化（言语和学习障碍）
- 高达33%的**年轻**病人有中枢性性早熟
- 通常出现在1～3岁间

自然病史

- 生长停滞；如果有生长，为手术/活检适应证

治疗及预后

- 激素抑制疗法（LHRH拮抗剂治疗）；治疗癫痫
- 如果治疗无效或病变生长迅速，应行手术
- 激素抑制疗法在多数病人有效
- 显微手术入路行全切
  - 如果癫痫源于或接近起源于肿块，则效果良好
  - 病变部位有下丘脑并发症的高风险
- 综合征型病人预后差，可因其他畸形而死亡

参考文献

1. Tsugo H et al: Hypothalamic hamartoma associated with multiple congenital abnormalities. Two patients and a review of reported cases. Pediatr Neurosurg 29(6):290-6, 1998
2. Valdueza JM et al: Hypothalamic hamartomas: With special reference to gelastic epilepsy and surgery. Neurosurgery 34(6):949-58, 1994
3. Boyko OB et al: Hamartomas of the tuber cinereum: CT, MR and pathologic findings. AJNR 12: 309-14, 1991

小头畸形

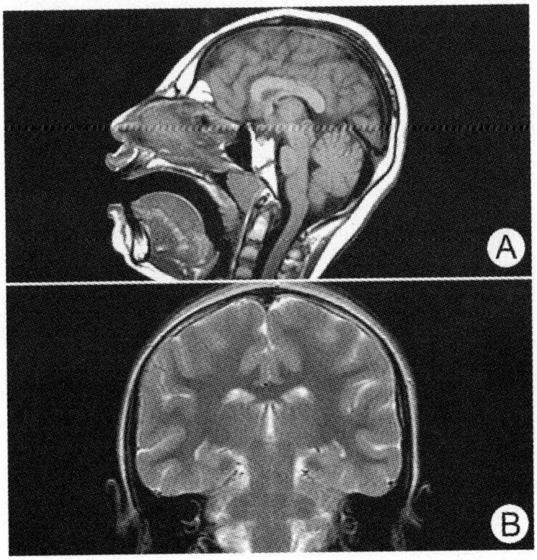

小头畸形。矢状位 T1 加权像（A）和 T2 加权像（B）示严重的小头畸形，伴斜坡形前脑。脑回类型简单，髓鞘发育和中线形成正常。（Courtesy S. Blaser，MD）

要点

- 同义词：小头畸形（MCPH），真性小脑髓症，真性小头畸形，小无脑回，脑过小
- 定义：小头畸形，头尺寸小；脑过小，在小颅腔内脑组织减小，由遗传性或非特异性损伤扰乱胎儿神经元增殖所致
- 典型影像学表现：依病因而异
  - 原发性 MCPH：大体正常的较小的脑
  - 继发性 MCPH：破坏性（钙化，神经胶质增生）
  - 其他遗传性 MCPH：小头合并无脑回，其他异常
- 常为其他严重畸形的一部分
- MCPH 的诊断标准
  - 相对年龄和大小而言，头围低于平均值>2 个标准差
  - 极度 MCPH：头围低于平均值>3 个标准差

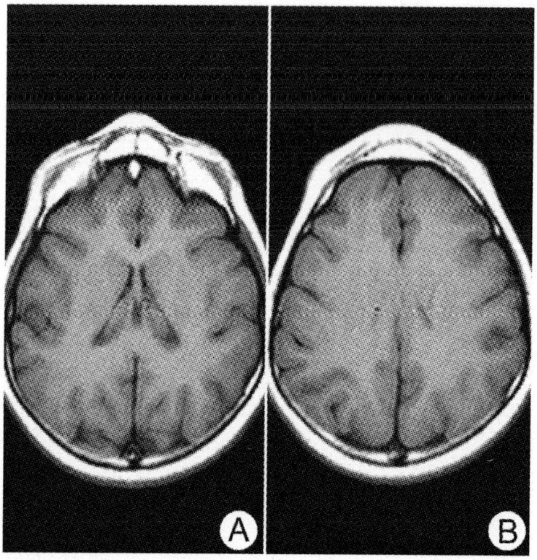

小头畸形。脑回简单（脑回少），脑极小，但其他正常。(Courtesy S. Blaser，MD)

影像学表现

一般特点

- 影像表现由 MCPH 原因而定
  - 遗传性 MCPH
    - 小的，但大体正常的脑，轻度脑回简单
    - 或者有或无巨脑回，无脑回，前脑无裂畸形
    - 或者有或无小脑发育不全，髓鞘形成低下
  - 获得性 MCPH
    - 缺氧后脑损伤：白质、基底节萎缩
    - TORCH 感染：钙化，白质异常，神经元移行异常

CT 表现

- 平扫 CT 表现依病因而异
- 颅腔小：颅缝对合紧密，与**继发性**颅缝早闭相重叠
- 在（S）TORCH 和遗传性（S）TORCH 相似疾病中可见钙化

MR 表现

- 脑过小（原发性 MCPH）

  - 脑回简单（少脑回）
  - 脑沟浅（1/2 或 1/3 正常深度）；有或无脑沟宽
  - 联合纤维束消失
  - 正常体积的基底节
  - 髓鞘正常或髓鞘形成低下
- 继发性 MCPH：胶质增生或脑破坏

X 线片和矢状位 CT 定位像/MR 表现

- 斜坡形前脑，早闭颅缝（不一定融合）
- 侧位/矢状位图示颅面比例下降（颅∶面）
  - 早产（5∶1），足月（4∶1），2 岁（3∶1）
  - 3 岁（2.5∶1），12 岁（2∶1），成人（1.5∶1）

胎儿超声或 MR 表现

- 在妊娠期的第二个月后期/第三个月早期前难以确定 MCPH

推荐的影像学检查方法

- 平扫 CT：查找钙化类型，评价颅缝
- MR：评价脑回形态（简单还是正常）、髓鞘成熟、中线异常、破坏性损伤/胶质增生

鉴别诊断

获得性 MCPH

- 出生前病因：子痫前期，母体感染（TORCH），产前出血，母体糖尿病或高苯丙氨酸血症
- 围产期病因：窒息为重要原因
- 出生后病因：迁延性癫痫持续状态，缺氧-缺血性损害，低血糖症后，颅内感染后，神经退行性变
- 畸形因子/环境因素（少见）：生产前辐射，母亲摄入抗惊厥药、有机汞制剂、过量维生素 A

病理

概述

- 一般病理特点
  - 颅骨改变：斜坡形前脑，颅顶扁平

- 遗传学（多数遗传性 MCPH 是常染色体隐性遗传）
  - MCPH 基因异质性：MCPH5（1q31）变异最为普遍
    - 头围少于 4 个标准差，脑尺寸明显减小，无神经元移行异常，全部种族
  - 有报道，可合并许多综合征
    - 任何一种染色体异常，Fanconi 再生障碍性贫血
    - Rubinstein-Taybi 综合征，Seckel 综合征（鸟头侏儒），进行性脑灰质萎缩（Alper 病），Cockayne 综合征，Menke 病（遗传性铜吸收不良），X 连锁 FG 综合征，家族性 TORCH 样病
- 胚胎学-解剖学
  - 基因影响神经元始祖细胞和脑大小的路径
    - ASPM 突变引起神经元分裂停滞在中期
    - 小头蛋白参与细胞周期调节
- 病因-发病机制
  - 不同一：遗传性的或后天的
- 流行病学
  - 总体人群中 MCPH 的发病几率为 0.6%～1.6%
  - 遗传性 MCPH 的发病几率为 1∶25 000～1∶250 000

大体病理及手术学特点

- 颅容量＜1300ml，脑重量＜900g
- 极度 MCPH（可低到 300g，头围比平均值小于 5～10 个标准差）
- 脑半球尺寸整体减小
- 简单脑回形态
- 中央沟短、脑沟浅；脑沟窄或宽
- 顶枕沟可扩大像猿裂
- 岛叶未覆盖（不完全岛盖）
- 无脑回存在或不存在，少脑回，灰质异位，前脑无裂畸形，小脑发育不全
- 后天的：有或无白质囊性变，梗死，钙化

镜下特点

- MCPH5：无异常神经元移行和结构异常的证据

- 其他形式可发生在 4 层皮质（无脑回）

分期或分级标准

- 根据髓鞘化程度、灰质异位存在与否、皮质厚度和是否合并先天异常分成亚组

临床要点

临床表现

- 小头，前额窄/向后，枕部扁平，头呈锥形，囟门和颅缝过早闭合
- 轻、中、重度智力低下；癫痫发作

治疗及预后

- 支持性治疗；一些小头畸形可以行基因学检测
- 不同程度的智力低下和运动障碍

参考文献

1. Bond J et al: ASPM is a major determinant of cerebral cortical size. Nat Genet 32:316-20, 2002
2. Jackson AP: Identification of microcephalin, a protein implicated in determining the size of the human brain. Am J Hum Genet 71(1):136-42, 2002
3. Barkovich AJ et al: Microlissencephaly: A heterogeneous malformation of cortical development. Neuropediatrics 29(3):113-19, 1998

偏侧巨脑

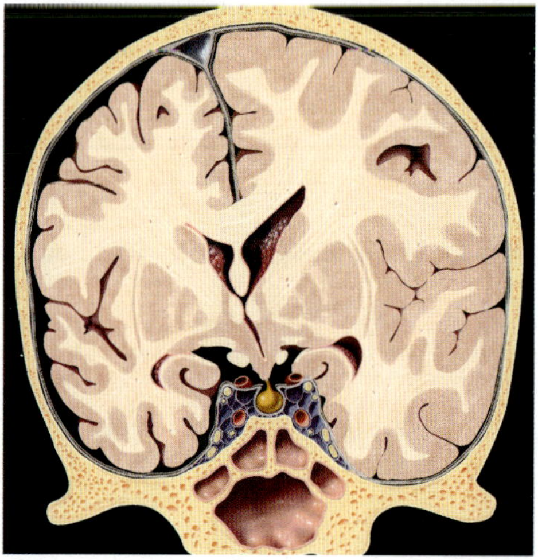

偏侧巨脑。图片显示左侧大脑半球和左侧颅腔弥漫性增大。颞叶白质、胼胝体和半卵圆中心“庞大”。同时，脑沟变浅，皮质增厚，受累侧的脑室系统增大。

要点

- 同义词：单侧巨脑，局灶性巨脑
- 定义：部分或全部半球错构样过度生长，以细胞组建和神经元移行缺陷为特点
- 典型的影像学表现：大的、发育不良的半球
- 多种形式的过度生长和神经胶质再生反映出引起损害的时间上的多样性
- 孤立或合并神经皮肤和过度生长综合征

影像学表现

一般特点

- 最佳影像线索
  - 轻度、中度到明显的半球增大

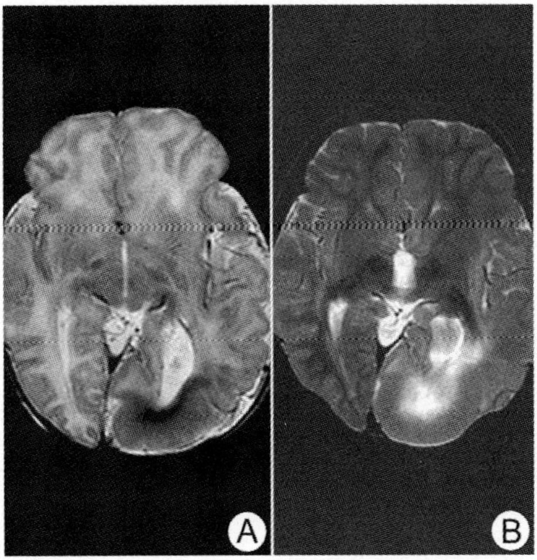

偏侧巨脑。伴有癫痫发作的新生儿，轴状位 T2 加权像（A）示过度生长、钙化的枕极信号下降，后脑镰移位，皮层光滑，侧脑室后角增大。3 年后（B）白质胶质增生，皮层带样增厚，并且枕叶更大。(Courtesy S. Blaser，MD)

  - 皮层发育不良，脑回异常和后部大脑镰移位
  - 侧脑室扩大，伴有额角形态异常

CT 表现

- 平扫 CT
  - 大脑半球和偏侧颅腔增大
  - 大脑镰后部和枕极摆至对侧
  - 侧脑室大，额角形态异常
  - 白质或增厚皮质营养不良性钙化
- 增强 CT：大血管常见

MR 表现

- T1 平扫
  - 皮层厚：巨脑回，多脑回，脑回融合，脑沟浅
  - 神经元异位，在室管膜下，到处分散或不分散
  - 通常侧脑室增大，额角变直、变尖

  - 小脑和脑干可有发育不良
  - 有或无 Chiari 1（体积增大的幕上脑组织使小脑扁桃体移位）
- T2
  - 白质信号各异：髓鞘形成，胶质增生，钙化
  - 受累半球的大小和信号强度会随着时间改变
  - 灰、白质分界模糊
  - 可出现脑干变小和交叉性小脑神经机能联系不能

其他影像学表现

- SPECT：受累侧示踪剂摄取增加或减少
- PET：葡萄糖代谢降低 50%
- MRA 和血管造影：可发现血流增强
- MRS：有癫痫发作的，表现为进行性 NAA 降低和肌酸、肌醇增加，反映了轻度的神经轴索脱失和神经胶质增生

推荐的影像学检查方法

- MR：在髓鞘完全成熟以后可能是最有用的检查

鉴别诊断

结节性硬化（TS）的偏侧巨脑

- 二者的一些重叠是细胞增殖异常
- 影像学标志的和皮肤红斑性 TS
- 偏侧巨脑和 TS 都有表面上的相似性：气球样变细胞，但免疫组化和电镜下特点有区别

巨脑（双侧大脑半球）

- 大多数综合征性的双侧半球增大也可以有非对称增大或者单侧增大

轻度偏侧巨脑

- 可以是家族性的或单发的

病理

概述

- 一般病理特点

  - 偏侧过度生长综合征可有内脏受累
- 遗传学
  - 过度生长/偏侧过度生长综合征以及偏侧巨脑可能通过体细胞嵌合体，与存活的常染色体的致死基因有关
  - 伴有偏侧躯体肥大的综合征性偏侧巨脑（30%）
    - 变形菌，Ito 黑色素过少症，Jadassohn 线状痣，皮脂，表皮痣，Adams-Oliver，Klippel-Trenaunay-Weber 先天性浸润性脂（肪）过多症，色素失调症
- 胚胎学-解剖学：理论
  - 发育中的脑受损（如 CMV）：大脑的可塑性允许新（太多）的神经突触发育、多余的轴突持续存在和潜在性的白质过度生长
  - 皮层中神经元和胶质细胞内局部的上皮细胞生长因子（EGF）可导致过度增殖
- 病因学
  - 细胞的种系、分化、增殖和移行被破坏
- 流行病学
  - 通常 1 岁之内被诊断，无性别差异
  - 大约 3%的皮层发育不良能够通过影像诊断

大体病理及手术学特点

- 半球大，皮层显示脑沟浅、脑回融合/紊乱
- 区域性多小脑回，巨脑回和灰质异位

镜下特点

- 神经元巨大和神经元水平分层的丧失
- 偏侧巨脑中的气球细胞缺乏对 TSC2 基因产物、抗结核菌素、波形蛋白和 GFAP 的免疫反应性，并且
  - 含有很少的溶酶体、微丝、微管
  - 含有丰富的脂褐质颗粒
- 白质肥大且神经胶质增生；营养不良性钙化

分期或分级标准

- 皮层和白质的多种受累形式可估测引起损伤的时间

临床要点

临床表现

- 早期癫痫发作（婴儿性痉挛，局灶性和后来的全身发作）
- 严重的发育迟缓和对侧轻偏瘫

自然病史

- 顽固性癫痫发作和进行性加重的轻偏瘫

治疗

- 抗惊厥剂治疗经常无效
- 偶尔用分流来控制头的大小和小脑移位
- 癫痫灶外科切除或栓子法大脑半球切除
    - 首先要证实对侧半球是正常的！

预后

- 差：顽固性癫痫，发育迟缓
- 早期的手术治疗可利用大脑的可塑性来取代被切除部分的功能（如果剩余大脑是正常的！）

参考文献

1. Flores-Sarnat L: Hemimegalencephaly: Part 1. Genetic, clinical, and imaging aspects. J Child Neurol, 17(5):373-84, 2002
2. Barkovich AJ: Pediatric Neuroimaging, 3rd ed. Lippincott Williams & Wilkins, pp 291-6, 2000
3. Arai Y et al: A comparison of cell phenotypes in hemimegalencephaly and tuberous sclerosis. Acta Neuropathol 98(4):407-13, 1999

脑裂畸形

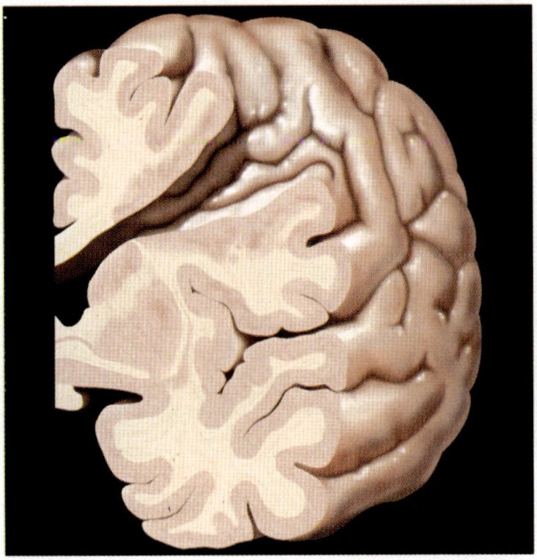

脑裂畸形。脑裂畸形的裂隙示意图显示了异常排列的脑回放射状深入裂隙。部分“俯冲”或折叠脑回的灰质衬于裂隙。

要点

- 同义词：脑裂畸形；以前称“伴脑穿通畸形的透明隔缺如”
- 定义：脑裂畸形是一种先天性脑畸形，特征是裂隙从脑表面的软脑膜到脑室，被衬有异位的灰质
- 典型的影像学表现
  - 双侧或单侧皮层的完全表面裂隙
  - 通常累及岛叶和邻近的中央前后回
  - 脑回和脑沟放射状进入裂隙或沟槽内，有助于鉴别宫内晚期或出生后早期的 MCA 的梗死
- 脑裂畸形可是遗传（Emx2 突变）或是早期宫内损害的结果，如感染、创伤、或接触毒物

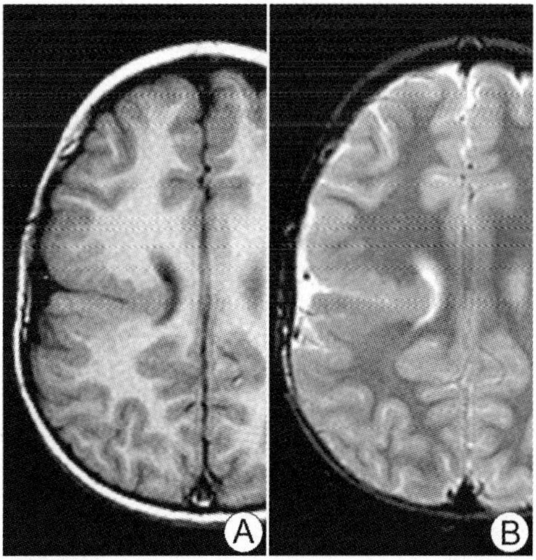

脑裂畸形。轴状位 T1（A）和 T2（B）像显示了灰质沿裂隙排列，裂隙延至侧脑室。这个 4 岁患儿病例，存在透明隔缺失（但未显示）。T2 像上显示了沿着裂隙表面的原始静脉。

影像学表现

一般特点

- 最佳影像线索：裂隙被覆灰质

CT 表现

- 有脑脊液的裂隙处分布有相对密集的灰质
- 闭唇型脑裂的脑室变形“指向”裂隙
- 透明隔缺如，部分缺损或存在
  - 如果是颞叶或枕叶裂，透明隔通常存在

MR 表现

- T1/T2 加权像：沿着裂隙灰质卷入
  - 灰质呈结节状，巨-多脑回
  - 异常排列的脑回“俯冲”入裂隙
  - 有或无蛛网膜覆盖裂隙，容易撕裂
  - 有或无脑积水（尤其是开唇型脑裂伴膜撕裂）
  - 灰质异位，不完全由异位灰质覆盖的裂隙，并且通常合并

有岛盖周围的发育异常
- 另外的相关异常（在部分病人中）
  - 垂体/视觉通路发育不全
  - 海马异常和颞角扩大
  - 如果透明隔缺如，穹窿柱可融合
  - 胼胝体变短（可能前部有发育缺陷）
  - 基底节和丘脑异常
  - 在裂隙附近出现大的原始静脉

表面三维重建 MR 表现

- 是最好的确定脑回/脑沟与裂隙关系的方法

推荐的影像学检查方法

- MR：多平面（行或不行三维重建）

鉴别诊断

碎裂状脑裂畸形

- 损害出现在神经迁移完成以后（可以出现在孕晚期）
- 皮层保持着萎缩脑回的正常排列

积水性无脑畸形

- 被破坏的脑组织在大脑中动脉和前动脉供血区
- 很难和严重的脑裂畸形伴有脑积水相鉴别

伴有脑穿通畸形的透明隔缺如

- 脑裂畸形的旧名称是从 19 世纪 50 年代开始应用的
- 20 世纪 50 年代 Yakolev 用“脑裂畸形”取代了旧名称，但有时仍在文献中见到
- 避免使用与其他脑穿通畸形易混淆的术语

病理

概述

- 一般病理特点
  - 损害或遗传突变导致同样的病理/影像特征；在大脑中动脉供血区很典型
- 遗传学

    - 在一些病例中（不是全部），在 Emx2 的同源基因上发生突变
- 胚胎学-解剖学
    - Exm2（基因位点 10q26.1）是一调控基因，在前脑发育的结构类型中起作用，并且表达在
        - 脑室区增殖的成神经细胞
        - 有丝分裂后期 Cajal-Retzius 细胞（控制神经元移行）
- 病因-发病机制
    - 遗传（Emx2 是最早发现的突变）
    - 或孕早期损害（检测出或未被检测出）在神经元移行之前影响到生殖带
- 流行病学
    - 双侧裂隙更常出现在神经病理研究报告中
    - 在存活病例中，单侧＝双侧或单侧＞双侧
    - 确切的发生率尚不清楚（报告脑裂畸形的术语经常变化）

大体病理及手术学特点

- 伴有分开或对合灰质排列的穿越表层的裂隙
- 肥厚、多或接近正常大小脑回的异常皮层
- 丘脑、皮质脊髓束萎缩或未形成

镜下特点

- 如有胶质瘢痕形成，则很小
- 正常层状结构消失
- 肥厚、多或异位的灰质

分期或分级标准

- 开唇型：充满液体的脑脊液裂隙较大，衬有灰质
- 闭唇型：被衬灰质的软脑膜-室管膜融合接缝形成皮层沟槽

临床要点

临床表现

- 单侧：可表现为癫痫发作或运动缺陷
- 双侧：偏身轻瘫、小头畸形或脑积水、痉挛、严重的发育延迟和智力障碍；抽搐不常见

自然病史

- 畸形稳定，常见癫痫进一步发展

治疗

- 治疗癫痫发作和脑积水，用物理疗法治疗运动缺陷

预后

- 裂隙的大小和幅度，以及合并畸形病变的数量决定着运动缺失、发育延迟和常见癫痫的严重程度
- 单纯的闭唇型裂隙可以是无症状的或在成人时才被诊断
- 双侧的裂隙通常合并严重的残疾

参考文献

1. Cecchi C: Emx2, a gene responsible for cortical development, regionalization and area specification. Gene 29;291(1-2):1-9, 2002
2. Raybaud C et al: Schizencephaly: Correlation between the lobar topography of the cleft(s) and absence of the septum pellucidum. Childs Nerv Syst 17:217-22, 2001
3. Granata T et al: Familial schizencephaly associated with EMX2 mutation. Neurology 48(5):1403-6, 1997

经典的无脑回（1 型）

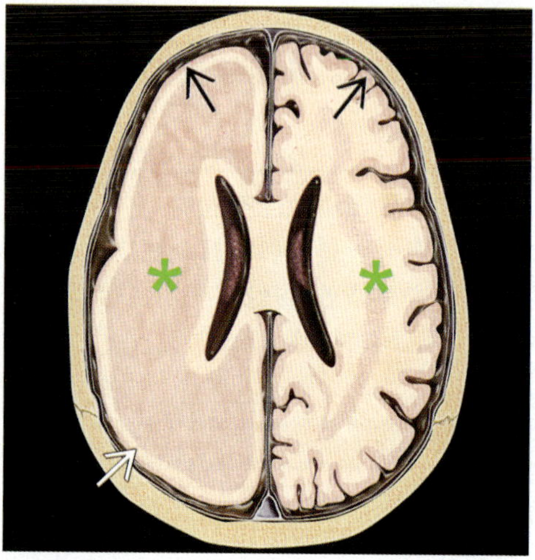

无脑回的外皮质层光而薄（黑箭头），白质中一细胞稀疏的薄层（白箭头）将它与内部厚厚的灰质层（*）分开。皮层在有薄层（*）皮层下带状灰质异位的一侧接近正常。

要点

- 同义词：1 型无脑回，巨脑回-无脑回复合体
- 定义：经典的无脑回是一种先天发育疾病，以神经元移行停滞、4 层的皮质和光滑（或相对光滑）的脑表面为特点
- 典型影像学表现
  - 无脑回经常有些不完全（巨脑回-无脑回）
    - 经典的无脑回：顶/枕比较严重
    - X-连锁的无脑回：额下和颞骨比较严重
  - 带状灰质异位：较薄的皮质下灰质带
    - 灰质带平行于皮质表面（如果是部分性的，通常为额叶）
    - 薄灰质带预示着接近正常的皮质厚度/表现
    - 厚灰质带预示着薄的、异常卷曲的皮层

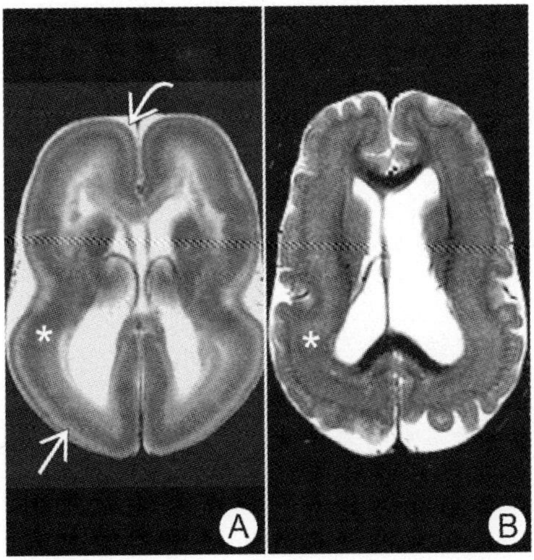

经典的无脑回（A），外皮质层光而薄（弯箭头），内白质层（箭头）细胞稀疏。皮层下带状异位的灰质（B）薄，但有脑回形成。两者（A、B）都有较厚的内部神经元层（*）和少量的深部白质。

影像学表现

一般特点

- 灰质带的厚度预示着上方皮质的构型/厚度和下方的白质的量

CT 表现

- 平扫：总与灰质等密度（有或无中线上小灶性的钙化）
- 增强：无强化

MR 表现

- 带状灰质异位（“双皮层”）
  - 厚的内灰质带＋薄的异常皮层：癫痫发作，发育延迟
  - 薄的/部分内灰质带＋正常皮层：癫痫发作，有或无正常功能
- 无脑回 1 型（经典）
  - 厚的内灰质带，细胞稀疏的白质区，薄的外层灰质
  - 浅外侧裂→“沙漏”样构型脑
  - 通常有一些脑回形成（巨脑回-无脑回复合体）

其他影像学表现

- 胎儿 MR、超声：26周前无脑回（光滑）皮层为正常

推荐的影像学检查方法

- MR＋薄层 SPGR（表面线圈/三维重建）用于观察细微的、局灶性的异位灰质带，辅助性的表面重建用于观察脑回排列

鉴别诊断

鹅卵石样或2型无脑回

- “多卵石”样脑表面、小脑和眼异常

双侧弥漫性室管膜下灰质移位

- 在 Xq28 上的丝蛋白-1基因（细胞移行至皮层所需）突变
- 结节状的异位灰质排列在脑室，貌似结节性硬化，但无增强，无钙化

病理

概述

- 一般病理特点
  - 表面灰质类型预示合并有染色体缺陷
- 遗传学：控制神经元移行特异阶段的基因缺失
  - Miller-Dieker 无脑回
    - 位于 17p13.3 的基因 LIS1 较大缺失
    - 皮层形成时“先锋细胞”首先到达皮层发生层（1层）
    - 移行障碍发生在多个阶段
  - 孤立的无脑回/异位灰质带
    - 较小的 LIS1 缺失
  - X-连锁无脑回/带状灰质异位：Xq22.3～q23 上的 XLIS 基因
    - 母亲（局灶性异位灰质带），子女（无脑回）
- 胚胎学
  - 室管膜下生殖带增殖，形成成神经细胞，胶质细胞
  - 通过“前缘”的延伸/生长锥的形成（需要丝状体），成神经细胞离开脑室表面

    - 成神经细胞附着于放射状排列的胶质纤维（RGF）
    - 成神经细胞沿着胶质纤维束向表面移行（通过细胞黏附，配体-受体相互作用）
    - 胶质纤维引导/滋养移行中的成神经细胞
    - 成神经细胞脱离胶质纤维（需要第一层先锋神经元所分泌的“reelin”）
    - 最早的成神经细胞在皮质底板脱离
    - 后来的越过最初的细胞层，形成6层结构的皮层
- 病因-发病机制-病理生理学
    - 遗传性：突变在任何/多个移行时间点改变了分子反应→移行停滞
    - 获得性：毒素/感染→反应性胶质增生/巨噬细胞浸润破坏了神经元移行/皮层定位
        - 被巨细胞病毒感染的细胞不能移行或“在途中”停滞
        - 毒素（酒精或辐射）→缓慢/异常的移行
- 流行病学
    - 存活的为1∶100 000～4∶100 000

大体病理及手术学特点

- 皮质、脑回厚度和脑回排列成熟度各异
- 皮层下白质厚度各异

镜下特点

- 浅表分子或边缘层
- 薄的神经元（增大，位置异常）外皮质层
- “细胞稀疏”的白质区
- 厚的神经元（无序排列）深部皮质层
- 下方的白质稀疏
- 皮质脊髓束发育不全，橄榄异位

分期或分级标准

- 依据位置分级（额/后部），皮质/深部灰质带的厚度
- 伴有局部额颞巨脑回的无脑回伴最常见

临床要点

临床表现

- 认知功能、癫痫发作的起病年龄/严重程度取决于位置异常灰质的部位/数量

自然病史

- 寿命长短不一，取决于畸形的程度
- 局灶性的皮质下的异位灰质带可正常生活
- 无脑回，厚的完整的皮质带/薄皮质带：明显的智力障碍，运动缺陷，癫痫发作，夭折

治疗及预后

- 治疗癫痫发作（顽固性癫痫可选行胼胝体切断术）

参考文献

1. Barkovich AJ et al: Classification system for malformations of cortical development: Update 2001. Neurology 26;57(12):2168-78, 2001
2. Gressens P: Mechanisms and disturbances of neuronal migration. Pediatr Res 48:725-30, 2000
3. Pilz DT et al: LIS1 and XLIS (DCX) mutations cause most classical lissencephaly, but different patterns of malformation. Hum Mol Genet 7(13):2029-37, 1998

先天性肌营养不良

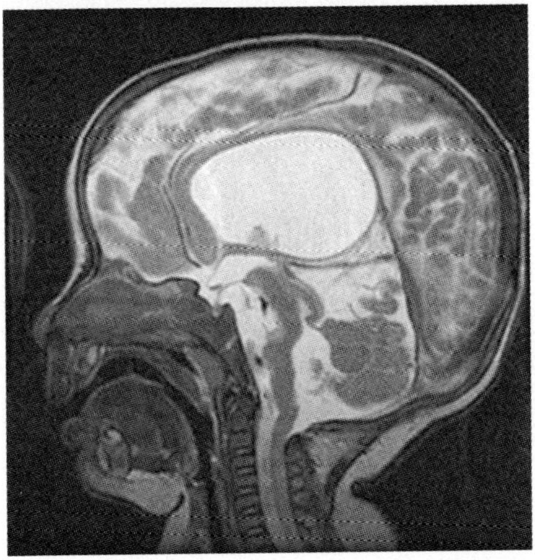

先天性肌营养不良。福山病矢状位 T2 加权像示脑干“平坦”，脑积水，小脑蚓异常。

要点

- 同义词：鹅卵石样无脑回畸形，2 型无脑回畸形
- 定义：伴有鹅卵石样无脑回畸形的先天性肌营养不良是隐性常染色体异常，与先天性肌营养不良和脑-眼复合异常有共同的特征
- 典型影像学表现
  - 白质异常，幕上/幕下皮质和眼异常
  - 平坦或“Z”形脑干
- 几乎一半患有先天性肌营养不良（CMD）的儿童在 MR 上有脑异常
  - 分层蛋白阴性的 CMD：半卵圆中心白质异常信号
  - 重叠的表现包括白质、眼、皮层和小脑病变的异常信号，见于
    - 福山病（FCMD）：最不严重的表现
    - Santavuori 肌肉-眼睛-脑病（MEB）

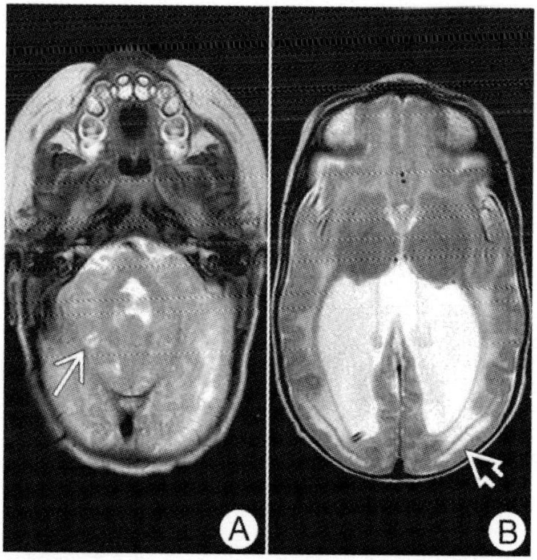

先天性肌营养不良。婴儿福山病轴状位 T2 加权像（A，B）显示小脑发育不良，伴有囊肿（箭头）、白质异常、脑积水、颞叶多脑回和枕叶“鹅卵石样”皮层（开口箭头）。

- Walker-Warburg 综合征（WWS）：最严重的表现

影像学表现

一般特点

- 最佳影像线索：在肌张力减弱婴儿，出现鹅卵石样皮层、髓鞘形成不全、眼异常

CT 表现

- 平扫：白质密度降低，+/−小脑蚓部发育不全或脑膨出

MR 表现

- 薄的、发育不良的多小脑回或“卵石”样幕上皮层
- 小脑皮层呈多小脑回，+/−囊肿
- 白质：局灶或弥漫性 T2 信号增高，髓鞘形成延迟或缺失
- 脑干平坦，有深的裂隙，或呈“Z”形
- +/−胼胝体发育不良
- +/−小脑蚓部发育不良

- +/-脑积水
- 影像学上经常有眼异常

推荐的影像学检查方法

- MR

鉴别诊断

单纯的先天性肌营养不良（Merosin 阴性的 CMD）

- 白质信号 T1 减弱，T2 增强，脑桥和小脑蚓部轻微发育不全
- 幕上和幕下皮质和眼部结构正常

病理

概述

- 一般病理特点
  - FCMD、Walker-Warburg 综合征和 MEB 的表型重叠
- 遗传学
  - 常染色体隐性遗传，每种都发生突变
    - FCMD：编码 fukutin（蛋白）的基因发生突变（在 9q31）
    - MEBD：O-mannoside N-acetylglucosaminyltransverase（O-甘露糖苷 N-乙酰氨基葡萄糖转移酶）（POMGnT1 在 1p32～p34）
    - WWS：甘露糖基转移酶（POMT1）
- 胚胎学-解剖学
  - 神经元皮质外层的沟“过度移行”→“卵石样”脑表面
- 病因-发病机制
  - 在细胞移行和连接中起作用的分子发生突变
    - 在少突细胞前体的移行中用到分层蛋白（层粘连蛋白 a-2）
    - α-（肌）营养不良（蛋白）聚糖的破坏使神经元过度移行
- 流行病学
  - 罕见，但症状轻的病例可能未被发现
    - FCMD 在日本最常见（在日本携带者为 1∶88）
    - MEB 在芬兰较流行
    - WWS 分布在世界各地

  - 其他有相似表型的CMD发生在其他孤立的人群中

大体病理及手术学特点

- 脑干平坦，有裂隙或呈“Z”形
- 皮层结构紊乱，有脑回粗糙和无脑回区
- 小脑发育不全，多小脑回
- 与多小脑回相关的小脑囊肿
- +/-胼胝体发育不良
- +/-脑积水和局部半球间融合
- +/-脑膨出
- 眼异常：视网膜/视神经发育不良，小眼，牛眼，青光眼，前房发育不良，白内障

镜下特点

- 大脑和小脑多小脑回
- 软脑膜纤维胶质增生
- 皮质脊髓束发育不全

分期或分级标准

- MEB：皮质发育不良，斑片状异常白质
- FCMD：额叶多小脑回，枕叶鹅卵石样皮质
  - 髓鞘化延迟（不通常的“先外周”髓鞘化类型）
- WWS：鹅卵石样皮质，无髓鞘
- MEB，WWS：小脑蚓部发育不良，+/-胼胝体发育不良/脑积水
- WWS：扭结的桥脑中脑，脑积水，+/-脑膨出
- 全部：小脑多小脑回，+/-囊肿
- 全部：不同程度的脑桥发育不良和融合的上、下丘

临床要点

临床表现

- 肌张力减低（软），智力发育迟缓，运动延迟，视力差，血清肌酸激酶升高
- WWS：宫内可发现脑积水

自然病史

- MEB：发展为痉挛状态和挛缩和丧失行走能力（如果有）

- WWS：几乎无自主运动，无运动/认知技能

治疗

- 除支持疗法外无治疗方法

预后

- MEB可存活至儿童早期
- WWS在婴儿期最严重，为致死性

参考文献

1. Beltran-Valero de Bernabe D et al: Mutations in POMT1 give rise to the severe neuronal migration disorder Walker-Warburg Syndrome. Am J Hum Genet 71:1033-43, 2002
2. Cormand B et al: Clinical and genetic distinction between Walker-Warburg syndrome and muscle-eye-brain disease. Neurology 56:1059-69, 2001
3. Barkovich AJ: Neuroimaging manifestations and classification of congenital muscular dystrophies. AJNR 19:1389-96, 1998

髓鞘形成不全

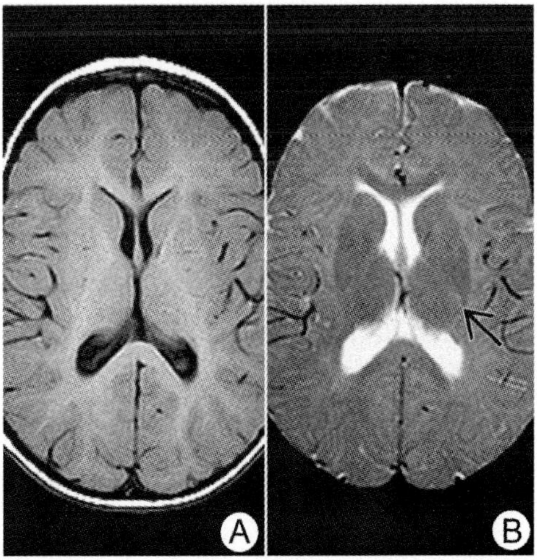

髓鞘形成不全。18q 缺失综合征的 4 岁患儿的轴状位 T1 加权像（A）显示髓鞘成熟情况与 8 个月大的婴儿不完全的端丛相似。在 T2 加权像（B）上仅可见胼胝体的髓鞘形成。通常在 2 个月出现髓鞘化的内囊后肢（箭头）在 7 个月时仍未形成。(Courtesy S. Blaser，MD)

要点

- 同义词：髓鞘形成低下，髓鞘成熟迟缓
- 定义：与年龄相比，髓鞘形成程度减少或缺失
- 典型影像学表现：未达到与年龄相符的髓鞘成熟时期
- 髓鞘形成不全可能是一种遗传性的疾病或者可能反映出全身性/系统性应激反应（营养不良，慢性疾病）
- 有可能不能完全做到将髓鞘发育不全或髓鞘形成障碍（异常/不稳定的髓鞘形成）与脱髓鞘（以前形成的正常髓鞘破坏）相鉴别
- Pelizaeus-Merzbacher 和染色体 18q 缺失综合征是原型

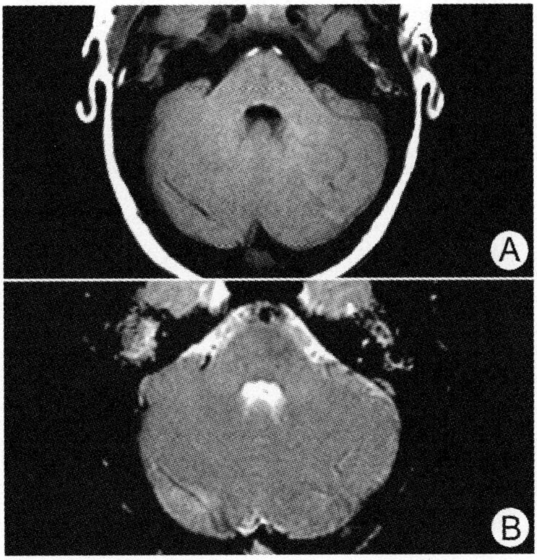

髓鞘形成不全。轴状位 T1（A）和 T2（B）成像显示小脑“无定形”样表现。在同一个 18q 缺失综合征的 4 岁患儿中灰质和白质无区别。（Courtesy S. Blaser，MD）

影像学表现

最佳影像线索

- 未达到与年龄相符的髓鞘成熟度
- 髓鞘形成方式的不恰当进展（胼胝体成熟先于内囊后肢）或者存在“T1－T2 不匹配”（T1 髓鞘成熟方式完全，但是 T2 上并未开始或处于不同的阶段）

CT 表现

- 平扫 CT：依靠 CT 很难诊断（在正常的婴儿中白质的水含量很高）
- 增强 CT：不强化（如出现强化，应考虑其他诊断）

MR 表现

- 未达到与年龄相符的髓鞘成熟度
- T1：成熟的髓鞘在 T1 加权像上正常表现为“亮”信号（T1 增强）
    - 内囊（内囊后肢/新生儿，前肢/2～3 月）

  - ○ 胼胝体（6 个月前完成）
  - ○ 除了额叶白质外周的分支（8 个月）
  - ○ 12 个月完全成熟，“膨大”至 3 岁
- T2：成熟的髓鞘在 T2 加权像上正常表现为“暗”信号（T2 降低）
  - ○ 内囊（内囊后肢/2 个月前，前肢/7～11 个月）
  - ○ 胼胝体（8 个月前完成）
  - ○ 除了额叶/颞叶白质外周的分支（18 个月）
  - ○ 额下回和颞极（2.5～3 岁）
  - ○ 髓鞘成熟的终点站区（三角区周围）可能持久存在

磁共振波谱表现

- 胆碱（Cho）在新生儿增加并且随着髓鞘的形成而减少
- 肌醇，Cho 和脂质峰在髓鞘形成不全中相对上升
- Cho 显著增高可能提示脱髓鞘或髓鞘形成障碍

弥散张量磁共振成像（DTI）表现

- 在髓鞘形成不完全的白质中弥散各向异性降低和表观弥散系数（ADC）升高

推荐的影像学检查方法

- 同时采集 T1 和 T2 像（查看两者“T1－T2 的不匹配”）
  - ○ 8 个月以下婴儿可依靠 T1 加权像
  - ○ 8 个月以上儿童可依靠 T2 加权像
- MRS、DTI 可作为辅助检查；在某些中心可采用翻转恢复（IR）和磁化传递（MT）等技术

鉴别诊断

早产

- 调整（修正）到实际的孕后期，然后重新核定时期

外界应激（营养不良，严重的疾病）

- 髓鞘形成随着原发性疾病的治疗而出现典型的反弹好转

综合征样的髓鞘形成不全或迟缓

- Pelizaeus-Merzbacher 病（PMD）：质子 MRS 波谱正常或 Cho 降低

- 痉挛性截瘫 2 型：等位的 PLP 基因（伴 PMD）
- 18q 缺失综合征：质子 MRS 波谱正常
- 髓鞘形成不全伴基底节和小脑萎缩（H-ABC）：质子 MRS 波谱肌醇及肌酸增高

病理

概述

- 一般病理特点
  - PMD 和 18q 缺乏综合征均为髓鞘形成不全的原型
- 遗传学
  - PMD：蛋白脂质蛋白质基因（proteolipid protein gene，PLP：Xq21－q22）突变
  - 痉挛性截瘫 2 型：与 PMD 基因等位
  - 18q 缺失综合征：髓磷脂碱性蛋白基因单倍不足
    - 18 染色体长臂缺失片段上的 MBP 基因丢失
- 胚胎学-解剖学
  - 轴索-少突胶质细胞单元发育经过髓鞘成熟阶段
    - 轴索完整，髓鞘包裹，节间髓鞘建立，髓鞘放射性生长并变得紧密
- 病因-发病机制
  - PMD：PLP 基因编码（髓鞘成分）
    - PLP/DM20 促使髓鞘变得紧密（使 T2 变短）
    - PLP 基因突变→髓鞘变紧密障碍
    - 同时，持续的突变体 PLP/DM20→少突胶质细胞凋亡
    - 最后的结果：髓鞘形成不全和成熟的少突胶质细胞大量减少
- 流行病学
  - 真正的原发性髓鞘形成不全综合征（PMD，18q 缺失，H-ABC）非常少见

大体病理及手术学特点

- 脑体积较小，灰、白质难辨

镜下特点

- Pelizaeus-Merzbacher（PMD）：髓鞘形成不全原型

   - 斑片状髓鞘缺乏；皮层下“U”形纤维未能幸免
   - 岛样永久性的血管周围髓鞘岛（虎斑样或豹状）
   - 紧密髓鞘缺失或不足，“多余的髓鞘球”
   - 出生时有更为严重的脊髓髓鞘缺乏

分期或分级标准

- 对所有“末明原因的髓鞘形成迟缓”界定为髓鞘形成的阶段（T1 和 T2）

临床要点

临床表现

- 在髓鞘形成不全的患者中常见发育迟缓和张力减弱
- 综合征特异性的表现包括
   - 典型的 PMD：男性，头部摇晃，张力减弱，仅 50%能坐
   - 18q 缺失：发育迟缓，身材短小，骨龄延迟，四肢异常
- 髓鞘形成不全还常见于其他染色体异常

自然病史

- 晚期在一些患者中症状可能发生恶化

治疗及预后

- 对这些遗传性的髓鞘形成不全仍无治愈手段
- 如果出现早则预后差；依赖于成熟髓鞘的量

参考文献

1. van der Knaap MS et al: New syndrome characterized by hypomyelination with atrophy of the basal ganglia and cerebellum. AJNR Am J Neuroradiol 23:1466-1474, 2002
2. Cecil KM et al: Magnetic resonance spectroscopy of the pediatric brain. Topics in Magnetic Resonance Imaging 12(6):435-452, 2001
3. Barkovich AJ: Concepts of myelin and myelination in neuroradiology. AJNR Am J Neuroradiol 21: 1099-1109, 2000

内耳迷路发育不全

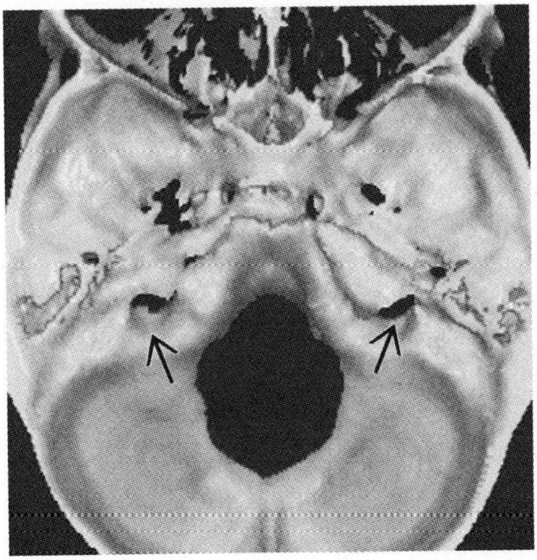

内耳迷路发育不全。完全的内耳迷路发育不全患儿3D头颅重建。可见颈静脉孔（箭头）。注意内听道完全缺失，同时斜坡变窄。

要点

- 同义词：Michel 发育不全、畸形或异常；完全的内耳迷路发育不全
- 定义：先天性的岩骨异常，其特征有完全性的迷路结构（耳蜗、前庭和内听道）缺失以及耳囊形成其他结构的异常
- 典型影像学表现：年龄相关的髓鞘成熟异常
    - CT 显示无耳蜗、前庭或半规管
    - 内听道（IAC）缺如和岩骨尖缺失
- 表现为听觉缺失：完全的感觉神经性听力丧失（SNHL）

影像学表现

一般特点

- 最佳影像线索：耳蜗、前庭和半规管缺如

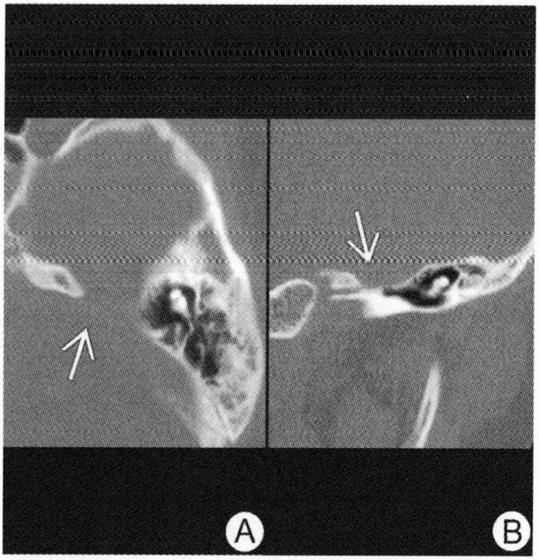

内耳迷路发育不全。轴状位（A）和冠状位（B）平扫CT图像（边缘算法）显示内侧岩骨尖（箭头）明显缺损，内听道缺如，骨迷路完全缺如。虽然镫骨形成不全，但是锤骨和砧骨形成。乳突气房气化良好。

CT表现

- 平扫CT：典型
  - 无耳蜗、前庭或半规管
  - 内耳外侧壁扁平（无耳蜗，故无耳蜗岬）
  - 没有圆或卵圆窗
  - 无“真正”的内听道（细小单独的面神经管可能类似内听道）
  - 骨“小凹”可能标志着不全的内听道
  - 面神经（CN7）走行异常
    - CN7可能直接穿过颞骨并且横穿乳突进入茎乳孔，或进入一个细小单独的面神经管
    - 无迷路/鼓室部，无岩大神经隐窝或锥隆起，膝状神经节错位
  - 合并的颅底异常

- 岩骨尖发育不全
- 颈动脉/颈静脉孔和颈动脉走行异常
- 可能有颈动脉变异、永久镫骨动脉
- 颈动静脉突不全或缺如
- 小骨正常（非镫骨底，也在耳囊形成）

- 平扫 CT：内耳迷路发育不全“加”
  - 加上中耳和外耳异常/发育不全

MR 表现

- T1：“轻淡或空白”岩骨
  - 明显缺乏膜迷路
- T2：无正常含液（亮，T2 信号增强）膜迷路
  - 前庭蜗神经缺乏
  - 只要在乳突气房内含有液体时，才表现为混杂信号

推荐的影像学检查方法

- 平扫 CT（直接的轴状位和冠状位，“边缘”增强算法）为最佳的诊断手段

鉴别诊断

内耳迷路骨化，闭塞型

- 小儿脑膜炎后急性获得性 SNHL
- 在平扫 CT 上高密度的骨化完全闭塞了膜迷路，以致内耳迷路发育不全是“伪装的”
  - 高密度的耳蜗骨在完全的内耳迷路发育不全中没有形成
- 耳囊外壁保持凸状（有耳蜗岬）
  - 记住：在内耳迷路发育不全中，外壁为扁平
- 重要的是：儿童在患脑膜炎之前能“听到”

病理

概述

- 一般病理特点
  - 任何异常或错位的结构也是由耳囊形成的
- 遗传学

  - 家族性发病表明为常染色体隐性遗传
  - 偶见伴有气管食管、心脏、肢体畸形和并发颅底异常的报道
- 胚胎学
  - 在24～25天时听板（外胚层“变厚”）形成
  - 听板内陷形成听窝
  - 听窝“夹紧”形成听泡
  - 听泡诱导周围间充质形成耳囊
  - 在软骨性耳囊内听囊闭合
- 病因-发病机制
  - 在听窝内陷前，遗传性或伤害性（毒素，感染）听板发育停滞导致完全的膜性和骨性迷路发育异常
  - 假如没有听泡，也就没有耳囊形成（并且邻近的结构也发生异常）
- 流行病学
  - 耳聋发生率在存活新生儿中为6∶1000，（明显的耳聋为1∶1000～2∶1000）
  - 20％的先天性SNHL患儿中有放射影像上可证实的结构异常
  - 内耳迷路发育不全：在严重耳聋的患儿中占＜1％
  - 相当罕见（在使用沙利度胺时代相对常见）

大体病理及手术学特点

- 迷路、镫骨、镫骨腱和平衡听觉的神经缺如
- 假如使用沙利度胺或并发颅底综合征，＋/－CN7缺如

镜下特点

- 假如完全发育不全（假如不完全，则有耳囊少量残余和骨性硬化）则无表现

分期或分级标准

- 典型的Michel发育不全：膜性和骨性迷路以及耳蜗前庭神经完全缺如
  - 其他的不是完全性的内耳迷路发育不全
- 内耳迷路发育不全“加”：加上中耳和外耳发育不良

临床要点

临床表现

- 听觉缺失：出生就出现的完全的感觉神经性听力丧失（SNHL）
- 本能上偶尔可对辅助听觉的振动觉有反应
- 面神经走行异常，但是功能通常正常

治疗

- 治疗的选择受双侧病变的限制
  - 没有耳蜗，所以耳蜗植入尚不可行
  - 脑干移植试验（蜗核可能异常）
  - 振动觉辅助（声波机械性转换为触觉信息）

预后

- 听觉缺失持久存在

参考文献

1. Daneshi A et al: Three familial cases of Michel's aplasia. Otol Neurotol 23(3):346-8, 2002
2. Sennaroglu L et al: A new classification for cochleovestibular malformations. Laryngoscope 112:2230-41, 2002
3. Marsot-Dupuch K: CT and MR findings of Michel anomaly: Inner ear aplasia. AJNR 20:281-4, 1999

外耳道闭锁

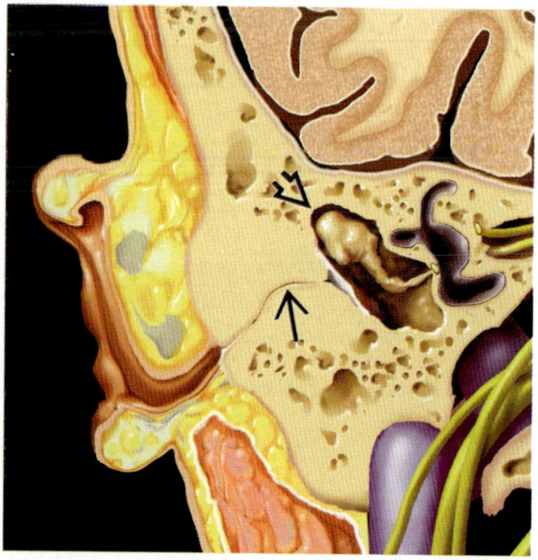

外耳道闭锁。冠状位示右侧颞骨外耳道闭锁。耳廓变形和下移的狭窄外侧外耳道提示临床医生存在潜在性的异常。骨性闭锁仅遗留一个缝隙（箭头）。存在小骨融合和旋转（开口箭头）。

要点

- 同义词：先天性耳发育异常；小耳畸形
- 定义：外耳道（EAC）狭窄或闭锁合并有耳廓变形
- 孤立的畸形或为“眼耳脊椎发育不良病谱”一部分
  - 无症状的 EAC 闭锁通常为单侧（并且为右侧！）
  - 双侧 EAC 闭锁通常为综合征性的
- 典型影像学表现（CT）
  - EAC 骨性或膜性狭窄或闭锁
  - EAC 向下和轻微地向前移位（上升障碍）
  - 常见锤骨和砧骨畸形
  - 乳突气房发育低下，中耳腔小

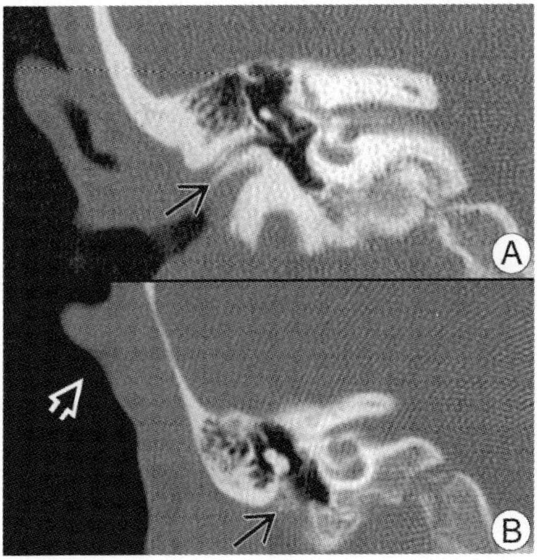

外耳道闭锁。“皱扭耳”患儿冠状位 CT（A）显示一个狭窄、下移的外耳道，伴有一个骨性棒（箭头）。严重小耳畸形的患儿冠状位 CT（B）显示一个短的、移位的、组织覆盖的外耳道（箭头）和“粘连”的小骨。(Courtesy S. Blaser，MD)

影像学表现

一般特点

- 最佳影像线索：EAC 骨性或膜性闭锁；耳廓发育异常
- 内耳和内耳道（IAC）**通常**正常（内耳迷路异常占 13%）
- EAC 闭锁=临床诊断；CT 提供了一个术前指导

CT 表现

- 骨性、膜性或混合性闭锁板
- 中耳表现多变但包括
  - 中耳腔小
  - 小骨发育异常（98%），尤其镫骨（72%）
    - 锤骨和砧骨融合到中耳腔外侧壁
    - 锤骨-砧骨关节融合
  - 面神经乳突段（75%）前部走行变异
  - 可合并卵圆窗闭锁（6%）

- ○ +/一鼓膜张肌、骨性咽鼓管发育不全
- ○ 血管的管道变异 38%，伴 3 级耳变形
- 镫骨正常的形态和位置对于外科重建小骨功能非常重要
- 先天性胆脂瘤可能在闭锁板的后面或中耳内形成；在此处检查有无软组织肿物

MR 表现

- 没有必要做 MR 检查，除非迷路和内耳道的 CT 异常，或有感觉神经性听力丧失

推荐的影像学检查方法

- 高分辨率的轴状位和直接的冠状位 CT 非常关键
- 岩骨的 3D CT 可观察到 EAC 孔、颧骨根
- 脊柱 X 线片有助于排除综合征性的合并症

鉴别诊断：狭窄的外耳道

后天性 EAC 狭窄

- 耳廓是正常的；年长的患者
- 冷水游泳史或其他局部 EAC 创伤

病理

概述

- 一般病理特点
  - ○ 小耳畸形程度不一
  - ○ EAC 狭窄或完全闭锁（膜性、骨性或混合性）
- 遗传学
  - ○ 14%有阳性的前期家族史
  - ○ 40%病例可诊断有其他的先天性畸形
  - ○ “眼耳脊椎发育不良病谱”与许多伴有 EAC 闭锁的遗传性的畸形的综合征有重叠
- Goldenhar、面-耳-脊椎畸形、偏侧矮小、耳下颌骨发育不全，第一和第二鳃弓异常；也有被报告为 Pierre Robi，Crouzon
- 胚胎学-解剖学
  - ○ 第一、第二鳃弓和第一咽囊共同发育

- 常见合并中耳和乳突异常，伴耳发育不良和 EAC 闭锁
  - Meckel 软骨/第一鳃弓形成锤骨头和体、砧骨短突、鼓膜张肌和肌腱
  - Reichert 软骨/第二鳃弓形成锤骨垂管、砧骨体和长突、镫骨（除了足板）、镫骨肌和肌腱
  - 在妊娠期间内耳形成较早，因此迷路和内耳道异常很少合并 EAC 闭锁
- 病因-发病机制
  - 第一鳃沟上皮细胞不能分开形成管道
- 流行病学
  - 1∶10 000～3∶10 000 新生儿（在使用沙利度胺时为 1∶900）
- 分级或分期标准：Weerda
  - 1 级：上耳轮发育不全，耳屏缺失，轻微杯状耳
  - 2 级：严重杯状耳，小耳或蜗牛耳畸形
  - 3 级：耳残余或无耳畸形

临床要点

临床表现

- 主要的临床症状：传导性听力丧失
- 主要的临床体征：耳廓发育不良伴 EAC 狭窄或闭锁
- 小耳畸形和外/中耳发育不全正相关
  - 较轻微的耳发育不良伴轻微的中耳畸形
  - 严重的耳发育不良伴严重的中耳畸形

自然病史

- 出生时的状态保持一生；胆脂瘤形成

治疗

- 假如另一只耳朵正常，单侧的 EAC 闭锁可不用治疗
- 通常在青春期行耳发育不良的整形重建
- 双侧闭锁可在 5～6 岁时治疗（头几乎为成人大小）
  - 耳廓重建先于中耳和小骨畸形的手术治疗
  - 在较轻微的 EAC 闭锁侧行 EAC 重建

- 骨-锚定耳修复术（bone-anchored auricular prostheses，BAAPs）可作为一种选择

预后

- 在单侧闭锁时，另一只耳有正常的听力
- 双侧闭锁可表现为双侧传导性听力缺失
  - 手术后，听力可以适当恢复但一般不正常
- 耳廓重建可能要求 4～5 个阶段的外科手术

参考文献

1. Benton C et al: Imaging of congenital anomalies of the temporal bone. Neuroimaging Clin N Am 10:35-53, 2000
2. Mayer TE et al: High-resolution CT of the temporal bone in dysplasia of the auricle and external auditory canal. AJNR 18(1):53-65, 1997
3. Mehra YN et al: Correlation between high-resolution CT and surgical findings in congenital aural atresia. Arch Otolaryngol Head Neck Surg 114:137-41, 1988

前神经孔异常

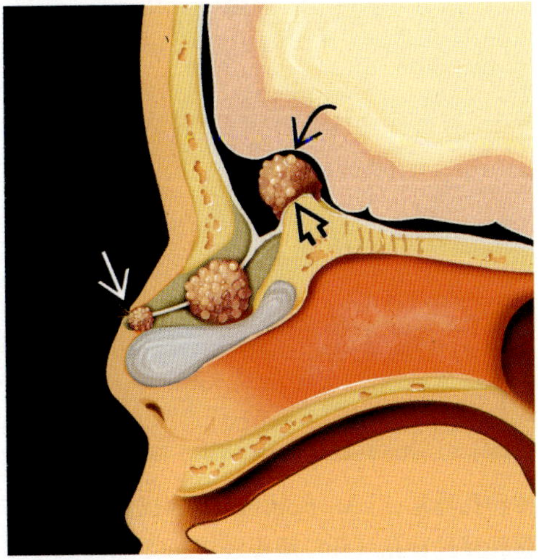

前神经孔异常示意图。图示鼻尖部凹陷，合并皮下皮样囊肿（箭头）。硬膜窦道合并皮样囊肿，皮样囊肿通过一个扩大的盲孔。鸡冠裂（开口箭头）。颅内皮样囊肿（弯箭头）。

要点

- 同义词：鼻皮样窦囊肿；前神经孔“通道”异常
- 定义：前神经孔胚胎发生缺陷导致混合性的额鼻皮样囊肿、表皮样囊肿和（或）硬膜窦道
- 典型影像学表现：鼻尖至盲孔的局灶性混杂密度/信号肿块（皮样囊肿或表皮样囊肿）
    - 合并鸡冠裂和一个较大的盲孔
- 临床特征：鼻梁上一个中线的凹陷，+/−分泌物

影像学表现

一般特点

- 最佳影像线索：鸡冠裂+大的盲孔
- 在鼻梁内或深部可见局灶性肿块（皮样囊肿或表皮样囊肿）；

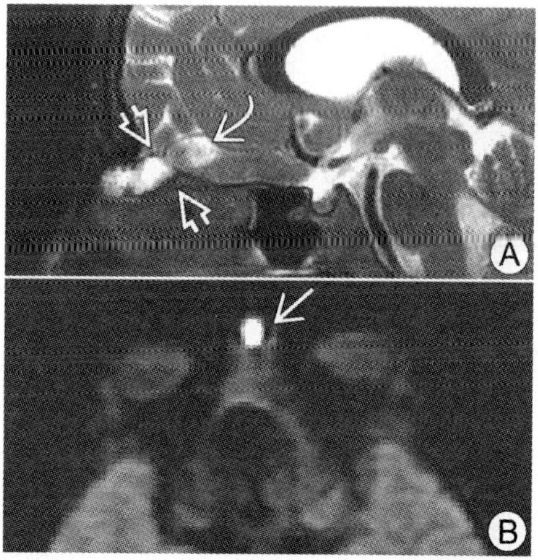

前神经孔异常。(A) 矢状位 T2 加权像可见大的皮样囊肿穿过盲孔(开口箭头)。在 T2 加权像(弯箭头)和轴状位 DWI (B) 可见颅内部分。颅内部分显示局部弥散受限(箭头)。(Courtesy G. Hedlund, MD)

沿着真皮窦道有时还可见额外的肿块
  - 从鼻尖到盲孔颅内侧沿着硬膜窦道均可发现表皮样囊肿或皮样囊肿
- 皮肤窦道从鼻梁头侧通过扩大的盲孔延伸
- 假如存在皮肤窦道并且到达前颅窝的硬膜，则鸡冠是裂开的，并且盲孔较大
  - 注意！一般在出生后 5 年内盲孔闭合
  - 不要过分强调一个“大的盲孔”否则会导致一个不必要的开颅术
  - 如果鸡冠不是裂开的，而且未见窦道，则盲孔也许还没有闭合

CT 表现

- 膨胀性、扇贝形肿块沿着鼻尖，通过鼻骨中线到达鸡冠正前方的盲孔

- 液体密度肿块＝表皮样囊肿；脂肪密度肿块＝皮样囊肿
- 如硬膜窦道存在，则可见鸡冠裂和大的盲孔

MR 表现

- 液体密度肿块＝表皮样囊肿；脂肪密度肿块＝皮样囊肿
- 矢状位：如伴有硬膜窦道，可见窦道从鼻尖通过一个扩大的盲孔
- 在盲孔近颅侧缘或大脑镰附着点处罕见另外的肿块
- DWI：表皮样囊肿/皮样囊肿弥散受限

推荐的影像学检查方法

- 成像“甜点”很小，并且位于前部
    - 从鼻尖到盲孔后侧局部成像
    - 轴状位成像的下端是硬腭
- 薄层（1～2mm）骨窗轴状位和冠状位 CT；3D CT 成像是有用的
- 假如 CT 表明可能有窦道和（或）颅内皮样囊肿，用轴状位、冠状位和矢状位薄层（2～3mm）MR 成像
    - T1 增强 MR 脂肪抑制矢状位像可见硬膜
    - **DWI 非常有用！**

鉴别诊断：颅-鼻肿块

鼻部脑膨出

- 骨裂隙较大，累及中线筛板或额骨的一个更宽的区域
- 在矢状位 MR 上，可见脑膜、蛛网膜下腔和（或）脑的直接延伸进入到脑膨出内

鼻部胶质瘤

- 胶质组织的实性肿块与脑被蛛网膜下腔和脑膜分开
- 最常见突出鼻外至旁正中鼻梁；鼻中隔前部较少见

病理

概述

- 一般病理特点
    - 颅内延伸更常见于伴有合并综合征

- 遗传学
  - 个别的家族发病
  - 在中线颅面综合征中发病率上升
- 胚胎-解剖学
  - 前神经孔的正常发育涉及从将来的盲孔区域到鼻尖的一个硬膜蒂，然后完全退化
- 病因-发病机制
  - 在妊娠第 4 周时神经孔内卷障碍可能导致沿着窦道和硬膜蒂遗留神经外胚层
  - 分别单独形成皮窦、皮样囊肿或表皮样囊肿或共同形成
- 流行病学
  - 先天性中线鼻部肿块的发病率为 1：40 000～20：40 000
  - 60％儿童伴有皮肤凹陷，病变局限在皮肤
  - 在小部分病例中真皮窦道可到达颅内；更少数合并有颅内表皮囊肿或皮样囊肿

镜下特点

- 鼻部皮窦是一个中线的内衬表皮的窦道
- 表皮样囊肿含有脱落的表皮
- 皮样囊肿含有皮肤附件

临床要点

临床表现

- 主要症状：在鼻梁皮肤上可见凹陷
- 典型临床表现：小孩（平均年龄＝3 岁）在鼻部背侧上可见一中线凹陷，偶尔露出丝样毛发
- 皮窦远端开口可见于从鼻中膈前部到眉间包括鼻尖的任何地方
- 间断地有脂肪样物从凹陷处排出
- ＜50％有宽的鼻根和鼻梁；＋/－器官距离过远
- 如有通过硬膜窦道的颅内连通，则可能引起反复的脑膜炎或前颅窝脓肿（罕见）

治疗及预后

- 当多发皮样囊肿或表皮样囊肿合并硬膜窦道时，则需要进行

联合头和颈部-颅内手术
- 大多数病例仅仅要求面重塑手术，以除去凹陷和起于鼻梁的合并皮样或表皮样囊肿
- 一个时间问题：何时手术矫形会成功

参考文献

1. Denoyelle F et al: Nasal dermoid sinus cysts in children. Laryngoscope 107:795-800, 1997
2. Barkovich AJ et al: Congenital nasal masses: CT and MR imaging features in 16 cases. AJNR 12:105-16, 1991
3. Wardinsky TD et al: Nasal dermoid sinus cysts: Association with intracranial extension and multiple malformations. Cleft Palate Craniofac J 28(1):87-95, 1991

前部脑膨出

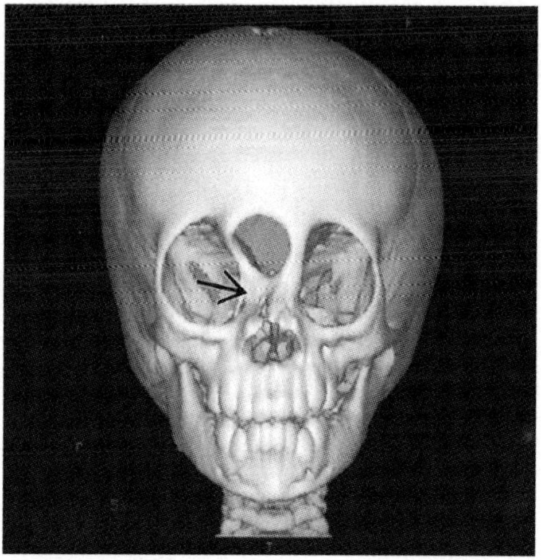

前部脑膨出。2 岁患儿的 3D 重建显示前囟区一个大的缺损。眼眶侧壁移位及下方鼻骨（箭头）受压重塑。(Courtesy S，Blaser，MD)

要点

- 同义词：前顶的、额骨间的、鼻的、鼻额的、额筛的、鼻眶的脑膜膨出、脑膜脑膨出或脑膨出
- 定义：一种或多种颅内结构（脑膜，脑，和［或］脑室）通过额鼻缝区的缺损先天性的疝出
- 典型影像表现
  - 额鼻中线含脑脊液及神经组织并且与额叶相连的肿块通过颅裂向外突出
- 通常合并中线异常
  - 眼距增宽
  - 胼胝体发育不全，+/−脂肪瘤和蛛网膜囊肿
  - 少见部位的脑裂畸形，前脑无裂畸形

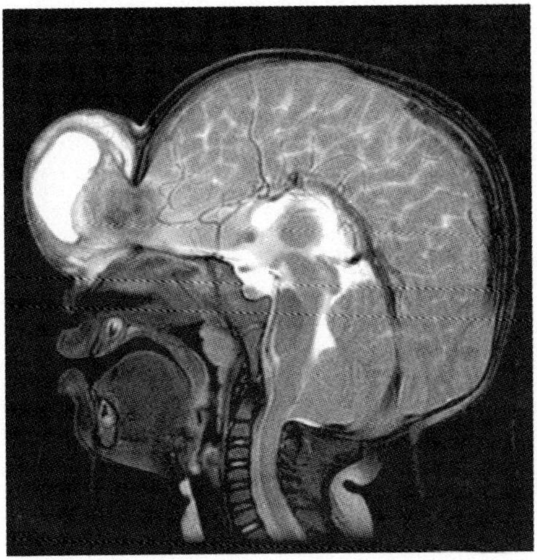

前部脑膨出。与上图为同一患儿，矢状位 T2 加权像显示通过鼻额缺损处一个很大的脑膨出，内包含脑和脑脊液。脑组织信号不均匀。可见胼胝体发育不全。(Courtesy S，Blaser，MD)

影像学表现

一般特点

- 最佳影像线索：混杂信号强度：MR 见额鼻间肿块通过大小不定的颅盖骨缺损与额叶相连

CT 表现

- 混杂密度肿块，+/— 脑脊液或出血
- 颅裂或前囟大小不一
- 合并继发的面骨畸形：鸡冠、筛板、鼻骨及眼眶移位

MR 表现

- 混杂信号肿块：神经组织（+/—神经胶质增生），脑脊液
- 视交叉，嗅神经拉伸，硬脑膜强化
- 小头畸形，脑积水，常见脑中线异常

其他影像学表现

- MRA：大脑前动脉可能伴随额叶进入囊内

推荐的影像学检查方法

- MR（薄层矢状位 T1/T2）用于评价囊内容物
- MRA 用于判定大脑前动脉走行（在囊内与否）
- 3D CT 用于颅面外科术前计划

鉴别诊断：额鼻区肿块

婴儿增殖性血管瘤

- 最常见的儿童额鼻肿块，草莓状
- 模糊斑点色素斑，（“鹳咬”斑）→出生后迅速生长
- 女：男＝3：1
- 尿成纤维细胞生长因子浓度可能增高

鼻（表）皮样囊肿

- 发生在从鼻尖到眉间任何位置的中线肿块
- 皮样囊肿和（或）窦道；大约 50％有皮肤小凹，＋/－ 毛发
- 累及颅内（25％）：盲孔宽，鸡冠裂
- MR：T1 信号↓，T2 信号↑；DWI：弥散受限（最佳征象）

鼻胶质瘤（良性先天性鼻神经外胚层肿瘤）

- “脑膨出失去颅内连接”
- 由于它们的紫罗兰色通常初诊为血管瘤
- 鼻外 60％，颅内 30％，混合 10％
- 15％～20％有永存纤维血管蒂
- 混杂信号，强化不一

病理

概述

- 一般病理特点
  - 脑膜，额叶和（或）脑室通过额骨缺损疝出
  - 偶尔报道合并羊膜索综合征
- 遗传学
  - 常合并有中线颜面和脑异常
- 胚胎学-解剖学
  - 中线部位的表面外胚层与神经外胚层在神经襞闭合后分离

障碍（妊娠第 4 周）

- 病因学
  - 未知
- 流行病学
  - 东南亚更常见（1∶5 000 活产）
    - 北美为活产 1∶35 000
  - 没有性别相关（不同于枕部 女>男）
  - 与神经管缺陷无关

大体病理及手术学特点

- 囊内包括嗅觉器官成分及量不等的额叶
- 突出的脑组织常经小的额骨缺损通过胶质增生带与额叶相连

镜下特点

- 可有星形胶质和（或）胶质发育不良的成分

分期或分级标准

- 按颅骨缺损的部位分型
  - 前顶型分为额骨间型（鼻额缝之上）或额筛型（在额筛骨间）
  - 额筛型进一步分为
    - 额鼻型（额骨与鼻骨间）
    - 鼻筛型（鼻骨与鼻软骨间）
    - 鼻眶型（眼眶内侧出口缺损）
  - 有非常大的缺损时鼻额缝可能难以辨认

临床要点

临床表现

- 坚实的或可压缩的肿块，可小、也可大到超过婴儿头大
  - 通常为皮肤或膜覆盖
  - Frustenberg 征阳性（颈静脉压迫时肿块充血）
  - 偶尔出现脑脊液漏
- 典型中线面部特征：眼距增宽，鼻梁扁阔
- 近 30%～50%智力迟钝
- 东南亚人群更常见

治疗

- 手术：需耳鼻喉科、整形外科学和神经外科联合入路

预后

- 长期后果要根据疝出组织的多少和其他合并的颅内异常的严重性来决定

参考文献

1. Mahapatra AK et al: Anterior encephaloceles: A study of 92 cases. Pediatr Neurosurg 36(3):113-8, 2002
2. Hoving EW. Nasal encephaloceles. Childs Nerv Sys 16(10-11):702-6, 2000
3. Barkovich AJ, et al: Congenital Nasal Masses: CT and MR Imaging Features in 16 Cases. AJNR 12:105-16, January/February, 1991

面裂综合征

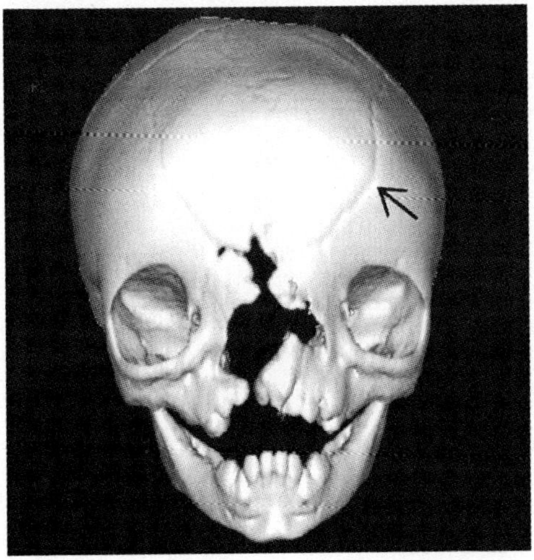

面裂综合征。额鼻发育不良的学步儿童患者，3D重建显示明显的眼距增宽，一块大副额骨（箭头）及中线面裂。(Courtesy S，Blaser，MD)

要点

- 同义词：额鼻发育不良（FND），鼻额畸形，正中面裂综合征，中线面闭合不全，颅面闭合不全/骨发育不全，颅额鼻发育不良
- 定义：伴有额鼻突形态发生异常的发育性视野缺损，致面中线的融合缺乏
- 典型影像学表现：眼距增宽，上唇与鼻或鼻与前额裂
- 颅底先天性异常，眼与脑正常

影像学表现

一般特点

- 最佳影像线索：软组织与面骨裂，眼距过宽

CT 及 MR 表现

- 低位型

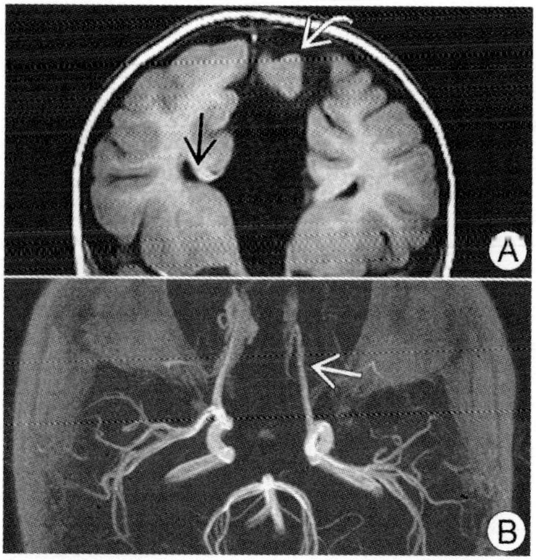

面裂综合征。同一患儿，冠状位 T1 加权像（A）显示胼胝体发育不全，Probst 束（箭头），宽大的大脑半球裂和第 3 半球（弯箭头）。轴状位 MRA（B）显示前交通动脉缺如及大脑前动脉距宽（箭头）。（Courtesy S，Blaser，MD）

- ○ 裂口位于上唇，硬腭和鼻
- ○ 脑膨出：基底部
- ○ 眼异常：缺损，小眼或无眼
- 高位型
  - ○ 裂口位于鼻和前额（有时也在上唇）
  - ○ 额部隐性颅裂
  - ○ 脑膨出：额鼻和眼眶
  - ○ 颅内脂肪瘤
- 混合型
  - ○ 眼距过宽
  - ○ 双垂体腺
  - ○ 胼胝体发育不良/发育不全

推荐的影像学检查方法

- CT 评价面部最好而 MR 评价脑最好

- 3D CT 重建有助于对裂口的了解

鉴别诊断

普通面裂

- 唇裂和腭裂（占面裂的 98%）
- 裂口常偏离中线且大部分为单侧
- 两眼间距正常

前脑无裂畸形

- 裂口居中，常有眼距过近
- 透明隔发育不良
- 侧脑室不同程度欠分化
- 大脑半球发育不全（尤其是前部）

病理

概述

- 般病理特点
  - 中线面裂综合征只占所有面裂的 1%～2%
  - 超过 65%的面裂病人有全身性或多发异常
    - 包括中线裂和单纯裂
- 遗传学
  - 散发的（但是在家族病例的个案报告中提示可能有新的显性突变，常染色体隐性遗传和性连锁遗传）
  - 综合征：许多眼距过宽加上多指（趾）畸形综合征：肢端 FND（FND 合并肢端的肢体缺陷）
  - 动物模型："无刺相关基因"（Alx3－Alx4）缺陷，该基因为"音猬蛋白"（Sonic Hedgehog protein）的上位调节基因。
    - 内侧面部结构凋亡增加
    - 神经嵴细胞向面部异常移行
    - Alx4 也与多指（趾）畸形有关
- 胚胎学-解剖学
  - 中间的鼻突与额突融合发育成鼻额突，形成上唇、腭、鼻

和前额

- 病因-发病机制
  - 鼻突的中线融合障碍
    - 大部分是孤立的遗传缺陷
    - 羊膜索
    - 致畸原：化学品、药物（甲氨蝶呤）、母体疾病
- 流行病学
  - 1∶10 000～1 000 000 活产
  - 12%～18%发生在双胞胎妊娠

大体病理及手术学特点

- 小头畸形
- 脑中线异常，额部脂肪瘤，“第三”额叶，皮样囊肿，畸胎瘤，眼异常

镜下特点

- 灰质异位及额叶皮质分层异常
- “第三”额叶包括异位或实际分小叶的脑组织

分期或分级标准

- Tessier 系统：沿口周/眼周线划分裂的部位，共分为 14 个，这只是一种地形学系统的划分方法，与预后、治疗或合并的异常无关
- Sedano 系统
  - A 型（裂口在鼻，骨完整）：无颅内异常
  - B 型
    - 低位裂口（上唇和鼻）：颅底脑膨出，眼球缺损、小眼或无眼畸形，胼胝体发育不良
    - 高位（鼻和额）：额鼻和眼眶脑膨出，胼胝体发育不全，颅内脂肪瘤
  - C 型（鼻翼凹痕）：鼻表皮样及皮样囊肿
  - D 型：B 和 C 联合型
- 面横裂（非常罕见）：从嘴角延伸至颊或耳，可能为一侧颜面短小综合征的一部分

临床要点

临床表现

- 最常见体征/症状：眼距过宽，软组织裂，阔鼻伴扁鼻尖和鼻基底，小眼，宽大扁平前额伴中线裂
- “寡妇”峰（widow’s peak）和眼距增宽可能为轻度变异

自然病史

- 认知方面比前脑无裂畸形有更好的结局
- 智商与裂口的严重程度无相关性，部分智商正常或接近正常

治疗

- 复杂的、包括手术和康复在内的多学科治疗

预后

- 不同程度的发育延迟（综合征性者更差）

参考文献

1. Naidich et al: Embryology and congenital lesions of the midface. Ch 1 in Head and Neck Imaging, 4th ed. Ed: Som and Curtin:23-30, Mosby, St. Louis, 2003
2. Beverdam A et al: Severe nasal clefting and abnormal embryonic apoptosis in Alx3/Alx4 double mutant mice. Development 128:3975-86, 2001
3. Castillo M et al: Imaging of orofacial clefting disorders. Neuroimag Clin NA 10(1):253-69, 2000

鼻后孔闭锁/狭窄

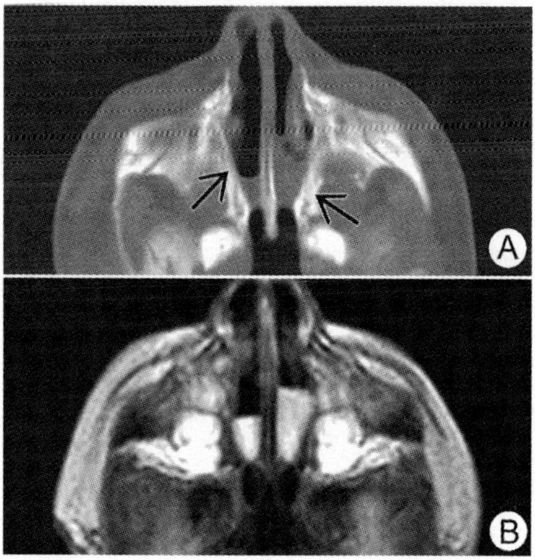

鼻后孔闭锁。出生1天的患儿，轴状位平扫CT（A）显示漏斗形鼻腔，伴有垂直腭板（箭头）内偏造成的后部骨性狭窄。可见跨过鼻后孔的薄性闭锁。轴状位T2加权像（B）显示有液平。（Courtesy S，Blaser，MD）

要点

- 同义词：后部骨性鼻后孔闭锁，膜性鼻后孔闭锁，鼻后孔狭窄
- 定义：鼻后孔闭锁是一种以鼻后孔后部（连接后鼻腔与鼻咽的口）穿通障碍为特征的前部颅底先天性畸形
- 结果是鼻腔被骨性和膜性组织致缩窄和阻塞
- 典型影像表现：漏斗状的鼻腔内有液平
- 双侧（常为综合征）闭锁表现为新生儿呼吸窘迫，是一种外科急症
- 单侧闭锁日后可在儿童期表现为慢性鼻腔排液

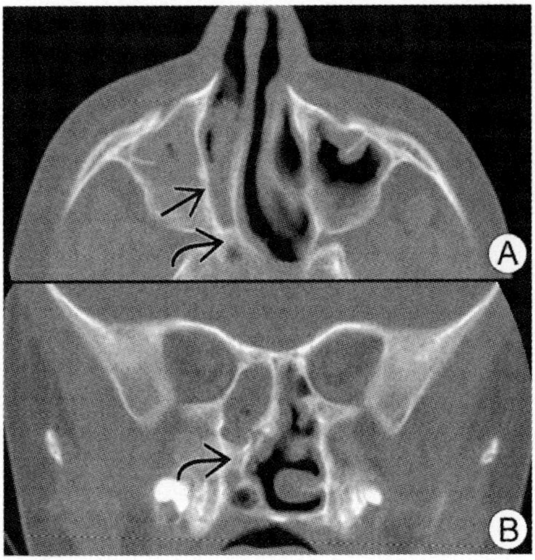

鼻后孔闭锁。5岁患儿伴有长期鼻分泌物，平扫CT（A，B）显示漏斗形鼻腔，伴有犁骨外偏、垂直腭板内偏（箭头）、同侧鼻甲发育不全及骨棒（弯箭头）跨过后鼻孔。(Courtesy S，Blaser，MD)

影像学表现

一般特点

- 最佳影像线索：梨骨后部增厚，圆锥形鼻腔，鼻后孔被软组织和液平阻塞

CT表现：

- 平扫CT
  - <8岁儿童中，正常梨骨<3mm
  - <8岁儿童中，正常鼻后孔>3.5mm
  - 漏斗形鼻腔
    - 梨骨增厚：棒形或“裂开”
    - 鼻中隔偏向狭窄侧
    - 狭窄侧腭骨可能增厚和抬高
    - 垂直腭板（鼻腔外侧壁）内弓，+/−与梨骨融合
    - 翼突内侧板膨胀，+/−与梨骨融合
    - 与颅底交界处的闭锁板增厚

    ▪ 软组织栓（厚）或膜（薄）充填鼻后孔
    ▪ 下鼻甲发育不全
    ▪ +/− 同侧上颌窦发育不全

推荐的影像学检查方法

- 直接轴状位和冠状位 CT，薄层 CT，骨算法
- 鼻充血去除药（与年龄适当的剂量/浓度很关键）
- 预先抽吸鼻腔分泌物以便更好测定膜的厚度
- 气道控制很关键

鉴别诊断

鼻咽闭锁

- 较大的硬腭与斜坡融合（可能为闭锁的一种严重类型）

弥漫性鼻腔狭窄

- 早产幸存者
- 复杂的骨性联合（Crouzon，Apert）

蝶-筛脑膨出

- 颅底中央骨缺损
- 包含脑组织的囊可充满鼻咽腔

梨状孔狭窄

- 过度生长的鼻上颌突使鼻腔前“阀门”缩窄
- 单个上颌中切牙提示存在潜在的下丘脑功能不良
  - CT 常可找到上颌牙胚（这个年龄段临床上为隐匿性的）

鼻泪管囊肿

- 位于下鼻甲的前下方的圆形肿块

病理

概述

- 一般病理特点
  - 先天性的前颅底畸形
- 遗传学
  - 大部分单侧闭锁为散发
  - 家族型（孤立的）占 8%，为常染色体隐性遗传

  - 双侧闭锁中至少50%为综合征
    - CHARGE，Crouzon，de Lange，Di-George，Marshall-Smith，Treacher-Collins，Antley-Bixler
    - 口面裂，脑和（或）面中线异常
  - 报道有很多染色体异常和基因突变
    - 22q11.2（Velo软腭-心-面综合征）；TTF－2（先天性甲状腺功能减退）
  - 致畸因子：母体的酒精，甲巯咪唑（治疗甲状腺功能减退）
- 胚胎学-解剖学
  - 鼻凹形成（第5周），内陷形成鼻囊，口鼻薄膜破裂（第8周），腭架形成鼻腔底，鼻穹窿/鼻后孔到第10周完全形成
- 病因-发病机制
  - 口鼻薄膜吸收障碍，局部生长受限
  - 或异常神经嵴移行形成颅底/鼻腔
- 流行病学
  - 1∶5 000～1∶10 000新生儿
  - 在美国大部分闭锁为单侧；瑞典50%为双侧；法国几乎全部为双侧
  - 女∶男＝2∶1
  - 高加索人和双胞胎中更常见

大体病理及手术学特点

- 漏斗形鼻腔，后部狭窄
- 鼻后孔被骨与软组织覆盖

镜下特点

- 网状骨组织，纤维组织，软骨和骨岛

临床要点

临床表现

- 双侧狭窄/闭锁：出生时严重的呼吸窘迫
  - 喂食加重
  - 哭时消退（短暂）
  - 不能通过鼻胃管

- 单侧闭锁表现较晚
  - 症状可能为异物感，慢性流脓

自然病史

- 闭锁/狭窄需要手术治疗

治疗

- 穿孔术，支架（经鼻）+/一鼻后孔重建（内镜或经腭入路）

预后

- 60%～75%的病人再发狭窄

参考文献

1. Black CM et al: Potential pitfalls in the work-up and diagnosis of choanal atresia. AJNR 19:326-29, 1998
2. Harris J et al: Epidemiology and choanal atresia with special reference to the CHARGE association. Pediatrics 99:363-7, 1997
3. Brown OE et al: Bilateral posterior choanal atresia: A morphologic and histologic study and CT correlation. Int. J Pediatr Otorhinolaryngol 13(2):125-42, 1987

梨状孔狭窄

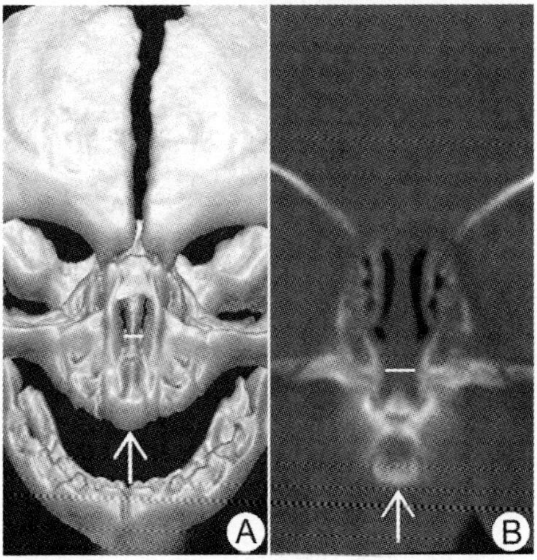

先天性鼻梨状孔狭窄。3D 重建（A）及直接冠状位 CT（B）显示单个上颌中切牙（箭头）和变窄的鼻梨状孔（线）。(Courtesy S. Blaser，MD)

要点

- 同义词：先天性鼻梨状孔狭窄（CNPAS），单一上颌中切牙（SCMI）综合征
- 定义：先天性前鼻腔狭窄（梨状孔）
- 典型影像学表现
  - 过度增生的鼻上颌突使前鼻腔“阀门”狭窄
  - ＋/－SCMI
- 其他要点：发育性视野缺损：微型前脑无裂畸形（HPE）
- 诊断 SCMI
  - MR 发现前脑无裂畸形或垂体后叶异位
  - 实验室检查内分泌异常

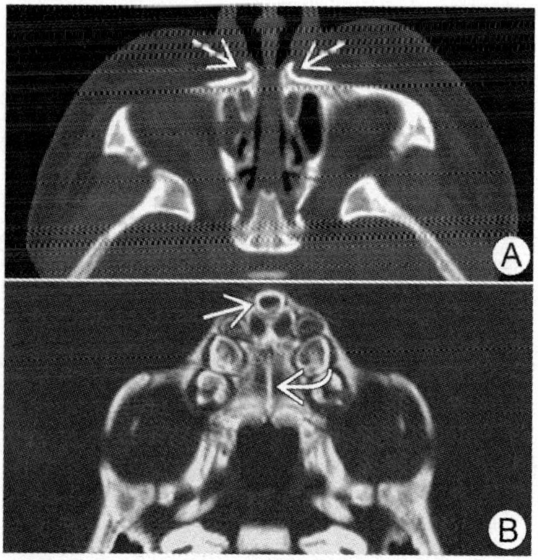

先天性鼻梨状孔狭窄。轴状位 CT（A）显示鼻前庭口过度增生的鼻上颌突（箭头）导致鼻梨状孔狭窄。（B）单个上颌中切牙（箭头），三角腭及中线腭脊（弯箭头）。（Courtesy S，Blaser，MD）

影像学表现

一般特点

- 最佳影像线索：鼻前庭口梨状孔＜8mm

CT 表现

- 鼻上颌突过度骨性生长使骨性入口变窄
  - 鼻前庭口处骨性肿块内突
    - 鼻孔加上鼻中隔的宽度≤8mm
    - 或一个张开的鼻孔＜2mm
- 三角形腭骨
- SCMI（60％）
  - CT 先于临床发现
  - 正常或大切牙
- 颅面异常（40％）

MR 表现

- HPE

- 其他相关中线颅底缺陷
    - +/−Chiari 1 畸形
    - +/− 垂体后叶异位
    - +/− 海绵窦颈动脉在中线处“接吻”

推荐的影像学检查方法

- 鼻腔 CT：轴状位和直接冠状位；3D
- 如果有下丘脑/垂体功能障碍或证实的 SCMI 则采用 MR

鉴别诊断

其他鼻腔狭窄

- 鼻后孔闭锁/狭窄
- 中度或弥散性鼻腔狭窄（<正常范围 3～10mm）
    - 面部中央发育不全综合征（Apert 综合征，Kleebattschadel 综合征）
    - 早产婴儿（可持续）

黏膜水肿

- 最常见的新生儿鼻塞
- 解充血药滴剂帮助鉴别

病理

概述

- 一般病理特点
    - 生长障碍，身体矮小>70%
- 遗传学
    - 异质性
        - 常染色显性或隐性，外显率各异
        - 有多个家庭成员患 CNPAS/SCMI 或 HPE 的报道
        - 致畸因子：母体有胰岛素依赖型糖尿病，酒精成瘾
    - 染色体（达 50%）
        - 染色体 13，18：三体性/假三体性，p 缺失，q 缺失，环
        - HPE/SCMI：染色体 7q36（音猬基因［SHH］）；染色体 2p21（SIX3）突变

    - CNPAS/SMCI：错义突变（SHH）（1111F）
- 胚胎学-发病机制
  - 与 HPE 一样
    - SHH 信号分子决定中线类型
    - 异常的 SHH→神经板和神经嵴发育受损→前部中枢神经系统（CNS）和面部中央发育不全
- 流行病学
  - HPE：胚胎发生中的患病率为 1∶250，新生儿患病率为 1∶16 000（常为胎儿废物）
  - CNPAS/SCMI 是 HPE 的一个亚型
  - 男∶女＝3∶2
  - CNPAS＝先天性骨性鼻腔异常的 10%

大体病理及手术学特点

- CNS（HPE）或垂体异常（缺如或机能不良）＞35%
- 前部颅底短小；蝶鞍异常
- ＋/－眼异常（缺损，小眼畸形）
- 缺乏上颌骨系带
- 人中不显

镜下特点

- 颅缝缺失或异常；鼻骨间，上颌骨间，额尾部
- 单鼻骨

分期或分级标准

- 存在合并中线异常
- 染色体组型分析

临床要点

临床表现

- CNPAS：鼻塞→窒息，喂食时周期性发绀，喘鸣

治疗

- 轻度：鼻腔长成前保守治疗
  - 氧气，口腔气道，持续正压通气，呼吸暂停监测
  - McGovern 奶头或管饲

- 危及生命或保守治疗失败
  - 切除多余的鼻上颌突
- 决定保守而不是手术治疗：临床上有能力通过 5 号导管（外径 1.67mm）
- 评估垂体机能不良：防止显著的低血糖症或高钠血症引起的神经系统后遗症

预后

- 孤立 CNPAS：预后良好
- CNPAS 和上颌中切牙，HPE 的危险性增加
  - 下丘脑-垂体轴发育不全
  - 生长激素、抗利尿激素缺乏

参考文献

1. Kjaer I et al: Midline skeletodental morphology in holoprosencephaly. Cleft palate craniofac J 39(3):357-63, 2002
2. Lee K-S et al: Congenital pyriform aperture stenosis: Surgery and evaluation with three-dimensional computed tomography. Laryngoscope 112(5):918-21, 2002
3. Lo FS et al: Solitary maxillary central incisor and congenital nasal pyriform aperture stenosis. Eur J Pediatr 157(1):39-44, 1998

先天性泪囊突出

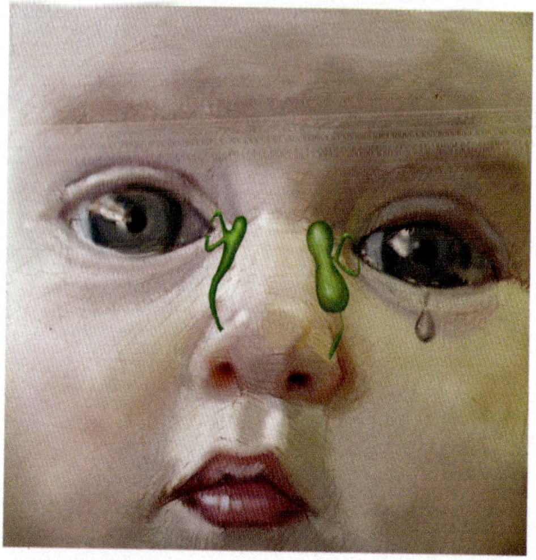

先天性泪囊突出。图片显示由于鼻泪管阻塞引起单侧鼻泪器囊性扩张（左）。伴有流泪（溢泪）及下眦区轻度肿胀。

要点

- 同义词：泪囊突出，鼻泪黏液囊肿，泪囊黏液囊肿，羊膜囊膨出，脐突出，脓泪囊突出（如果有感染）
- 定义：先天性泪囊突出（CD）＝继发于近侧和（或）远端阻塞的鼻泪器（NLA）囊性扩张
- 典型影像学表现：位于内眦的、与扩大的鼻泪管（NLD）相连的边界清楚的囊肿
- 远侧的 NLD 囊性扩张（占 CD 的 11%～24%）造成下鼻道或鼻内囊肿→气道阻塞，尤其两侧
- 是新生儿鼻塞第三位常见的原因
  - 第一位＝黏膜水肿，第二位＝后鼻孔狭窄

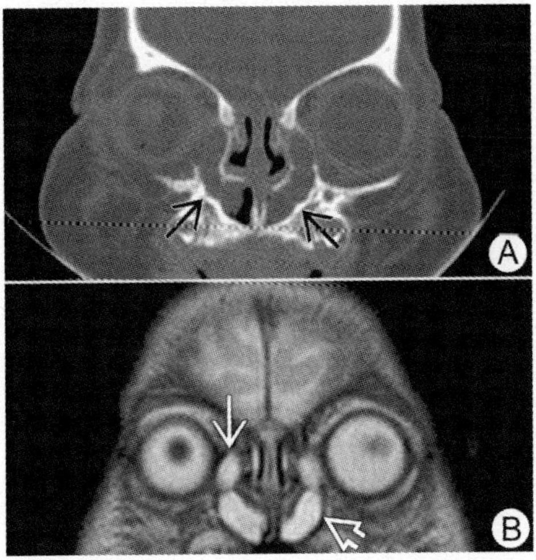

先天性泪囊突出。冠状 CT（A）显示双侧骨性泪管扩张（黑箭头）。冠状 T2 加权像（B）示双侧鼻泪管（开口箭头 ）和泪囊（箭头）扩张。临床上有鼻塞。

影像学表现

一般特点

- 最佳影像线索：新生儿中与扩张的 NLD 相连的、边界清楚的囊性内眦肿块

CT 表现

- 平扫 CT：内眦＋/－下鼻道低密度，薄壁囊肿
  - 囊肿与平滑扩张的 NLD 相通
  - 下鼻道囊肿：如果体积大会引起下鼻甲和鼻中隔偏移
- 增强 CT：无或轻微囊壁强化
  - 如果感染（泪囊炎）则出现厚的边缘强化，有或无液/碎屑水平

MR 表现

- 囊肿：T1↓，T2↑；如果囊肿合并感染则 T1 各异，并出现厚的边缘强化

其他影像学表现

- US（出生前后）：边界清楚的低回声内眦肿块
- 泪囊造影：透视，MR，梗阻水平的核素显像定位；少用于 CD

推荐的影像学检查方法

- 薄层轴状位增强 CT
  - 排除因鼻后孔闭锁所致的气道阻塞
  - 冠状位（直接比重建好）显示 NLD 与囊肿相连

鉴别诊断：新生儿眼眶囊性肿块

皮样囊肿

- 外侧＞内眦，50％有脂肪密度/信号，薄壁强化，儿童常见

脑膨出（鼻眶）

- 通过眶内侧壁的缺损与颅内交通，眼距过宽（MR 评价最好）

病理

概述

- 一般病理特点
  - 死产和早产的发生率上升，不能正常呼吸和哭
- 遗传学
  - 大部分为散发，家族性发病的报道罕见
- 胚胎学-解剖学
  - 妊娠第 6 周时外胚层表面向鼻眶沟内折
  - 妊娠第 3 个月时外胚层的索开通成 NLA
  - 最后开通区域：NLD 开向下鼻道（下鼻甲下面）的开口处的膜（或 Hasner 瓣）
  - 正常呼吸和哭→管内压力升高，黏膜拉伸，管道开放
  - 发育成熟的 NLA
    - 近侧开口：上及下眼睑泪点
    - 泪点延续为泪小管，在进入鼻泪囊（NLS）之前汇合成总泪小管（CC）
    - Maier 窦：不定地出现远侧 CC 球形扩张

- ▪ Rosenmüller 瓣：在 CC 和 NLS 交界的斜角
- ▪ Krause 瓣：NLS 和 NLD 的交界
- 病因-发病机制
  - Hasner 膜不通，眼泪和黏液聚积在 NLA 内（管远侧阻塞）
  - 扩张的 NLS 压迫/扭结 Rosenmüller 瓣，使得 NLA 包在囊内，近侧的 NLA 解剖关系改变（管近侧阻塞）
- 流行病学
  - 6%～84%新生儿 Hasner 膜不通
  - 大部分（90%）在 2～12 个月时自然开通
  - 如果没有开放→发展成 CC
  - 单侧>双侧，男=女
  - 伴有鼻内囊肿的 CD（11%～24%）：女>男，双侧发病率↑↑

大体病理及手术学特点

- 鼻内囊肿：光滑，花白色，薄壁囊肿内含有黏液或液体

镜下特点

- 囊肿内衬呼吸和鳞状上皮细胞，有浆液黏液腺
- 各种炎性细胞

分期或分级标准

- 阻塞的部位决定治疗方案

临床要点

临床表现

- 主要表现：出生时或出生后短期内即可辨认的小的、圆形、淡蓝色的内眦肿块
- 其他症状：泪溢，睑痂，屈光参差性弱视，呼吸窘迫（有鼻内囊肿）
- 泪囊炎：占 CD 的 0.5%～6%；如有鼻内容物发病率↑
  - 水肿、眼睑红斑和囊肿，可能发生脓肿
- 获得性泪囊突出（后来出现）
  - 继发于 LeFort Ⅱ 型上颌骨骨折和鼻眶骨骨折后
  - 医源性：上颌窦的 Caldwell-Luc 手术

    ○ 炎症后或肿瘤性狭窄

自然病史

- 90%以上单纯远侧阻塞（先天性泪囊狭窄）在1岁前自行消退，但是
- 泪囊炎的危险可能导致永久性后遗症，因此到第6个月时应及时给予治疗

治疗及预后

- 分级：每天徒手按摩+/−预防性抗生素
    - ○ 10%需要探通冲洗+/−放置硅胶支架
    - ○ 如有鼻内部分并且对上述没有反应→内镜下切除并采用袋形缝合术
- 按摩在有感染或气道阻塞情况下是不合适的
- CD消除则预后良好
- 如果未予治疗，NLA理论上有以下危险：瘢痕形成，弱视，永久的眼角不对称
- 成人偶尔再发

参考文献

1. Naidich TP et al: Ch 1: Embryology and congenital lesions of the midface. In Head and neck imaging, 4th ed.:3-86. Ed. Som PM, Mosby, Missouri, 2003
2. Lowe LH et al: Midface Anomalies in Children. Radiographics 20:907-22, 2000
3. Mansour AM: Congenital dacryocele. A collaborative review. Ophthalmology 98(11):1744-51, 1991

颅缝早闭

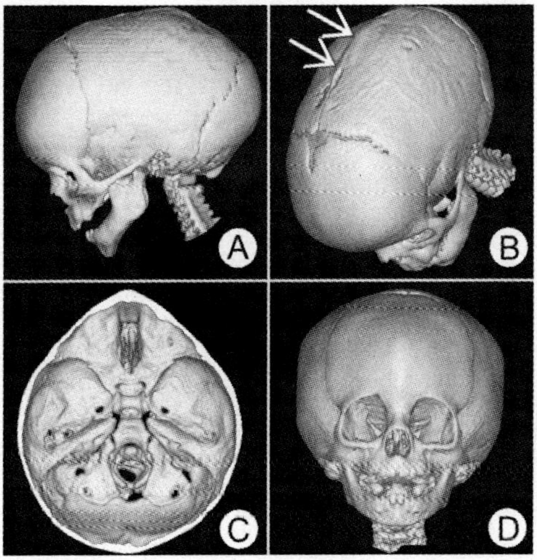

矢状缝融合。（A，B）3D 矢状位及斜位显示舟状头、开放的冠状位/人字缝和沿融合的后部矢状缝的骨脊（箭头）。额缝融合。3D 颅底像（C）和前后位（D）重建显示三角头畸形、眼距过近及“古怪”（内侧抬高）眼眶。

要点

- 同义词：颅狭小，颅缝融合，颅骨发育不全
- 定义：以颅缝过早融合（骨性闭塞）为特征的多种病症
  - 非综合征性的颅缝早闭（更多见）
  - 或综合征性的颅缝早闭（＞150 种综合征）
- 典型影像学表现：颅盖骨（面骨）变形
- 影像学一般指征
  - 评价颅缝融合与否
  - 手术计划及常规随访
    - 合并症：硬脑膜静脉血栓形成，脑积水，感染

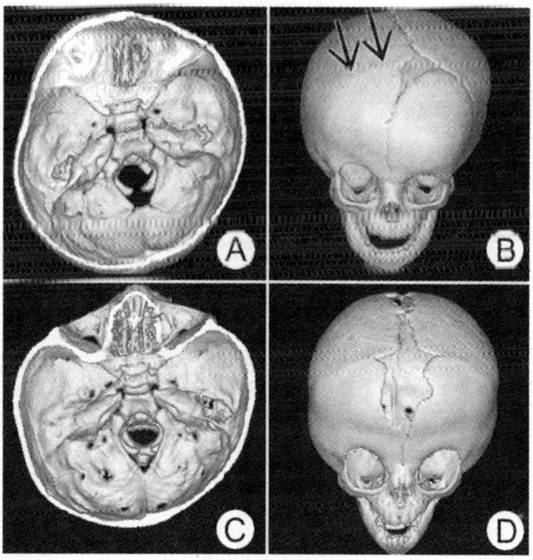

单侧冠状缝融合。颅底位（A）及面向下位（B）显示颅缝融合（箭头）侧头颅前后径缩短，矢状缝、额缝成角。Apert 征。颅底位（C）和面向下位（D）示前囟增宽、冠状缝消失、前后径缩短及眼眶变浅。

影像学表现

一般特点

- 最佳影像线索
  - 垂直于闭合颅缝方向的颅骨生长速度↓，平行于闭合颅缝方向的颅骨生长速度↑

CT 表现

- 舟状头畸形：颅骨横径↓，前后径↑→矢状缝骨性融合
- 三角头畸形："轴状位头"；轴状位呈"梨形"→额缝闭合
- 斜头畸形：不对称性→单侧单颅缝过早闭合，或不对称性双侧多颅缝闭合
- 短头畸形：颅骨横径↑，前后径↓→双侧冠状缝或双人字缝闭合
- 尖头畸形："塔形颅骨"→双侧冠状缝或双人字缝闭合
- Kleebattschadel 畸形：颞部膨胀，眼眶变浅→双侧冠状缝及双

人字缝闭合
- 颅面骨发育不全："塔形颅骨"，眼眶变浅

MR 表现
- 非综合征性：单颅缝融合；脑正常
- 综合征性：寻找小脑扁桃体异位，脑积水；胼胝体发育不全（CC）（Apert 颅面骨发育不全）

其他影像学表现
- X 线片（头颅）：颅缝致密；切线位见"骨桥"；指压痕；内板成扇贝状
- X 线片（四肢）
  - Apert 病：手/足并指（趾）
  - Crouzon 病：手/足正常
- 骨核素显像：准确性较 X 线片或 CT 差
  - 尤其在非常小的婴儿
- 脑核素显像：邻近狭窄颅缝下方的局部脑血流量（CBF）↓

推荐的影像学检查方法
- 头影测量（颅骨 X 线片）：可选择性
- 低剂量 3D CT 可用于外科计划和随访

鉴别诊断

体位性变扁
- 张力减退婴儿→尤其见于单侧人字缝（"胶粘"缝）
  - 体位的：平行四边形颅，同侧前耳转位
  - 人字缝融合：梯形颅骨，同侧后耳转位
- 早产婴儿→尤其见于矢状缝

继发颅缝早闭
- 脑发育停滞→尤其是额缝或全部颅缝早闭

病理

概述
- 一般病理特点
  - 综合征性骨性融合经常合并肢体异常

  - 其他颅缝早闭病因：代谢性骨病：甲状腺素↑，“磷酸下降-抗维生素 D 佝偻病，”黏多糖（贮积）病/黏脂贮积病
- 遗传学
  - 杂合基因突变（FGFR：1～3，TWIST 和 MSX2）
  - 综合征性骨性融合通常为常染色体显性遗传
- 胚胎学-解剖学
  - 13 周：从骨化中心开始向外矿化
  - 18 周：矿化骨前缘相遇→诱发颅缝
  - 颅骨通过颅缝处外积生长长大
  - 骨原性干细胞所分离的骨板充填缝隙
  - 融合发生之前颅缝处的细胞增殖速度↑→胶原性细胞外基质↑→随后出现骨化
  - 一条颅缝的骨性融合→未融合颅缝处的过度生长
    - 垂直于融合颅缝的生长↓
    - 平行于融合颅缝的生长↑
- 病因-发病机制
  - 颅缝融合因子信号的增量调节：转化生长因子（TGF）和成纤维细胞生长因子（FGF）/受体（FGFR）
  - 完整的硬脑膜调节其下颅缝的活性
    - 具有内骨外膜的成骨/定向的作用
- 流行病学
  - 1∶2 500
  - 矢状缝 60%，冠状缝 20%～30%，斜头畸形 5%～10%，额侧 1%～2%

大体病理及手术学特点

- 纤维性或骨性“桥”
- 沿着颅缝的局部骨性融合灶或弥漫性的骨“喙”

镜下特点

- 成骨细胞分化↑（成骨细胞成熟↑）

分期或分级标准

- 综合征性及非综合征性

临床要点

临床表现

- 颜面/颅骨不对称或头生长下降

自然病史

- 颅骨生长异常→颅内压↑，脑血流量（CBF）受损，气道阻塞
  - 严重的颅面变形影响社交

治疗

- 轻度变形或位置改变
  - 积极的物理治疗及头颅复位术
  - 矫形头带或头盔
- 中度至重度：头颅整形术

预后

- 单缝→继发下颌骨/上颌窦变形
- 多缝→颅内压↑，脑血流量（CBF）↓；气道/耳/视觉的损害
  - 综合征：（＋/－）脑中线结构异常，（＋/－）发育延迟

参考文献

1. Greenwald JA et al: Regional differentiation of cranial suture-associated dura mater in vivo and in vitro: Implications for suture fusion and patency. J Bone Miner Res 15(12):2413-30, 2000
2. Alden TD et al: Mechanisms of premature closure of cranial sutures. Childs Nerv Syst 15:670-5, 1999
3. Wilkie AO: Craniosynostosis: Genes and mechanisms. Hum Mol Genet 6(10):1647-56 ,1997

颅盖骨纤维性结构不良

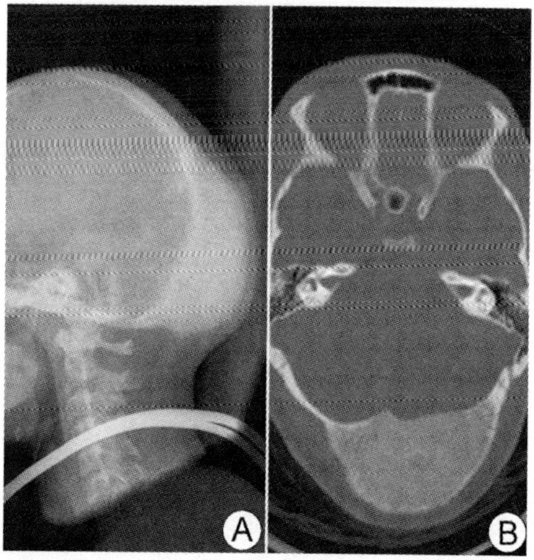

骨纤维性结构不良。颅骨侧位片（A）和轴位 CT 扫描（B）显示一少年枕骨单骨性的纤维发育不良，呈毛玻璃样改变。这是颅盖骨最不常见的部位。

要点

- 同义词：骨纤维发育不良（FD）；纤维性骨炎
- 定义：非遗传的先天性疾病，特点是膨胀性病变，伴有纤维组织和编织样骨的混合物
- 典型的影像学表现：CT 显示为毛玻璃样、硬化的、囊性的或混合型骨改变
- 单骨的 FD 比多骨类型的常见，但对于累及颅盖骨的：多骨 FD（50％）＞单骨 FD（25％）

影像学表现

一般特点

- 最佳影像线索：在 CT 上，骨病变中呈毛玻璃样
- 影像类型与其纤维和骨组织的相对成分有关

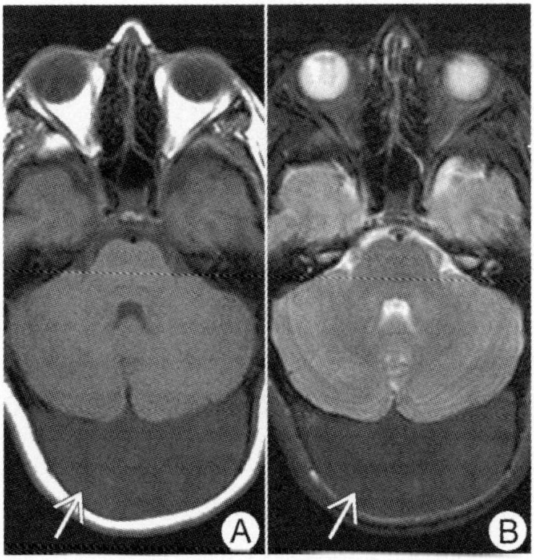

骨纤维性结构不良。T1 加权像（A）、T2 加权像（B）显示了枕骨鳞部的骨纤维结构不良，呈均匀一致的低信号。(Courtesy S. Blaser，MD)

CT 表现

- 膨胀性的骨病变，板障间隙变宽
- CT 表现与疾病的活动性有关
  - 囊性的 FD、变形性骨炎样的 FD 和硬化性的 FD 分别（按顺序）代表最活跃的到最不活跃的
    - **变形性骨炎样 FD**（56%）："毛玻璃"样表现
    - **硬化性 FD**（23%）：密度接近于皮质骨
    - **囊性 FD**（21%）：除了边缘外为低密度改变

MR 表现

- 信号强度多变，强化情况取决于病变的类型
  - 通常（变形性骨炎样的）：T1/T2 信号↓，均匀强化
  - 或者临床-病理活性↑：信号的不均一性↑

骨扫描表现

- 放射性核素浓聚：灌注和时相延迟
- 非特异性的；在多骨性者对于骨病变的范围敏感

PET 表现

- [11C] 代谢聚集

推荐的影像学检查方法

- 行骨扫描来分期

鉴别诊断：颅骨骨病变

Paget 病

- 变形性骨炎样的毛玻璃状的 FD 很像 Paget 病
- Paget 病：见于颅盖骨，而非颅面区；CT“脱脂棉”样

Jaffe-Campanacci（J-C）综合征

- 非骨化的纤维瘤，腋下雀斑和咖啡色素斑（并无神经纤维瘤）
- 拟似多骨型的 FD
  - J-C 咖啡色素斑：加利福尼亚海岸（像神经纤维瘤病 1 型）
  - McCune-Albright 咖啡色素斑：缅因州海岸

病理

概述

- 一般病理特点
  - 可累及任意骨
- 遗传学
  - 散发的：特定 G_s 剩余物构成性的激活突变
- 病因-发病机制
  - 在成骨细胞祖细胞中 $G_s-\alpha$ 激活突变的存在→增殖↑；异常分化
- 流行病学
  - 单骨型 FD 是多骨型的 6 倍多
  - 单骨型 FD（75%）：25%见于颅骨和面部
  - 多骨型 FD（25%）：50%见于颅骨和面部

大体病理及手术学特点

- 棕黄到白色的病变；柔软/有弹性到砂砾样/坚实
- 坚固性多变，取决于纤维与骨组织的构成

镜下特点

- 纤维基质：混合有血管的黏液纤维组织
- 骨样化生：骨小梁由不成熟的、编织骨组成，漂浮于纤维基质中，形状奇特

分期或分级标准

- 单骨型，多骨型

临床要点

临床表现

- 症状：面部变形，不典型的面部疼痛，头痛
- 其他症状：偶发的无症状的影像改变；突眼，复视，失明，听力丧失，脑神经病变
- 3 种表现：单骨型，多骨型和综合征性的
- 年轻人受累（<30 岁）
- 单骨型 FD
    - 占所有 FD 病例的 70%；仅累及单一骨部位
    - 发生于年龄稍大的儿童和年轻成人（75%<30 岁）
    - 25%发生于颅面骨；上颌骨（尤其颧突）和下颌骨（磨牙区）>>额骨>筛骨和蝶骨>颞骨>枕骨
- 多骨型 FD
    - 占所有 FD 病例的 25%；累及 2 块以上分开的骨部位
    - 50%累及颅面骨
    - 患者组更年轻，2/3 在 10 岁前有症状
- McCune-Albright 综合征（MAS）
    - 多骨型 FD 的亚型：多骨型 FD 临床三联症（通常单侧），机能亢进性内分泌病，咖啡色素斑
    - 占 FD 病例的 5%左右；出现早；累及骨更多，更严重
- Mazabraud 综合征
    - 多骨型 FD 和肌肉内黏液瘤
    - FD 病灶恶性变的危险性上升
- 巨颌症：颌骨的家族性 FD

自然病史

- 罕见进展为纤维性、骨性、软骨性以及间充质肉瘤

- ○ 荷兰委员会报道占骨肿瘤的0.5%左右
- ○ 通常为多骨型/综合征型
- ○ 几乎半数于辐射后出现

治疗

- 前部及颅顶比颅底更易治疗
- 对于视力丧失、严重的变形，可行创伤性的外科切除术
- **不应放疗， 可能会引起恶性变**
- 在多骨型，二碳磷酸盐化合物可改善病程（疼痛，骨折）

预后

- 颅面部单骨型FD预后佳
- 大多数在十多岁和二十多岁自发地“燃尽”或停止生长
- 多骨型FD很少危及生命，但预后较差

参考文献

1. Lustig LR et al: FD involving the skull base and temporal bone. Arch Otolaryngol Head Neck Surg 127: 1239-47, 2001
2. Jee WH et al: Fibrous dysplasia: MR imaging characteristics with radiopathologic correlation. AJR 167:1523-27, 1996
3. Casselman JW et al: MRI in craniofacial fibrous dysplasia. Neuroradiology 35:234-7, 1993

巨 颌 症

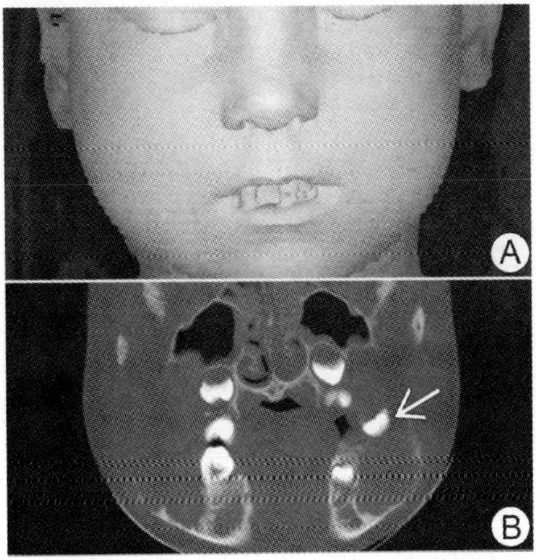

巨颌症。3D皮肤表面重建（A）显示巨颌症的典型圆脸。冠状位CT扫描（B）显示膨大的下颌骨，菲薄、开裂的骨皮质以及漂浮在其中的牙齿（箭头）。

要点

- 同义词：遗传性颌骨纤维囊性发育不良，家族性颌骨纤维性发育不良
- 定义：儿童中遗传的、自限性的、颌骨增生性病变，特征表现为下颌骨和上颌骨的增大
- 由于上颌骨的扩大或眼窝的受侵，患者往往圆脸和眼睛向上凝视，像文艺复兴时期绘画中的小天使
- 典型影像学表现：下颌骨体和下颌支对称的、膨胀性的、多房的囊性病变，＋/－上颌骨的结节

影像学表现

一般特点

- 最佳影像线索：儿童下颌骨对称的、膨胀性的、多房的囊性

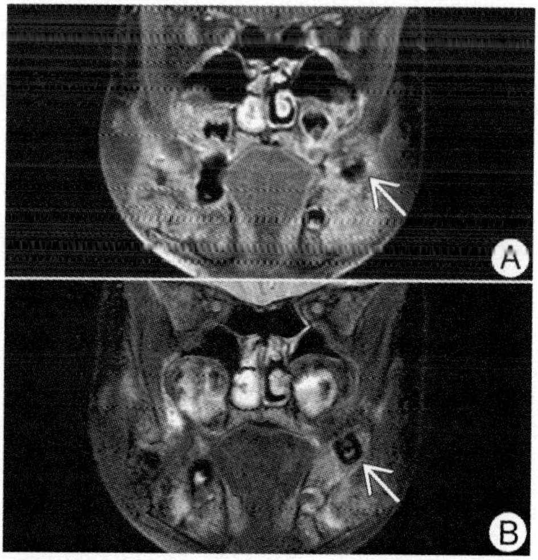

巨颌症。在脂肪抑制的增强 T1 加权像上，可见下颌骨膨大，不均匀强化的发育不良的纤维组织取代了正常骨组织（A）。注意上颌窦的受累，不均匀的 T2 信号组织（B）。可见到漂浮的牙齿（箭头）。

病灶
- 侵犯
  - 常见：双侧下颌骨体、支、冠突及上颌骨结节
  - 少见：下颌骨前部，眶底和侧壁
- 下颌骨髁不受累很典型
- 演变：在少儿为“毛玻璃”样表现；在成年骨填充

CT 表现

- 平扫 CT：多房性的、膨胀性的囊性肿块，边界清楚，有较多骨小梁
  - 骨皮质通常变薄，尤其沿着面颊
  - 偶见累及软组织
  - 下牙槽管向下移位
  - 牙齿：移位、阻生、未长出、消溶、“漂浮”

MR 表现

- T1：与肌肉等信号

- T2：不均一：↑，↓，或与肌肉等信号
- CT、MR上不均匀的强化

其他影像学表现

- 骨核素显像在多房期常常表现正常

推荐的影像学检查方法

- 增强CT的骨算法和软组织算法

鉴别诊断：儿童多房性、膨胀性下颌肿块

中心性巨细胞肉芽肿（CGCC）

- 局灶性病变，典型者位于前下颌骨；女＞男，发病年龄10～30岁

动脉瘤样骨囊肿

- 颌骨不常见；伴有液-血平面的局灶性病变

甲状旁腺功能亢进（棕色瘤）

- 单独的颌骨受累少见
- 血清中甲状旁腺激素和钙离子浓度异常

病理

概述

- 一般病理特点
  - 儿童的圆脸可能演化为成人的方形下颌畸形
  - 膨胀的牙槽残嵴→倒置的“V”形上腭
- 遗传学
  - 80％常染色体显性遗传（AD）；男∶女＝2∶1
    - 突变发生于染色体4p 16.3上的SH3结合蛋白（SH3BP2）
    - 基因位点接近于成纤维细胞生长因子受体3（FGFR3）的基因，与骨发育异常密切相关
    - 男性：100％的外显率，影响更严重
    - 女性：50％～70％的外显率，起病较早
  - 20％的散发病例：自发的突变，不像常染色体显性遗传性疾病在父母有轻度的表现度

  - 罕见报道增大的表现发生于 Noonan 综合征（染色体 12），Ramon 综合征（上颌巨颌症，多毛症，幼年型类风湿性关节炎）以及脆性 X 染色体综合征
- 胚胎学-解剖学
  - 发育：发病年龄、对颌的限制与长出恒牙所引发的牙齿发育生长过程有关
- 病因-发病机制
  - 理论：SH3BP2 信号通道改变了破骨细胞和成骨细胞的活性
- 流行病学：罕见，大约报道过 300 例

大体病理及手术学特点

- 无包膜、果冻样的组织，呈黄色、蓝色或灰红色

镜下特点

- 非特异性的：增生的血管纤维组织含有大量的多核巨细胞（见于棕色瘤，CGCC，巨颌症）
- **嗜酸细胞血管周围 “成套” 特异性地见于巨颌症**
- 巨细胞＝破骨细胞：23c6 抗体和抗酒石酸盐的酸性磷酸酶强阳性
- 晚期：多核巨细胞丧失，纤维组织↑，骨形成↑

分期或分级标准

- Motamedi 1 期：仅下颌骨，无牙根吸收（RR）
- 2 期：下颌骨和上颌骨结节，无 RR
- 3 期：下颌骨和上颌骨，冠突和髁未受累，＋/－RR
- 4 期：下颌骨和上颌骨，加上眶底，＋/－RR
- 5 期：罕见，侵犯性的，累及整个上颌及下颌骨

临床要点

临床表现

- 主要表现：2～5 岁患者**无痛性**的面部肿胀
- 下睑下拉→眼睛上视
- 牙列异常，错位咬合，乳牙早期脱落
- 继发性的说话、吃东西、呼吸以及视觉的异常

- 50％有下颌骨下淋巴结的增生和肿大

自然病史

- 最初下颌骨的快速增大→青春期速率下降→20～40岁慢慢复原，仅有很小的（轻微增大的下颌及增厚的牙龈）或没有残留的异常

治疗及预后

- 保守治疗，除非有情绪或功能紊乱
- 外科刮除术，＋/－骨移植
  - 偶尔需要分几个期的治疗
  - 极少有报道外科治疗加速其生长及血管生成
- 医学上：可能皮下（SQ）注射降钙素有益
- 良性的、自限性的疾病；没有报道过恶变
- 报道过一例因局部进展性的疾患（营养不良，感染）而死亡

参考文献

1. Colombo F et al: Orbital involvement in Cherubism. Ophthalmology 108:1884-8, 2001
2. Lannon DA et al: Cherubism and its charlatans. Br J Plast Surg 54:708 11, 2001
3. Ueki Y et al: Mutations in the gene encoding c-Abl-binding protein SH3BP2 cause Cherubism. Nat Genet 28:125-6, 2001

视神经乳头盘缺损

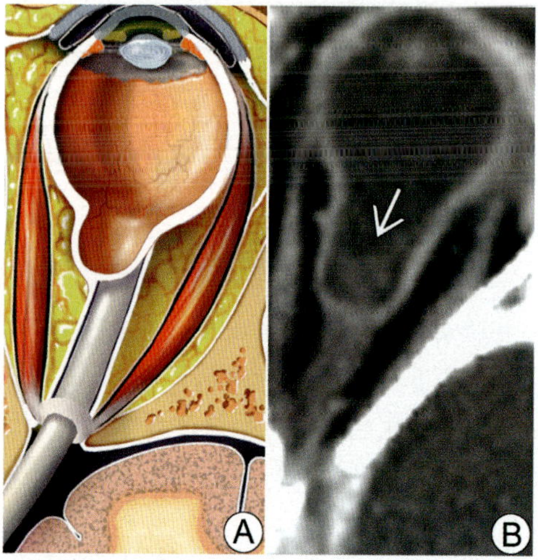

视神经乳头盘缺损。图（A）展示了在球后、视神经头部水平、偏心的小视神经乳头陷凹。轴状位增强 CT（B）见视乳头处相似的表现。较大的中央陷凹有着重叠的软组织（箭头），使之与单纯缺损不同。

要点

- 同义词：视神经缺损
- 定义：缺损（CL）＝继发于胚胎裂融合失败的眼组织沟或缺损，胚胎裂包括胚胎裂隙的一些或所有结构：晶状体，虹膜，视网膜，脉络膜，睫状体，视乳头
- 定义：视乳头缺损（ODCL）＝视神经（ON）的缺损，＋/－邻近眼结构的受累（典型者为脉络膜/视网膜）
- ODCL 是检眼镜检查的诊断→成像来确定 ON 受累、合并的 CNS 异常
- ODCL 典型的影像表现：球后 ON 头部附着处的溃疡或漏斗形陷凹

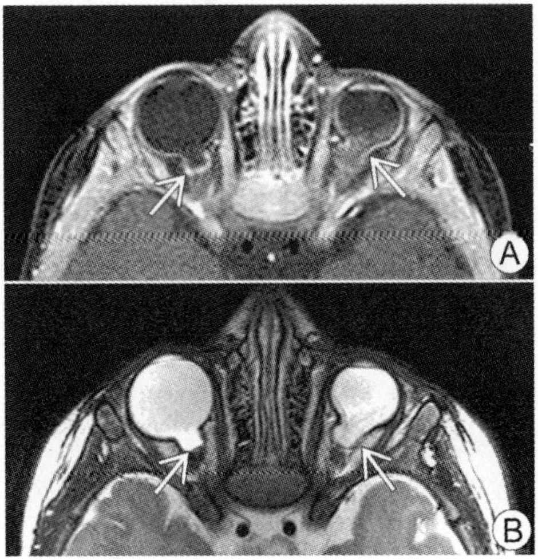

视神经乳头盘缺损。MR 轴状位增强 T1 加权像（A）和 T2 加权像（B）显示了双侧眼球后、邻近视神经附着处浅的陷凹（箭头）。线状、“V 形”、增生且剥脱的视网膜组织延伸进入左侧的缺损。

影像学表现

一般特点

- ODCL 的最佳影像线索：球后 ON 头部附着处的溃疡或漏斗形陷凹

CT 表现

- 视神经乳头盘的局限缺损或者也累及邻近的脉络膜/视网膜
- 陷凹通常较小，除非合并有缺损囊肿
    - 缺损囊肿：眼球后的囊肿经 CL 与眼球沟通
- 缺陷处的液体与玻璃体等密度（如果有视网膜下出血，则密度↑）
- 营养不良性钙化出现在长期缺损的边缘

MR 表现

- 缺陷处的液体与玻璃体等信号（如果有视网膜下出血，则 T1 信号↑）

推荐的影像学检查方法

- 评价脑和对侧眼睛有否合并存在的畸变

鉴别诊断：其他凹陷性的视神经乳头盘异常（单从影像学上可能难以鉴别）

牵牛花形乳头盘异常（Morning Glory Disc Anomaly，MGDA）——乳头盘很像牵牛花

- 漏斗形的凹陷，比 ODCL 大，局限于乳头盘
- 凹陷内的软组织（+/−强化）与白质等信号
- 凹陷开口周围轻微的、略凸起的薄层边缘强化
- ON>视交叉/视束萎缩，且通常眼过小（如 ODCL 所见）
- 单侧>>双侧（ODCL 单侧=双侧）

视乳头周围葡萄肿（PPS）

- 漏斗形的凹陷，常常大于 MGDA，局限于视乳头盘
- **缺损内无软组织**
- 单侧>>双侧

病理

概述

- 一般病理特点
  - MGDA 和 PPS 的病因以及与 ODCL 的关系**存在争议**
  - ODCL，MGDA 和 PPS 在绝大多数情况下感觉是截然不同的、单独的疾患
- 遗传学
  - 大多数 CL（所有类型的）是常染色体显性遗传（AD），非综合征性
    - 与音猬（SHH）基因有关
  - 综合征性 CL 通常是常染色体隐性遗传的，超过 100 个综合征
    - CHARGE，乳头肾，Aicardi，COACH，Meckel，Warburg，Lenz'sMO 等综合征；与 PAX2，PAX6，CHX10，MAF 有关的基因突变

 - ODCL（CL 的亚型）：散发的＞AD（如果是 AD，则双侧 ODCL 的发生率↑）
 - MGDA：多数散发；罕见家族性病例（常常是双侧的）
   - 固定合并经蝶骨的脑膨出
   - 也可见唇裂/腭裂，胼胝体发育不全，moyamoya 病
 - PPS：散发、孤立的畸变
- 胚胎学-解剖学
 - 胚胎的裂隙沿着下鼻面的视杯和眼茎伸展
 - 裂隙的融合（第 5～7 周）需要有正常的眼球/ON 形成
- 病因-发病机制（MGDA 和 PPS 是有争议的）
 - ODCL：胚胎裂隙（EF）的上端融合障碍
 - MGDA：视神经原始中胚层发育不全（第 4 周）
 - PPS：从后神经嵴细胞的巩膜不完全分化导致视乳头周围的支撑缩减（在 EF 融合后）
- 流行病学
 - 非综合征型 CL＝0.7/10 000；ODCL：没有性别/种族差异

大体病理及手术学特点

- ODCL：3 种类型
 - 单独视乳头盘型：陷凹的下面撑大了视乳头盘
 - 视网膜脉络膜型：视网膜脉络膜的缺损累及视乳头盘的下缘
 - Fuchs 型：向下翘的、椭圆形的视乳头，在翘起的方向沿着视乳头边缘可见新月形的缺损
- MGDA：4 个主要特征
 - 漏斗形的凹陷合并扩大的视乳头
 - 边缘凸起，乳头周围组织色素沉着
 - 在视乳头上有丛生的增生或发育不良的神经胶质组织
 - 从视乳头周围长出许多异常直的、大量的视网膜血管；常见有动静脉交通
- PPS：漏斗形的凹陷合并正常的视乳头盘
- ODCL 和 MGDA：25%～35%发生视网膜脱落
- ODCL 和 MGDA 常见同侧或对侧的眼异常

  - MGDA：视网膜脉络膜缺损，原玻璃体持续性增生，无虹膜，白内障，玻璃样动脉
  - ODCL：虹膜/睫状体/视网膜脉络膜的缺损，白内障，玻璃样动脉

镜下特点

- ODCL：色素沉着上皮/脉络膜缺损的边缘突然中止
  - 视网膜内陷入视神经；偶见玻璃样的残留
- MGDA：视乳头周围巩膜缺失；在视神经和视乳头周围巩膜区域可见异常的中胚层组织；偶见玻璃样的残留
- PPS：沿着缺损边缘色素沉着的视网膜上皮可见萎缩性改变

临床要点

临床表现

- ODCL：儿童视力丧失，其程度取决于视乳头盘受累的程度
- MGDA：斜视，视力不佳；可能会有白瞳症；女性>男性
- PPS：儿童/成人视力丧失；极罕见

自然病史

- MGDA 和 ODCL：视网膜脱落和白内障→进行性视力丧失
- PPS：未知

治疗

- 矫正屈光不正、斜视、弱视
- 视网膜脱落：预防性的激光治疗/光凝固法；玻璃体切除术/气-液互换，视神经鞘开窗术

预后（MGDA 和 ODCL）

- 进行性视力丧失，尽管治疗很少致盲

参考文献

1. Onwochei BC et al: Ocular Colobomata. Surv Ophthalmol 45: 175-94, 2000
2. Brodsky MC et al: Congenital Optic Disc Anomalies. In Brodsky MC, Baker RS, and Hamed LM, Pediatric Neuro-Ophthalmology 42-75, Springer-Verlag 1996
3. Villalonga Gornes PA et al: Ophthalmoscopic Evolution of Papillary Colobomatous Malformations. J Pediatr Ophthalmol Strabismus 32: 20-5, 1995

先天性包涵囊肿

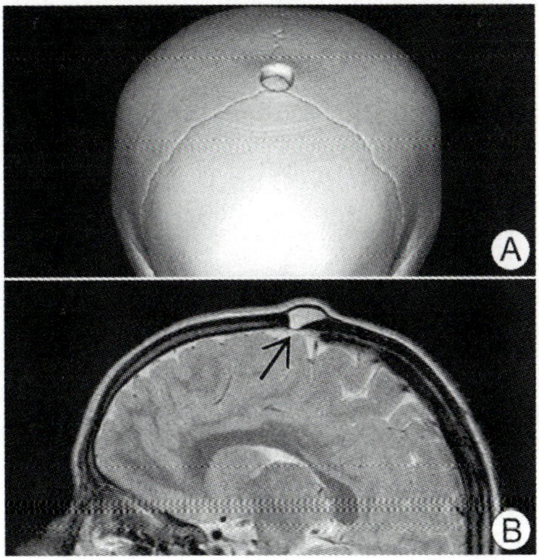

先天性包涵囊肿。3D 重建（A）显示了皮样囊肿所致的骨缺损，以及与前囟的关系。另一儿童的矢状位 T2 加权像（B）显示了一个皮样囊肿的类似表现，它穿越了颅骨，注意与硬脑膜（箭头）的关系。

要点

- 同义词：颅骨表皮样/皮样囊肿；外胚层包涵囊肿
- 定义：由被隔离的外胚层成分形成的团块
- 典型影像学表现：透光的颅骨病灶，有外板及硬化缘的明显侵蚀性
- 占头皮病变的 20%，但却是最常见的儿科头皮病变
- 表皮样囊肿易累及颞骨和枕骨鳞部
- 皮样囊肿更常见于前部和中线

影像学表现

一般特点

- 最佳影像线索

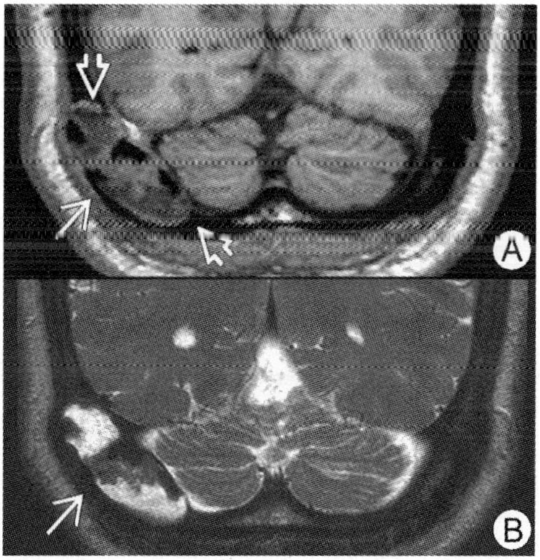

先天性包涵囊肿。冠状位 T1 加权像（A）、T2 加权像（B）显示位于右侧枕骨乳突骨缝区的一个信号不均匀的、表现复杂的表皮样囊肿（箭头）。注意骨的扇贝形改变（开口箭头）。

  - 皮样囊肿：在前囟或者泪腺处透光的肿块
  - 表皮样囊肿：一般见于颅缝区的透光肿块

CT 表现

- 平扫 CT
  - 表皮样囊肿和皮样囊肿：透光病灶
  - 两者：钙化均罕见（皮样囊肿相对表皮样囊肿多见）
  - 两者：板障膨胀，内、外板变薄
  - “泪腺”皮样囊肿使额颧骨缝增宽
- 增强 CT
  - 常见薄层的、微弱的边缘强化，有助于与头皮脂肪区分

MR 表现

- T1：二者信号↓，+/−信号不均匀
  - 表皮样囊肿可能延伸至颅内
- T2：二者信号↑，均为亮白
- DWI：均亮白

放射照片表现

- 二者都起于板障，骨侵蚀（外板＞内板），有扇贝样的外板，边缘硬化

血管造影表现

- 无血管

鉴别诊断：颅骨缺损

脑膨出

- 中线部的骨缺损，含有脑、脑膜及血管组织

颅骨膜血窦

- 明显强化
- 与潜在的颅内静脉窦相交通

血管瘤

- 分叶状明显强化的组织；T2 像不如先天性包涵囊肿明亮

头血肿

- 不会越过中线
- 见于出生之后（多于真空或产钳吸引后）

病理

概述

- 一般病理特点
  - 表皮样囊肿通常累及颅骨骨缝
  - 皮样囊肿通常累及中线结构
    - 前囟或泪腺区域
  - 皮样囊肿通过上皮的脱落和腺体的分泌而增长
  - 表皮样囊肿仅通过上皮的脱落而增长
  - 二者都可能合并有闭合不全的枕部病灶和窦道
- 遗传学
  - 包涵囊肿通常散发、而非家族性的
  - 特定的位置可呈综合征型
    - 中线，尤其鼻部：中线裂隙和发育不良综合征
    - 眼球上的：Goldenhar 综合征

    - 多发：复合的皮脂腺囊瘤，Gorlin 和 Gardner 综合征
- 病因-发病机制
  - 二者：表皮外胚层与神经管未能完全分离（妊娠第 3～5 周）
  - 或是表皮外胚层在皮肤的融合处被隔离
  - 中线头皮皮样囊肿的部位：前囟＞枕骨/枕骨下的＞眉间/鼻根＞头顶
  - 表皮样囊肿在发育中发生较晚，故偏离中线结构
- 流行病学
  - 无性别差异（随研究报道而异）
  - 表皮样囊肿比皮样囊肿更常见
  - 10％的表皮样囊肿累及颅骨
  - 皮样囊肿和表皮样囊肿是最常见的儿童颅骨肿块

大体病理及手术学特点

- 两者均是内衬上皮组织的真性外胚层包涵囊肿
- 两者均可能含有清亮、稻草黄色或混浊的成分
  - 皮样囊肿通常含有清亮的液体（液态胆固醇，汗腺分泌物）
  - 表皮样囊肿含有固态的胆固醇
- 两者都有小的血管蒂
- 15％在外科处理时感染（通常发生于诊断性囊肿穿刺时）

镜下特点

- 皮样囊肿：内衬以角化的鳞状上皮，含有皮肤附件（生发滤泡、皮脂腺及汗腺）
- 表皮样囊肿：内衬以角化的鳞状上皮，含有角蛋白及胆固醇结晶，没有皮肤附件
- 两者上皮细胞膜抗原均呈免疫阳性

分期或分级标准

- 描述：中线或旁中线；与静脉/静脉窦的关系；颅内或眼眶内的延伸

临床要点

临床表现

- 两者在出生后均经触摸可感觉到，3 周至 12 个月期间被注

意到

- 两者均为孤立的、柔软或坚实的、边缘清楚而无触痛的病灶
- 表面皮肤正常，但如果不切除，则有可能发生局部的脱发
- 两者就诊时均为 2～10cm

自然病史

- 可能生长缓慢，导致容貌受损，快速生长者罕见
- 不全切除者可能会复发
- 恶性变为鳞状细胞癌非常罕见

治疗及预后

- 外科切除是可治愈的

参考文献

1. Tateshima S et al: Rapidly enlarging dermoid cyst over the anterior fontanel: A case report and review of the literature. Child Nervous System 16:875-8, 2000
2. Smith MM et al: Dermoid inclusion cyst of the anterior fontanel. Int J Neuroradiol 2:141-6, 1996
3. Vinchon M et al: Cranio-cerebral dermoid and epidermoid cysts. Classification and pathogenesis. Neuro-Chirurgie 41:29-37, 1995

第二鳃裂囊肿

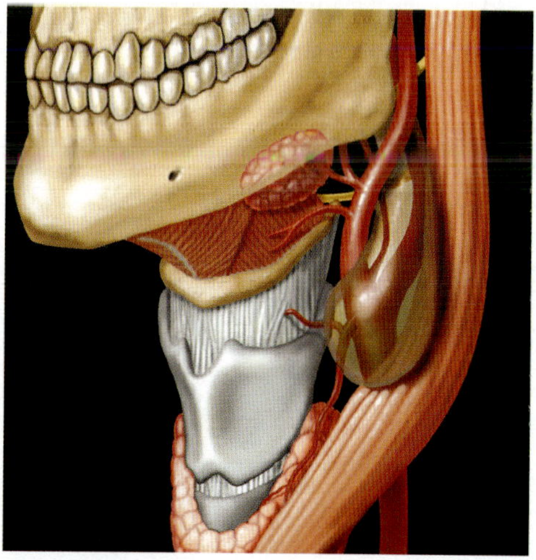

第二鳃裂囊肿。图示一个位于下颌角的典型第二鳃裂囊肿。胸锁乳突肌被推向侧后方，而颈动脉被推向内侧。如果囊肿有深的窦，则可从颈内动脉和颈外动脉之间穿出，到达咽扁桃体隐窝表面。

要点

- 同义词：鳃器残余，鳃裂异常
- 定义：第二鳃裂囊肿（2nd BCC）＝与第二鳃器发展变化有关的囊性残留裂隙
- 典型的影像学表现：位于胸锁乳突肌前缘的无强化、边缘清晰的肿块，颌下腺正后方，侧方是颈静脉
  - 若发生感染，囊壁则可能增厚、强化
- 最常见的鳃异常，占病变的 95％
  - 75％见于儿童
- 鳃裂异常可能是囊肿、瘘管或窦道

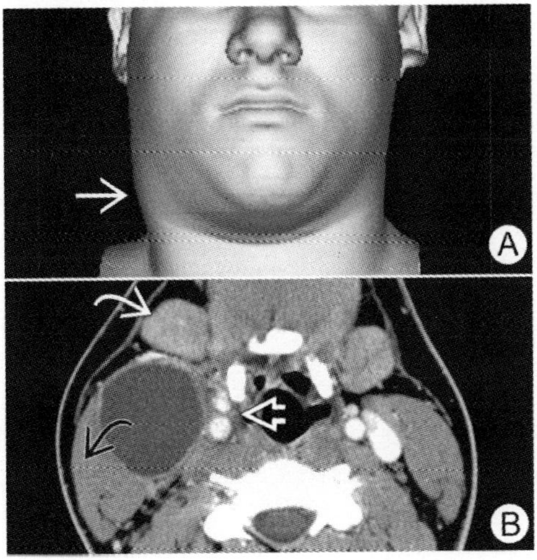

第二鳃裂囊肿。3D CT（A）显示下颌角肿胀（白箭头）。增强 CT（B）示囊性肿块使颌下腺向内前方移位（白色弯箭头），颈动脉向内侧移位（开口箭头），胸锁乳突肌被推向侧后方（黑色弯箭头）。

影像学表现

一般特点

- 最佳影像线索：囊性肿块，使颌下腺向内前移位，颈动脉间隙向内推移，胸锁乳突肌被推向侧后方
- 下颌角的卵圆形囊性肿块
- 其他部位也可见 2nd BCC
  - 向上进入咽旁间隙（PPS）或颈动脉间隙（CS）
  - 向下沿着骨下颈动脉间隙的前表面

CT 表现

- 边缘清晰无强化的卵圆形囊性肿块
- 如果发生感染，囊壁则会增厚、强化，其周软组织“变脏”（蜂窝织炎）

MR 表现

- T1 信号取决于蛋白成分
  - 如果低，为低信号；如果高，可能变成高信号

- T2 像为高信号
- 增强 T1 若无感染则无强化

推荐的影像学检查方法

- CT 或 MR 检查很容易提示该诊断
- 增强检查被用来与实性肿块鉴别

鉴别诊断：颈部的囊性肿块

水囊状淋巴管瘤

- 多房性，贯穿多腔隙的类型很常见
- 若为单室的，如果其发生于 2nd BCC 的典型部位，可能难以与 2nd BCC 鉴别

胸腺囊肿

- 囊在颈部下方
- 中心位于外侧脏层间隙

良性反应性淋巴结

- 中央强化的实性病灶；常常为多发

囊性迷走神经鞘瘤

- 肿瘤中心位于颈动脉间隙后方，颈内静脉（IJV）向 ICA 移位
- 囊性鞘瘤有厚而强化的囊壁

坏死性恶性腺病

- 实性病灶，或是厚壁强化的坏死性病灶
- 偶尔坏死性腺病可能有相似于 2nd BCC 的囊性表现
    - 甲状腺乳头状癌的恶性结节可能是囊性的

病理

概述

- 一般病理特点
    - 鳞状上皮内衬的囊肿，囊壁内常常含有淋巴组织
    - 淋巴组织的出现提示在胚胎发生期间，上皮可能被卷入颈部淋巴结中
- 胚胎学
    - 鳃器是头颈部许多结构的原基

- 2nd鳃弓在第二、三、四裂上方生长过度，形成一个被称作颈窦的腔隙
- 在妊娠第6~7周完成
- 颈窦的闭合失败导致第二鳃裂残留，或是囊肿、窦、瘘管
- 第二鳃裂瘘管从胸锁乳突肌（SCM）开始延伸，穿过颈动脉分叉，终止于扁桃体窝

- 病因-发病机制
  - 颈窦的闭合障碍导致第二BCC
- 流行病学
  - 第二BCC占所有青少年和成人鳃裂异常的90%以上，占儿童的66%~75%

大体病理及手术学特点

- 边缘清楚的囊肿，位于颈动脉鞘外侧
- 被干酪样的物质或是浆液性的、黏液样的或是脓液性的液体所填充

镜下特点

- 鳞状上皮内衬的囊肿
- 囊壁淋巴样浸润，常常在生发中心

临床要点

临床表现

- 主要表现症状：下颌角的肿块
- 其他症状
  - 间歇的、柔软的、无痛性的、可压缩的颈部侧方肿块
  - 直径1~10cm
  - 上呼吸道感染时可能会变大
  - 如感染，会有痛感
- 发病年龄：通常十几岁至年轻成人

自然病史

- 若不治疗，可能会反复感染和发炎，外科切除变得更困难

治疗及预后

- 应选择外科全切

- 外科医生必须围绕囊肿床进行切除，以防病变合并瘘管或窦道
- 如有窦道向内上走行，它会穿过颈动脉分叉进入面（上腭）扁桃腺隐窝
- 如有窦道向下走行，它可能会沿着颈前间隙走行，到达锁骨上区的皮肤
    - 如果有瘘管，出生时即可见
    - 黏液样分泌物从皮肤开口处流出
- 如果全切除，则预后很好

参考文献

1. Nakagawa T et al: Differential diagnosis of a lateral cervical cyst and solitary cystic lymph node metastases of occult thyroid papillary carcinoma. J Laryngol Otol 115:240-2, 2001
2. Lev S et al: Imaging of cystic lesions: Radiol Clin North Am 38:1013-27, 2000
3. Harnsberger HR et al: Branchial cleft anomalies and their mimics: Computed tomographic evaluation. Radiology 152:739-48, 1984

甲状舌管囊肿

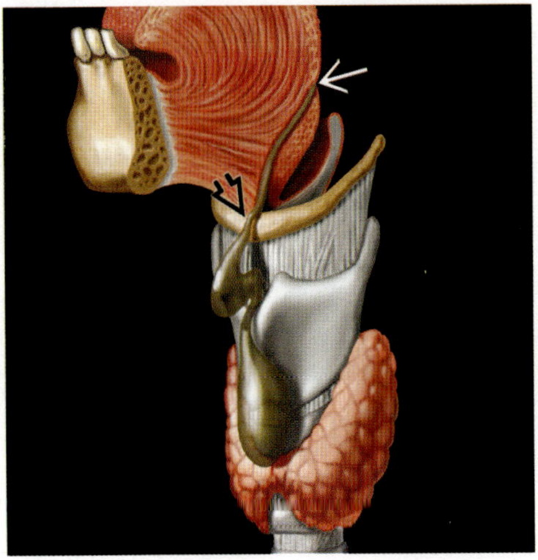

甲状舌管囊肿。上图描绘了甲状舌管管道。它从头侧的盲孔（箭头）穿出到达远端的甲状腺床。管道从舌骨中部附近穿过（开口箭头）。在舌骨下颈部，甲状舌管囊肿逐渐偏离中线，到达旁正中区域。

要点

- 定义：甲状舌管囊肿（TGDC）＝被发现于舌底部盲孔到颈部舌骨下区甲状腺床之间的甲状舌管的残留
- 典型影像表现：囊性的颈部肿块，有着薄层边缘强化，位于中线
  - 可发生于舌根、舌骨，或是包埋在舌骨下带肌肉中
  - TGDC 位置越靠下，越偏离中线
- 最常见的先天性颈部病变
  - 占非牙源性先天囊肿的 90％
- 表现为颈部**中线**或旁中线无症状的肿块

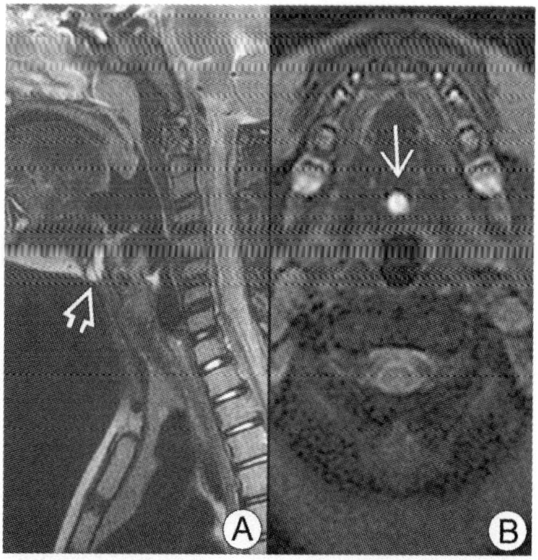

甲状舌管囊肿。(A) 4 岁患儿，颈中线部反复发生肿胀。矢状位 T2 加权像显示毗邻舌骨囊肿（开口箭头）。(B) 6 个月患儿的轴状位 T2 加权像显示盲孔区一个微小的、无症状的甲状舌管囊肿（箭头）。

影像学表现

一般特点

- 最佳影像线索：颈部中线区的囊性肿块，包埋于舌骨下带肌肉中（“爪征”）
- 良性表现的囊性颈部肿块
- 如果感染，则壁可能强化
- 部位是重要的诊断依据
  - 在舌骨上方，发生于舌根部或者口后底部
  - 在舌骨水平，位于中线，邻近舌骨
    - 可能突入**会厌前间隙**
  - 在舌骨下颈部，**包埋于带肌肉中**
- 癌肿合并 TGDC（<1%）
- 与甲状腺癌鉴别（85%是乳头状癌）

CT 表现

- 低密度肿块，偶尔有分隔

- 如果合并甲状腺癌，为实性的偏心的肿块，常见钙化，与囊肿合并存在

MR 表现

- T1：信号↓；T2：信号↑
- T1 增强无强化（除非感染）

超声表现

- 与舌骨关系紧密的无回声颈部中线肿块

推荐的影像学检查方法

- 儿童 TGDC 的临床表现很典型
- 超声检查以明确正常的甲状腺
- CT 或 MR 不仅仅能够用来明确性质和程度
  - 在以下情况时，推荐 CT 或 MR 检查：囊肿位于舌骨上区；诊断有疑问；肿块感染或者复发；或是怀疑合并有癌变
- 核素显像仅用于不能确定甲状腺是否正常时

鉴别诊断：颈前肿物

舌或舌下甲状腺

- 异位的甲状腺组织会强化，在 CT/MR 上为实性

淋巴结病

- 通常多发，位于旁中线，除非有坏死否则非囊性

舌的皮样囊肿

- 皮样囊肿在 CT 为脂肪密度，在 MR 的 T1 加权像上为高信号

混合的喉囊肿

- 喉囊肿可被追溯到喉的起源
- 喉囊肿不会嵌入到带肌肉中

恶性坏死性淋巴节，颈前（Delphian 淋巴结链）

- 鉴别坏死淋巴结和感染的 TGDC 可能会很困难

病理

概述

- 遗传学
  - 家族性病例（罕见）：通常为常染色体显性

  - 甲状腺的发育异常经常发生于同一家族
    - TGDC，发育不全，异位，锥状叶
- 胚胎学-解剖学
  - 甲状舌管起源于盲孔附近
  - 下降通过舌根、口底，围绕或穿过舌骨区，向前到带肌，最终到达甲状软骨或环状软骨前的甲状腺床
- 病因-发病机制
  - 甲状舌管内卷障碍和管壁内衬的上皮细胞的持续分泌导致了 TGDC
  - TGDC 可发生于下降路线中的任何位置
  - 异位的甲状腺组织也可发生于该路线的任意一处
- 流行病学
  - TGDC 是最常见的先天性颈部肿块
  - 如果表现为遗传的形式，则女性＞男性

大体病理及手术学特点

- 光滑的、良性表现的囊肿，通常有管道通向舌骨，有或无盲孔

镜下特点

- 内衬呼吸或鳞状上皮的囊肿
- 常见有小的甲状腺组织沉积

临床要点

临床表现

- 主要表现症状：颈中线部的肿物
- 其他表现症状：反复发作的、柔软的、可移动的、无症状的、中线或稍偏中线的颈部肿物
- 经常有反复发作的、间歇颈部肿胀的病史，或之前多次的切开和引流操作
- 发病年龄：＜10 岁（90％）；10％在 20～35 岁之间
- 体格检查：当 TGDC 围绕舌骨时，会随舌运动

自然病史

- 反复发作的、间歇的肿块肿胀，常伴有轻微的上呼吸道感染

治疗及预后

- 完整的外科切除，称为 **Sistrunk 手术**
  - 切除整个囊和舌骨的中线部分，并且切除到游离盲孔的管道，以防止复发
- Sistrunk 手术降低了复发率，从 50％降到＜4％
- **外科全切除**后预后很好
- 常常伴有复发（不全切除），外侧的

参考文献

1. Glastonbury CM et al: The CT and MR imaging features of carcinoma arising in thyroglossal duct remnants. AJNR 4:770-4, 2000
2. Radkowski D et al: Thyroglossal duct remnants. Arch Otolaryngol Head Neck Surg 117:1378-81, 1991
3. Reede DL et al: CT of thyroglossal duct cysts. Radiology 157:121-5, 1985

慢血流血管畸形

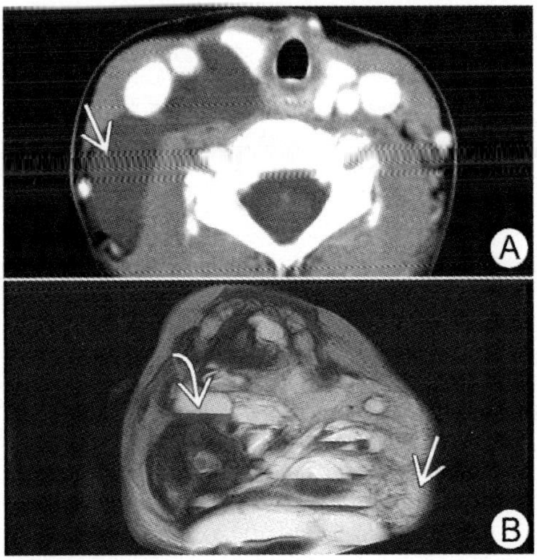

淋巴管畸形。轴状位增强图像（A）示未强化的囊肿（箭头）钻入胸锁乳突肌后方，位于甲状腺和颈动脉鞘间。1 岁患儿 T2WI（B）示大囊肿和小囊肿、线样淋巴管和特征性的血-液平面（弯箭头）。(Courtesy S，Blaser，MD）

要点

- 同义词：静脉或淋巴管畸形，血管或静脉淋巴管畸形，以前称为海绵状血管瘤及囊状水瘤
  - 淋巴管瘤、血管瘤为误导的术语，因其不是真正的肿瘤
- 定义：慢血流血管畸形：非肿瘤性的、先天性的病变，源于淋巴管、静脉、毛细血管和动脉等有内皮相衬的管腔结构发育异常
- 见于全身各处，颈的基底部最常见
- 本病主要分为两个亚型
  - 淋巴管畸形
  - 静脉畸形
- 本病可以表现为混杂特征

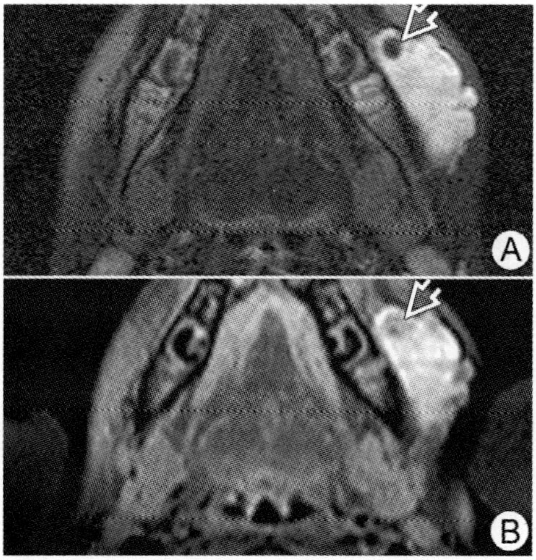

静脉畸形。轴状位 T2WI（A）示高信号囊状皮下静脉畸形。显著的静脉石（箭头）。脂肪抑制 T1 增强 MR 示弥漫性强化。(Courtesy S，Blaser，MD)

- 小囊和大囊
- 静脉和淋巴管
- 静脉和动静脉

影像学表现

一般特点

- 影像学特征取决于亚型和囊性部分的大小
- 最佳影像线索
  - LM：边缘强化或不强化，囊腔
  - VM：明显强化，静脉石
  - 两者：T2WI 上信号↑↑（微囊部分没那么明显）

CT 表现

- LM：大小不等的囊肿，水密度，+/−血-液平面
  - 囊肿壁无强化，除非先前有出血或感染
- VM：CT 上呈实性，弥漫性强化，**静脉石**

MR 表现

- LM：大囊肿，液性信号，液-液平面
    - 颈后三角或跨间隙
    - 大小不等的囊肿，T2 信号↑（大囊肿 T2 信号↑↑）
    - 线样淋巴管，脂肪信号内显示纤细的线样影
    - 边缘强化或不强化（偶尔出现轻微线样强化）
- VM：静脉石（孤立的无信号区），弥漫性强化（随时间延长，信号↑）

超声表现

- 碎屑液平（LM），静脉石（VM）是有意义的鉴别征象

推荐的影像学检查方法

- MR：多平面增强和加脂肪饱和的 T2WI
- CT 在疑难病例表现更为特异（对检测钙化更可靠）
- **无论是 CT 还是 MR，使用对比剂很关键**

鉴别诊断：儿童颈部肿块

婴儿毛细血管瘤

- 真性肿瘤，分叶，有明显和均匀的强化
- 出现于第 1 个月，在 1 年左右纤维脂肪消退
- T2WI 上亮度低于低流速血管畸形

鳃裂囊肿

- 可与大囊性畸形相混淆
- 部位：沿前胸锁乳突肌

病理

概述

- Mulliken 和 Glowacki 分类（1982）
    - 与源于血管的肿瘤（血管瘤）相鉴别
    - 关键特征：发育不良的血管（内皮）管腔
- 遗传学
    - LM：Turner 综合征（45XO）：蹼颈是退化的 LM
        - Noonan 综合征亦然，13，18，21 三体

  - VM：家族性血管综合征（Klippel-Trenaunay-Weber 综合征，蓝色疱痣综合征；家族性多发血管球性血管瘤）
- 胚胎学-解剖学
  - 静脉系统由胚胎前、后主静脉发育而来
  - 淋巴管在间质中发育，然后与静脉系统相联系
    - 有些学者认为淋巴管是作为静脉系统的“芽”发育
  - 在未来颈静脉与锁骨下静脉的连接点发育有颈静脉囊
    - 融合形成胸导管，使淋巴管与静脉系统连成一体
- 病因-发病机制
  - LM：淋巴管未能在胸导管与静脉系统相连（大囊肿），在间充质中孤立存在（小囊肿）或淋巴管“芽”失去与淋巴管系统其他部分的联系
  - VM：静脉“芽”与主系统有一些交通，但却发育不良
- 流行病学
  - LM：占婴儿与儿童良性疾病的 5%
    - 80%多在 2 岁前发现
    - 80%位于头颈部
  - VM：发病率低于 4%

大体病理及手术学特点

- LM：大的可萎陷的囊肿，或囊肿位于大囊畸形内
  - 被结缔组织基质分隔开
- VM：血液湖，被结缔组织基质分隔开
  - 静脉石，是以前发生出血的证据

镜下特点

- LM：衬以内皮的管腔或囊肿，其内充满富含蛋白的液体
- VM：大的、海绵状的血管管腔

分期或分级标准

- 单纯或复合，浸润性或分离性（明确局部的侵害）
- 混合型：具有 VM 和 LM 两者的特征（可偶尔为高血流的 AVM）

临床要点

临床表现

- 大的病灶可通过出生前超声或MR检查发现
  - 要求在接生时行气道保护——“出口”步骤

自然病史

- 病灶“随着儿童生长”（并且随着青春期、外伤、出血、血栓生长）
- 毁容加重，气道消化道损害
- 35%的VM伴有骨骼改变

治疗

- 完全切除通常很困难或不可能
- 经皮硬化疗法（乙醇、十四烷基硫酸钠、OK-432）用于治疗低血流部分，栓塞疗法用于高血流部分

预后

- 取决于正常淋巴管或静脉系统的受损程度
- 如果淋巴管系统发育不良，预后差，直至死亡

参考文献

1. Robson CD et al: Pediatric Airway Disease. In: Peter M. Som and Hugh D. Curtin Eds. Head and Neck Imaging, 4th Ed. St. Louis: Mosby, Inc.: 1556-61, 2003
2. Som PM et al: Congenital lesions. In: Peter M. Som and Hugh D. Curtin Eds. Head and Neck Imaging, 4th Ed. St. Louis, Mosby, Inc.:1847-57, 2003
3. Jones BL, Koch Bl. Magnetic Resonance Imaging of Pediatric Head and Neck. Topics in Magnetic Resonance Imaging 10(6):348-61, 1999

脊髓脊膜膨出

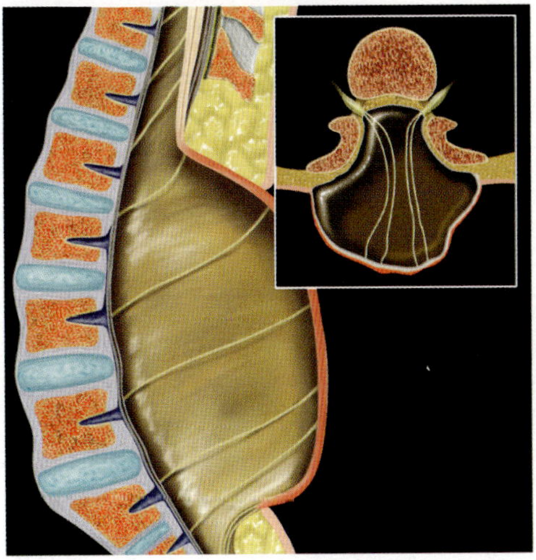

脊髓脊膜膨出。矢状位示意图显示一个无皮肤覆盖的显著扩张的硬膜囊（开放式闭合不全）。小插图显示很宽的脊柱闭合不全的轴状位像，以及悬吊于腹侧基板的神经根。

要点

- 同义词：开放式脊柱闭合不全，“开放性脊柱裂”
- 定义：脊柱后方附件骨性缺损，并缺少皮肤覆盖，使得神经组织、CSF 和脑脊膜暴露于空气
- 典型影像表现：宽大的骨性脊柱闭合不全，伴随脊髓/神经根低位，以及术后皮肤闭合改变
- 几乎所有病人都合并有 Chiari Ⅱ 畸形
- 罕见成像于皮肤闭合与修补之前
- 多数影像学指征是脊髓脊膜膨出（MMC）之后闭合
    - 外科手术修补的并发症（脊髓栓系）
    - 明确的合并异常如脊髓纵裂
    - 因脑积水、脊髓空洞而造成的神经系统症状恶化

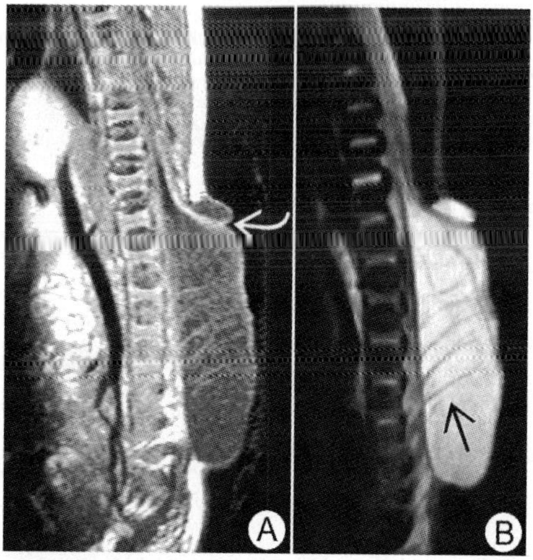

脊髓脊膜膨出。未修补。矢状位 T1WI（A）及 T2WI（B）显示开放式闭合不全及突出的硬膜囊。神经根（箭头）悬吊于腹侧基板。脊髓在硬膜囊嘴端进入基板（弯箭头）。腰骶椎前凸消失。(Courtesy S，Blaser，MD)

影像学表现

一般特点

- 除产科（胎儿）超声外，未经治疗的 MMC 极少做影像检查
- 最佳影像线索：椎管远端和鞘囊的扩张，脊髓低位；术后改变；ChiariⅡ畸形的脑表现

CT 表现

- 脊柱 CT
  - 骨性闭合不全伴皮肤覆盖；脊髓/神经根低位
  - 脊髓纵裂刺，硬膜缩狭，或脊髓缺血后遗症（脊髓突然终止）
- 脊髓 X 线摄影/CT；(适用于有 MR 禁忌证的患者)
  - 常见 CSF 分隔腔；基板与硬膜之间无 CSF

MR 表现

- 术后并发症应选择的影像学检查方法

  - 宽大的脊柱闭合不全，喇叭开口的板层，皮肤覆盖的CSF囊
  - 脊髓和神经根低位在矢状位上显示最佳
  - 相位对比CSF流动电影中圆锥搏动减少

其他影像学表现

- 产科超声：椎弓开放，板层张开，脊髓脊膜膨出囊突出，并且合并有Chiari Ⅱ畸形的脑表现（"柠檬"征，"香蕉"征，脑积水）

推荐的影像学检查方法

- 初次MMC诊断应用产科超声可辅助制定接生计划（MMC病人接生需采用Caesarian切开术）
- 脑US、CT或MR用于监测脑积水
- MR适用于术后脊柱的临床适应证

鉴别诊断

闭合式（隐性）脊柱闭合不全

- 同样表现为背侧闭合不全；脊髓也可低位
- 与MMC的区别在于是否存在皮肤或其他皮肤衍生物（如脂肪瘤）覆盖于神经组织上

病理

概述

- 一般病理特点
  - 联合征包括Chiari Ⅱ畸形（几乎100%），脊髓空洞症（30%～75%），脑积水（80%），脊髓纵裂（DSM）（30%～45%），骈胝体发育不良及脊柱节段畸形
  - 10%伴有DSM的MMC病人有半脊髓膨出变异型
    - 一或两个半脊髓终止于脊髓脊膜膨出或其他畸形
- 遗传学
  - 亚甲基四氢叶酸还原酶（MTHFR）合并叶酸盐代谢异常
  - MTHFR突变加上叶酸盐缺乏→神经管缺陷危险性↑
  - 成对盒基因Pax3内的突变（一些综合征加上MMC）

  - 其他：14%的神经管缺陷胎儿中发现有13和18三体
- 胚胎学-解剖学
  - 所有的表现都由局限性的神经管闭合障碍造成
    - 后部基板面正常会形成神经管的内部室管膜
    - 前部基板面正常会形成脊髓面的外部软脊膜
  - 不闭合抑制了神经组织与皮肤外胚层的分离
    - 神经组织仍然沿外侧基板贴附于皮肤
    - 相对的脊髓栓系和固定
    - 间质不能向内移行，被迫停留于前外侧，阻碍了后部组块的融合
  - 背侧神经根起于前基板侧面，向着腹侧神经根；二者均向腹侧走行，穿过脑脊液，处于正确水平
- 流行病学
  - 存活的新生儿中发病率为0.44/1000（以前为8/1000）；女>男
  - 与母体叶酸不足有关：饮食或遗传
    - 抗惊厥治疗也能降低叶酸的生物利用度

临床要点

临床表现

- 典型的修补术前临床表现
  - 新生儿的临床表现为后背中线处暴露在外的、红色的神经组织基板
  - 节段水平决定了神经功能缺失的严重程度
  - 腰骶部44%，胸腰部32%（颈部/胸部非常罕见）
  - 继发于ChiariⅡ畸形的脑积水
- 典型的修补术后临床表现
  - 固定的神经功能缺失，脊柱侧弯及脑积水
  - 神经系统功能恶化提示存在并发症
    - 脊髓栓系，硬膜环缩窄，脊髓缺血或脊髓空洞积水

治疗

- 孕妇在怀孕前至孕期6周后补充叶酸可大大降低（但不能彻

底预防）MMC 的发病率

- MMC 在出生后 48 小时内进行外科闭合手术，可以稳定神经缺损，防止感染
  - 一些三级诊疗中心实行试验性子宫内修补术
- 后续处理主要针对术后并发症
  - 解除脊髓栓系，治疗脑积水

预后

- 预期存在稳定的术后功能缺失，可以恢复很好
- 胎儿修补可以降低 Chiari Ⅱ 畸形后脑疝出及脑积水的严重程度
- 出生后的修补术不能改善临床结果
- 脑积水和脊髓栓系决定了神经系统功能会进一步恶化的预后

参考文献

1. Bowman RM et al: Spina bifida outcome: A 25-year prospective. Pediatr Neurosurg 34(3):114-20, 2001
2. Shurtleff DB et al: Epidemiology of tethered cord with meningomyelocele. Eur J Pediatr Surg 7 suppl 1:7-11, 1997
3. Barkovich A: Pediatric Neuroimaging 9:621-34, 2nd ed. Philadelphia: Lippincott-Raven, 1996

脂肪脊髓裂

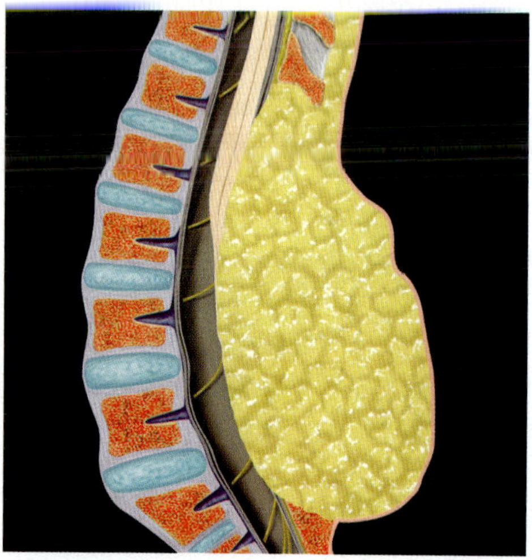

脂肪脊髓裂。腰骶椎矢状位示意图显示背侧一个很大的、有被覆皮肤的脂肪瘤，附着于腹侧神经基板，脂肪瘤经脊柱裂缺损与皮下脂肪相连续。

要点

- 同义词：闭合性脊柱缺损
- 定义
  - 脂肪脊髓裂是一种闭合性脊柱缺损，特点是一个神经基板-脂肪瘤复合体经脊柱裂缺损及缺损的硬膜与皮下脂肪相连续
  - 脂肪脊膜脊髓裂是脂肪脊髓裂+脊膜膨出
    - 低位神经组织向外突出骨性椎管，终止于脂肪瘤肿块/皮下脊膜囊
- 典型影像表现：皮下脂肪性肿块与神经脊板/脂肪瘤相连续
- 其他要点
  - 闭合性脊柱缺损：被覆皮肤和脂肪
  - 总有脊髓栓系，+/−末端脊髓积水
  - 合并锥体异常：蝴蝶椎，半椎体，椎体融合

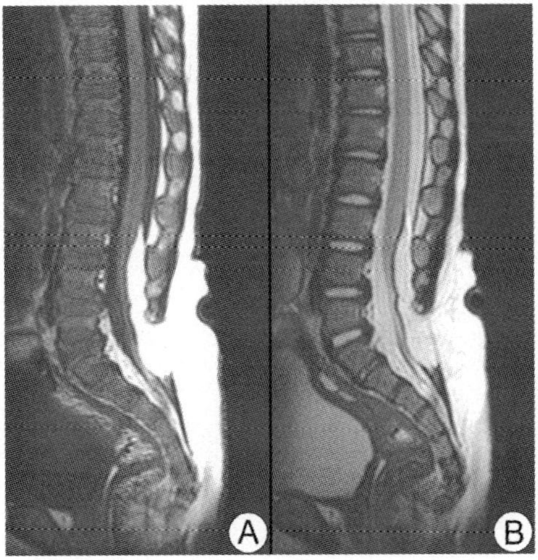

脂肪脊髓裂。矢状位 T1（A）及 T2WI 图像示一个 7 个月婴儿在背部有一个脂肪肿块，被覆皮肤，提示为椎管外脂肪瘤，并与椎管内脂肪瘤相连。硬膜缺损，脂肪瘤附着于低位栓系的脊髓上。(Courtesy S. Blaser，MD)

- ○ 基板-脂肪瘤复合体旋转，脂肪瘤可不对称
- ○ 最常见于腰骶部

影像学表现

一般特点

- 最佳影像线索：脊柱裂及被覆脂肪肿块

CT 表现

- 背侧脊柱闭合不全
- 透光的脂肪瘤与皮下脂肪及栓系的脊髓/基板相连续

MR 表现

- 椎管外/硬膜外脂肪瘤穿过硬膜囊，附着于脊髓的尾端
- T1/T2：脂肪信号

推荐的影像学检查方法

- MR 可用于评估有无脊髓栓系、积水、空洞

- 肾脏超声：骨盆（异位）肾，单侧发育不全，马蹄肾

鉴别诊断

硬膜内脂肪瘤

- 包于完整的硬膜内
- 最常发生在颈椎和胸椎
- +/－脑-皮肤多发性脂肪瘤综合征
- +/－被覆皮肤脂肪瘤（lipomata）

脂肪终丝

- 梭形（纤维性）终丝脂肪增厚
- 累及硬膜内终丝，硬膜外终丝或两者均累及
- 2 型神经胚形成缺陷（成管和退行性分化）
- 2 型神经胚形成前终丝及末端半脊髓圆锥形成
- 隐性脊柱裂常见

脊髓膨出/脊髓脊膜膨出

- 开放式脊柱闭合不全

病理

概述

- 一般病理特点
  - 通常被覆皮下脂肪组织突起或肿块
- 遗传学
  - 如同在开放式神经管缺损（NTD）中一样，叶酸盐缺乏
- 饮食中叶酸盐不足
- 用药相关的或遗传性的叶酸代谢障碍
  - 母亲肥胖（＞29kg/m2）使 NTD 增加（尤其是闭合性脊柱缺损！）
- 胚胎学-解剖学
  - 神经胚形成和分离前神经管形成（第 3～4 周）
- 病因-发病机制
  - 脂肪脊髓裂由神经外胚层从皮肤外胚层过早分离所致
  - 间充质在神经皱褶间聚合

  - 神经皱褶因而保持开放，在过早分离处形成神经基板
  - 原始神经管的内衬室管膜引导间充质形成脂肪
- 流行病学
  - 占隐性脊柱闭合不全的 20%～50%
  - 新生儿 1：4000
  - 女：男＝1.5：1～2：1
  - 大的病灶在出生时或婴儿早期即可出现
  - 稍小的病灶可一直表现为“隐性”，直到症状出现

大体病理及手术学特点

- 密集的纤维性脂肪瘤
- 硬膜缺损
- 术前分类可以提示神经组织附着

镜下特点

- 神经胶质、结缔组织成分及横纹肌纤维可散于脂肪瘤中

分期及分级标准

- Chapman：尾侧（与终丝相关），背侧（紧连于脊髓），过渡型（包括两者）

临床要点

临床表现

- 中线或旁矢状皮肤覆盖的腰骶部肿块
- ＋/－皮肤浅凹陷，附属物，血管瘤，几簇毛发
- 下肢轻瘫
- 骶部皮肤感觉丧失
- 膀胱和肠道功能障碍
- 足畸形

自然病史

- 脊髓栓系或增大的脂肪瘤可造成进展性和潜在不可逆性的神经损伤

治疗及预后

- 早期预防性手术（小于 1 岁）可解除脊髓栓系，切除脂肪瘤，并重建硬膜

- 当出现症状时行一系列的“解除栓系”的手术
- 神经系统未受损患者接受手术后一般仍然保持功能未受损
- 如果未能在婴儿时期早期手术，一般膀胱功能障碍会持续存在
- **有症状**的再栓系发生率约 20%（脊髓与硬膜紧密相连）
  - 初次手术之后的数周至数年，经常在生长快速期发生
  - 在“过渡型”脂肪瘤中特别常见

参考文献

1. Arai H et al: Surgical experience of 120 patients with lumbosacral lipomas. Acta Neurochir 143(9):857-64, 2001
2. Tortori-Donati P et al: Magnetic resonance imaging of spinal dysraphism. Top Magn Reson Imaging 12(6):375-409, 2001
3. Naidich TP et al: A new understanding of dorsal dysraphism with lipoma (lipomyeloschisis): Radiologic evaluation and surgical correction. AJR 140(6):1065-78, 1983 (Review)

节段畸形

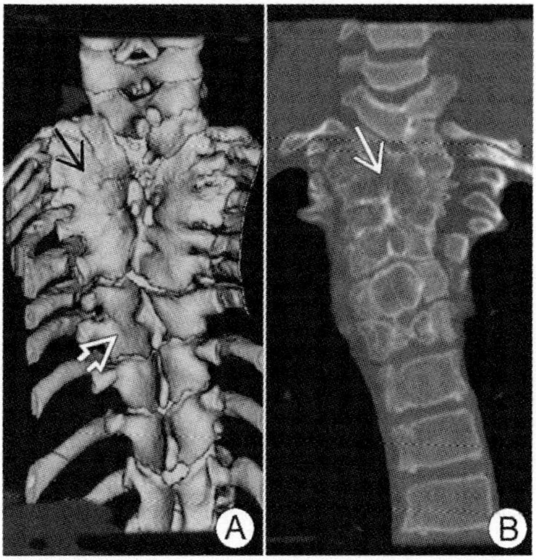

节段及融合异常。三维 CT（A）及 CT 重建（B）显示“错乱”或“蟹样”（箭头）椎体节段和融合畸形。半椎体与邻近椎体的融合形成三蒂椎体（开口箭头）。(Courtesy S，Blaser，MD)

要点

- 同义词：节段及融合畸形（SFA），脊柱紊乱
- 定义：由于胚胎期的发育紊乱导致的椎体列畸形
- 典型影像学表现：脊柱侧弯，伴椎体畸形
- 最轻微和最常见的形式是不确定型（过渡型）椎体
- 可以为孤立性或综合征性，可以为单发或多发
    - 合并有闭合不全和（或）脊索裂综合征
- 本病名常用于描述数种椎体畸形
    - 部分或完全性形成障碍
        - 椎体发育不全，半椎体，蝴蝶椎
    - 部分双椎体
        - 多余半椎体
    - 分节障碍

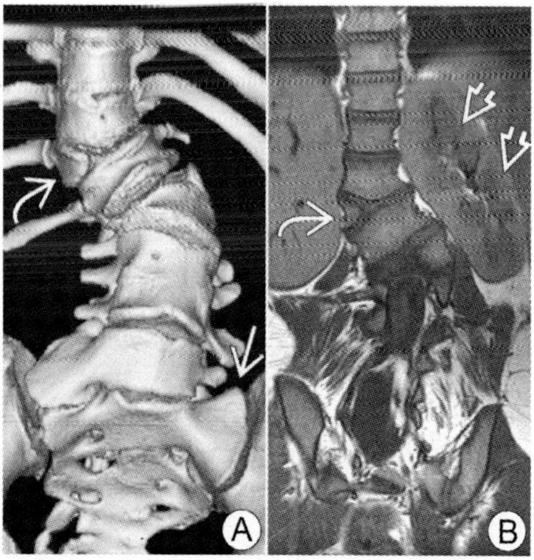

节段畸形。三维 CT（A）显示多处节段/融合畸形：腰骶接合椎体不对称（箭头），胸腰结合部半椎体（弯箭头），肋骨不对称，骨桥融合。注意冠状位 T1WI 上的单个肾（开口箭头）。(Courtesy S, Blaser, MD)

- 脊椎分节不全
- 椎体后块闭合不全/融合（椎弓根，椎弓融合）

影像学表现

一般特点

- 最佳影像线索：不典型脊柱侧弯（锐角，单一弯曲，局灶性）

CT 表现

- CT 显示骨性结构最佳
  - 在轴状位上很难评价椎体畸形
  - 三维 CT 尤其有用：SFA 加脊柱侧弯

MR 表现

- 大多数椎体畸形在冠状位、矢状位上显示良好
- 明确合并的脊髓异常（随着 SFA 严重性增加而增加）
  - 脊髓纵裂，脊髓空洞症，脊髓栓系/脂肪终丝，先天性肿瘤

X线表现

- 出现脊柱侧弯前显示骨性异常最佳

推荐的影像学检查方法

- 长脊柱X线片用于评价承重脊柱侧弯的程度
- 术前三维CT用于观察椎弓根
- 多平面MR成像用于评价椎体解剖
  - 并且用于排除合并的脊髓病变或受压

鉴别诊断

青少年慢性关节炎及椎间隙感染

- 两者导致获得性脊椎分节不全；需要了解病史

病理

概述

- 一般病理特点
  - 严重或广泛的SFA，其他畸形55%
- 心脏26%，生殖泌尿道畸形26%
- 颅底、迷路、肢体异常常见
- 遗传学
  - 在椎体列发育当中Pax-1基因表达障碍
  - 很多综合征伴有SFA
- 常见：Klippel-Feil（颈椎SFA），基因位点8q22.2
- 家族性脊椎胸廓或脊椎肋骨发育不全，例如：Jarcho-Levin：胸椎“蟹样”融合伴肋骨扇样排列
- 胚胎学-解剖学
  - 正常椎体形成经历三个序贯性的阶段
  - 膜发育
- 内侧生骨节（椎体）和外侧生肌节（脊柱旁肌肉）的节段形成
  - 软骨化
- 生骨节横向分离并与邻近生骨节的一半联合形成初期的椎体
- 成对的软骨化发生点在椎体及椎弓中线的两侧发育形成

  - 骨化
- 软骨骨骼的骨化从一个骨化中心开始
- 病因-发病机制
  - 完全的不发育——两个软骨化骨中心均发育障碍
  - 一侧半椎体
- 一个软骨化骨中心未发育；该侧骨化中心随后未能形成
- 可出现多余或代替正常的椎体
  - 后方半椎体——骨化阶段后期障碍
  - 矢状裂隙（“蝴蝶”）椎体
- 在每对旁正中的软骨化中心形成分离的骨化中心（未能融合）
  - 冠状裂隙椎体——分离的腹侧和背侧骨化中心形成并持续存在
  - 脊椎分节不全——两个或更多椎体体节分节障碍
- 单一或多发，局灶性或广泛性
- 腰椎＞颈椎＞胸椎
- 椎间隙常常不完全发育或缺如
- 联合椎骨可以高度正常、变短或变长
- 常常合并半椎体/上方或下方节段水平椎体缺如，后方附件分节不良
  - 后方椎弓畸形
- 在中线的融合障碍导致闭合不全（伴或不伴一侧椎弓根发育不良/发育不全）
- 在 L5，S1，C1，C7，T1 及下段胸椎最常出现未融合的棘突
- 多个节段后方融合导致先天性椎弓根棒的形成
- 流行病学
  - 占所有脊柱侧弯的 18%：如果有多系统异常和父母近亲，则还会上升

临床要点

临床表现

- 可以无症状或导致脊柱曲度异常
  - +/-合并的神经功能缺失，肢体或内脏缺陷

- 严重脊柱侧弯/肋架融合：呼吸衰竭（胸廓受限）

自然病史

- 可以出现异常节段的连续融合

治疗

- 症状轻者保守治疗；手术融合抑制/治疗脊柱后侧凸

预后

- 常常进展至脊柱侧弯

参考文献

1. Suh SW et al: Evaluating Congenital spine deformities for intraspinal anomalies with magnetic resonance imaging. J Pediatr Orthop 21(4):525-31, 2001
2. Jaskwhich D et al: Congenital scoliosis. Curr Opin Pediatr 12(1):61-6, 2000
3. McMaster MJ et al: Natural history of congenital kyphosis and kyphoscoliosis. A study of one hundred and twelve patients. J Bone Joint Surg Am 81(10):1367-83, 1999

神经肠源性囊肿

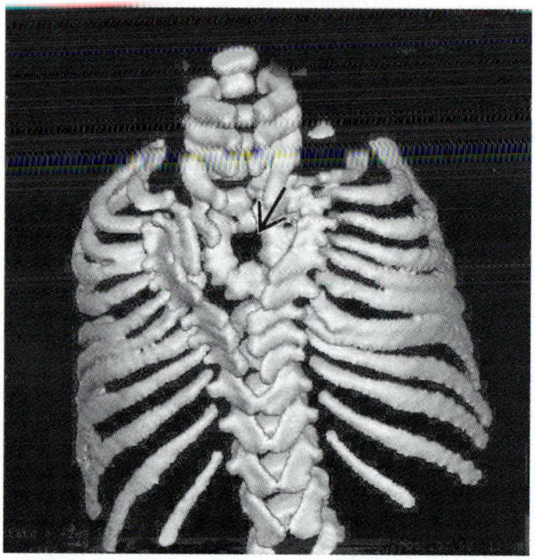

神经肠源性囊肿。3D 重建后方投影显示一个“混乱的”颈胸部上段胸椎分节与融合异常，伴一个粗大的 Kovalevsky 管（箭头）。(Courtesy S. Blaser, MD)

要点

- 同义词：肠源性囊肿
- 定义：椎管内肠源性囊肿
- 典型影像学表现：合并椎体畸形和永存 Kovalevsky 管的硬膜内髓外囊肿
- 其他要点
  - 符合脊索裂综合征病谱
  - 在胸椎（一项研究中占 42%）或颈椎（32%）前部最常见，很少见于腰椎
  - 所有年龄段的椎体畸形<50%，儿童更为常见
- 脊柱裂，椎体融合，蝴蝶椎，或脊柱侧弯
  - 通常位于中线

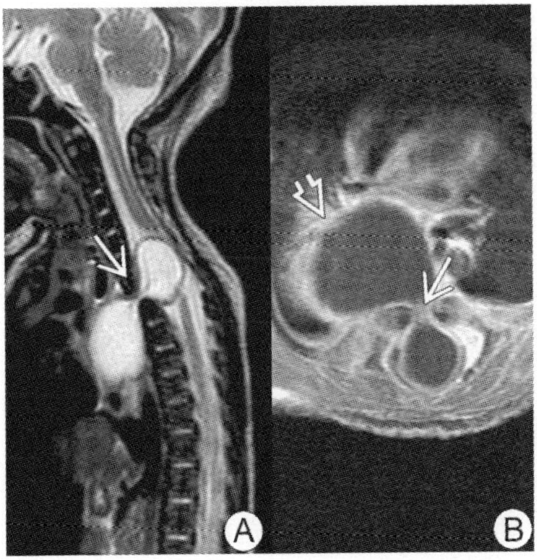

神经肠源性囊肿。矢状位 T2（A）及脂肪饱和轴状位 T1WI（B）显示哑铃状神经肠源性囊肿。哑铃中间狭窄处是由于囊肿穿越 Kovalevsky 管而形成的（箭头）。增强后囊肿壁强化（开口箭头）。(Courtesy S. Blaser，MD)

影像学表现

一般特点

- 最佳影像线索：椎体畸形伴椎管内囊肿

CT-脊髓造影（CT-M）表现

- 罕见的伴有正常椎体和颅底的脑桥延髓切迹病变
- 椎管局限性扩大
- 硬膜内髓外囊肿
- 内陷的囊肿可被误诊为髓内病变

MR 表现

- 边界清楚，硬膜内，髓外的液体信号病变
- T1 及 T2：等或高于脑脊液（CSF）信号
  - 囊肿信号决定于蛋白和黏蛋白含量
- 一般无强化（但偶尔会出现边缘强化）
- 因慢性占位效应而出现局部脊髓萎缩

推荐的影像学检查方法

- MR（尤其是冠状位）和低剂量三维 CT 能更好地评价椎体畸形
- 采用腹部-盆腔超声查找 Müllerian 畸形、肾脏畸形

鉴别诊断

胸椎前脊膜膨出

- 同样为前部哑铃形；在 CT－M 图像上可见病灶与硬膜囊相连续

蛛网膜（脊膜）囊肿

- 在所有序列上均为脑脊液信号
- 原发性蛛网膜囊肿位于椎管内后部
- 继发性蛛网膜囊肿无其他特殊表现
- ＋/－椎体畸形，也可伴发 MMC/AC2

(表）皮样囊肿

- 通常位于腰椎；位于脊髓后方或脊髓内
- 可有皮肤“小凹”、窦道（20%）或脊髓栓系
- 先天性或有未用管心针的腰部脊髓腔-腹腔分流术病史（有争议）

病理

概述

- 一般病理特点
  - 外胚层及间质成分共存时的脊柱闭合不全，提示与那些只存在内胚层成分的无闭合不全的病例相比，发育错误出现得更早
- 胚胎学-解剖学
  - 胚胎第三周时，脊索形成并分离出背侧外胚层（皮肤和脊髓）和腹侧内胚层（前肠）
  - 分离障碍会导致脊索裂或脊索偏移黏附于左侧或右侧
- 病因-发病机制（脊索裂综合征病谱）
  - 背侧肠瘘（最严重）

    - 连接肠腔与背侧皮肤表面，穿过软组织及脊柱
    - 部分瘘管可能消失，形成其他畸形
  - 背侧肠窦
    - 开口于背侧皮肤表面，另一端为盲端
  - 背侧肠源性囊肿
    - 椎前，椎管内，椎后，纵隔，或肠系膜
  - 背侧肠憩室
    - 憩室起于肠管的背侧肠系膜边缘
  - 一名患者可以出现以上所有异常
- 流行病学
  - 10～40 岁
  - 男∶女＝3∶2
  - 占椎管内肿瘤的 0.3%
- 遗传学
  - 有报道合并消化道重复畸形和瘘管、VACTERL 联合征（椎体，肛门闭锁，心脏，气管食管瘘［TEF］，肢体，肾脏）
  - 常合并有其他神经管缺陷

大体病理及手术学特点

- 清亮，黏液样，或蛋白样的液体

镜下特点

- 薄壁囊肿，单层、假复层或复层立方或柱状上皮；可有纤毛上皮及杯状细胞
- 单发囊肿主要由内胚层衍生物构成，而“脊柱闭合不全的病例”还有间充质和外胚层

分期与分级

- WHO 分类：其他畸形（囊肿）与“肿瘤样”病变

临床要点

临床表现

- 背疼及步态失调
- 进展性脊髓病变/下肢轻瘫，神经根病/感觉异常

自然病史

- 进展性神经系统功能恶化
- 有大的胸椎病变时出现呼吸受限
- 囊壁衬有胃上皮时，可出现出血、贫血和疼痛
- 脑膜炎
    - 囊肿破裂进入脑脊液，出现 Mollaret 脑膜炎
    - 如果有肠源性有机物种植，可出现细菌性脑膜炎

治疗

- 手术切除
- 若不能完全切除，行引流及部分切除

预后

- 若临床表现出现晚，神经肠源性囊肿可以为“隐匿”缺陷

参考文献

1. Paleologos TS et al: Spinal neurenteric cysts without associated malformations. Are they same as those presenting in spinal dysraphism? Br J Neurosurg 14(3):185-94, 2000
2. Gao PY et al: Neurenteric cysts: Pathology, imaging spectrum, and differential diagnosis. International Journal of Neuroradiology 1:17-27, 1995
3. Brooks BS et al: Neuroimaging features of neurenteric cysts: Analysis of nine cases and review of literature. AJNR 14:737-46, 1993

脊柱神经纤维瘤

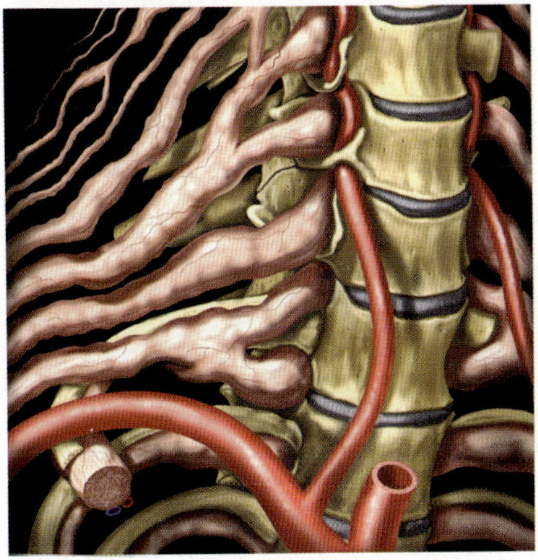

脊柱神经纤维瘤。示意图示神经纤维瘤病1型丛状神经纤维瘤。众多的多水平的肿瘤累及颈神经根和臂丛。椎间孔扩大。

要点

- 同义词：神经纤维瘤（NF），丛状神经纤维瘤（PNF），恶性外周神经鞘肿瘤（MPNST）
- 定义：NF是与外周神经/鞘相关的良性肿瘤；可以局限，弥漫或为丛状；可以发展为恶性
- 90%的NF表现为散发、单发肿瘤
- 多发PNF为NF1的一部分，NF1为一种遗传性肿瘤综合征
  - 15%～30%的NF1患者进展为PNF，约一半在5岁前
- 50%的恶性外周神经鞘肿瘤（MPNST）合并有NF1，1%～2%的NF1有MPNST

影像学表现

一般特点

- 最佳影像线索：患有皮肤斑的NF1患者中，众多的、多水平

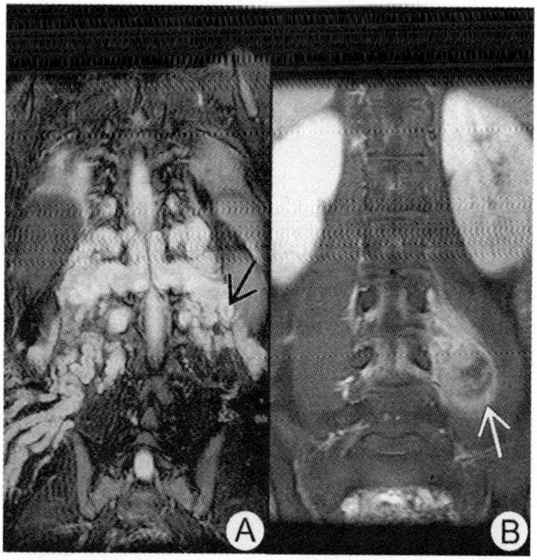

脊柱神经纤维瘤。患有 NF1 的儿童冠状位 T2WI（A）示蛇样 PNF 伴靶征（黑箭头），累及脊神经和骶丛。先前未曾诊断 NF1 的 10 岁患儿的冠状位脂肪饱和 T1C+（B）示单发不均匀强化的 MPNS（白箭头）。(Courtesy Susan Blaser，MD)

的脊神经根肿瘤

CT 表现

- 平扫
  - 低密度局灶性/梭形的神经根增大
  - +/－神经孔扩大
- 增强：轻度/中度强化

MR 表现

- T1：通常为与脊髓、神经根相等的信号
- T2
  - 等/高信号
  - “靶征”
    - 边缘高信号，中心低/等信号
    - 提示神经源性肿瘤，但不是 NF 的特异性表现
- 不定的强化方式（通常为轻度/中度，相对均匀）

核医学表现

- 放射性核素研究：MPNST 可以表现为放射性核素高摄取
- (18) FDG PET：有助于确定 PFN/NF1 的恶性改变

推荐的影像学检查方法

- MR（包括脂肪饱和增强图像）：检查频率有争议

鉴别诊断

神经鞘瘤

- 在影像学上与单发 NF 很难鉴别
- NF 比神经鞘瘤更常见到“靶征”

脊膜膨出

- 囊性，与 CSF 密度/信号一致
- 打入鞘内对比剂时，囊内充满鞘内对比剂

先天性肥大性多发性神经根性神经病

- Charcot-Marie 牙，Dejerine-Sottas 病
- 在影像学上可与 PNF 相似，但无 NF1 皮肤斑

慢性间质脱髓鞘多发性神经病

- 由于反复发作脱髓鞘及髓鞘再生导致本病
- 脊神经、外周神经出现“洋葱”皮样层状增大
- 在影像学上可与 PNF 相似，但无 NF1 皮肤红斑

病理学

概述

- 一般病理特点
    - 多样化表现：从局限性结节到弥散性浸润
- 遗传学
    - NF1 基因胚系突变
        - NF1 患者剩余野生型 NF1 等位基因丢失
        - NF1 遗传改变可能与散发型 NF 有关
    - NF1（染色体 17q11.2）：多种表现；“脊柱节段性 NF”表现型是一个等位的亚型，累及周围+/−脊神经
- 流行病学

    - 占所有良性软组织肿瘤的 5%；无性别差异
    - NF1 中的 PNF：近一半患者在 5 年内发展
    - NF1 中的 MPNST：中间年龄为 26 岁
    - 非 NF1 中的 MPNST：诊断时的中间年龄为 62 岁

大体病理及手术学特点

- NF 的公认的三个大体分型
    - 局限型
        - 占 NF 的 90%
        - 单发梭形肿块，通常<5cm
        - 不合并 NF1
    - 弥漫型
        - 儿童、年轻成人浸润性肿瘤
        - 常影响头颈部皮下组织
        - 累及脊神经罕见
        - 90%单发，孤立，不合并 NF1
    - 丛状
        - 能明确诊断 NF1
        - 常为双侧、多水平
        - 常影响坐骨神经/臂丛
        - 受累神经长的、庞大的、有黏性的膨胀物（“虫袋”）

镜下特点

- 肿瘤样 Schwann 细胞+成纤维细胞
- 胶原纤维，黏蛋白样/黏液样基质
- 肿瘤，神经纤维束混杂
- S-100 阳性
- NF 中有丝分裂罕见

分期或分级标准

- NF 为 WHO 分级 Ⅰ
- MPNST 为 WHO 分级Ⅲ/Ⅳ

临床要点

临床表现

- 常见肿块（局限性或浸润性），疼痛罕见

- NF1 可有皮肤斑（牛奶咖啡斑，腋窝斑点）

自然病史

- 生长缓慢
- 恶性者转变为 MPNST
  - 散发 NF 罕见，但有 5%的丛状 NF 可以转变，尤其是成人

治疗

- 散发/孤立 NF 切除
- 丛状 NF 常不采用手术；评估后化疗

预后

- 丛状、散发的大神经的 NF 均可进展为 MPNST

参考文献

1. Khong PL et al: MRI of spinal tumors in children with NF1. AJR 180(2):413-7,2003
2. Simoens WA et al: MR features of peripheral nerve sheath tumors: Can a calculated index compete with radiologist's experience? Eur Radiol 11:250-7, 2001
3. Woodruff JM et al: Neurofibroma. In: Kleihues P, Cavenee WK (eds), Tumors of the Nervous System, Chapter 10, 167-8, IARC Press, Lyon, France, 2000

神经与皮肤性疾病

神经纤维瘤病 1 型

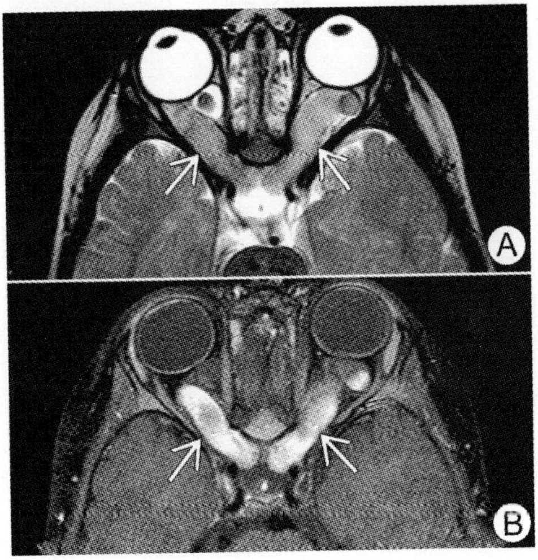

神经纤维瘤病 1 型，轴状位 T2（A）和 T1 增强 MR 图像（B），示双侧视交叉前的视神经（箭头）增粗和明显强化，该患儿皮肤有咖啡斑和双侧眼球突出。

要点

- 同义词：von Recklinhausen 病，NF1
- 定义：神经上皮异常，以弥漫的皮肤神经纤维瘤、颅内错构瘤、良性和恶性肿瘤为特点
- 典型影像学表现：脑白质（WM）和深部灰质（GM）的局灶性信号异常区（FASI）
- 最为常见的遗传性中枢神经系统疾患之一
- 最常见的常染色体显性遗传性疾病
- 最常见的遗传性肿瘤综合征

影像学表现

一般特点

- 最佳影像线索：FASI 和视神经胶质瘤（ONG）

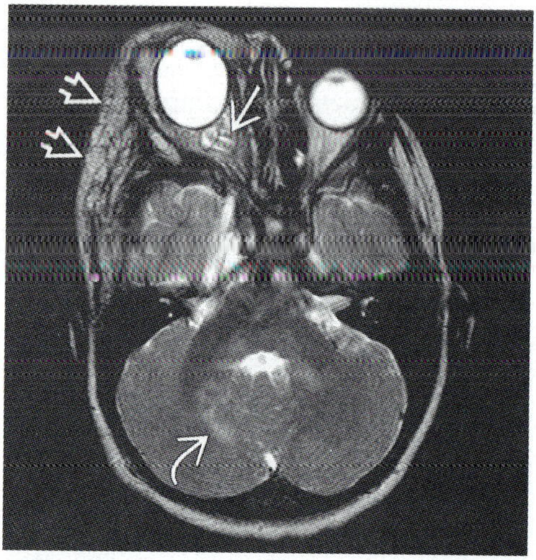

神经纤维瘤病 1 型，轴状位 T2 加权像显示右侧牛眼，视神经呈扣带状（箭头）。同侧眼眶周围空间丛状神经纤维瘤（开口箭头），注意靶征。小脑白质内可见异常信号灶（FASI）。

- 最佳影像线索＝**各处**生长的丛状神经纤维瘤（PNF）

CT 表现

- 视神经孔的扩大：视神经胶质瘤或卵圆孔：丛状神经纤维瘤
- 进展性蝶骨大翼发育不良（合并丛状神经纤维瘤）
- 人字缝缺损；硬脑膜钙化（顶部）

MR 表现

- FASI
    - 可见于 60％的神经纤维瘤病 1 型
    - 多发、无强化的病灶，可有轻微/无占位效应
    - T2 加权像上病灶为高信号，T1 加权像上信号各异
    - 部位：苍白球，白质，丘脑，海马，脑干
    - 类型：2～10 岁变大，20 岁前变小
    - 11％有增生：强化，占位效应；数目多，脑干/胼胝体压部/小脑
- 丛状神经纤维瘤

  - 眼眶/头皮/颅底；脊髓周围；身体其他部位
  - “靶”征：T2 加权像上病灶中心的胶原成分呈亮信号

其他影像学表现

- MRA/DSA：血管内膜细胞增生→狭窄→moyamoya 病
- 其他：动脉瘤/动静脉畸形，肾动脉狭窄，主动脉缩窄
- MRS：FASI 和肿瘤均表现为 Cho∶Cr 比值↑（肿瘤较高），但 FASI 的 NAA 接近正常，而肿瘤 NAA↓
- X 线片
  - 30%可见脊柱侧弯（常常呈锐角）
  - 椎体后部组件发育不全，扇贝形椎体（硬膜扩张/侧方脊膜膨出 > 下方神经纤维瘤）
  - 蝶骨翼发育不良，带状肋，多发性假关节

推荐的影像学检查方法

- 脑和眼眶基本 MR，+/-脊柱检查
- 若有视神经胶质瘤或 FASI 明显增多，或 FASI 伴有脑干肿胀，应随访

鉴别诊断

其他属神经纤维瘤病病谱的疾病

- 神经纤维瘤病 2 型；多发神经鞘瘤综合征
- 马赛克（节段性）神经纤维瘤病 1 型或神经纤维瘤病 2 型
- 遗传性脊髓神经纤维瘤病
- 家族性小肠神经纤维瘤
- 常染色体显性遗传性皮肤牛奶咖啡斑
- 常染色体显性遗传性单纯神经纤维瘤

大脑胶质瘤病

- 如果 FASI 广泛

病理

概述

- 一般病理特点
  - 合并嗜铬细胞瘤，神经纤维肉瘤

- 遗传学
  - 基因位点＝17q11.2；常染色体遗传；50％新的突变
  - 表达各异，但 5 年的外显率是 100％
  - 神经纤维瘤基因产物“神经纤维瘤蛋白”是肿瘤的抑制物；灭活会出现细胞增殖和肿瘤生长
- 胚胎学：组织发生紊乱
- 病因-发病机制-病理生理学
  - 神经纤维瘤病 1 型患者的肿瘤抑制基因呈“关闭”状态
- 流行病学
  - 活产发病比率为 1∶2500

大体病理及手术学特点

- 丛状神经纤维瘤有 2％～12％恶变成神经纤维肉瘤
- 15％～20％有视觉通路胶质瘤
  - ≤5％患者有症状/进展
  - 可为孤立（通常）/视交叉 > 延伸到膝状体＞＞内侧膝状体束
  - 错构瘤，常常是低级别
  - ＜20％为恶性
  - 视交叉周围浸润到蛛网膜下腔
    - 更可能表现为侵袭性
    - 性早熟概率上升 30％
  - 通常有视神经鞘扩张（＋/－视神经胶质瘤）
- 髓母细胞瘤/室管膜细胞瘤的发病率轻度↑
- 星形细胞瘤发病率显著↑
  - 见于 1％～3％神经纤维瘤病 1 型病例
  - 表现更早，更常见，更可能为多中心生长
  - 常见部位是脑干/小脑、胼胝体压部等
    - 经常较散发脑干胶质瘤侵袭性小
    - 但星形细胞瘤、多形性胶质母细胞瘤也可发生

镜下特点

- FASI：局灶性髓鞘空泡变性
- 丛状神经纤维瘤：Schwann 细胞，神经周围的成纤维细胞沿

着神经束生长

临床要点

临床表现

- 神经纤维瘤病 1 型应具备以下 2 个或更多的特征：≥6 个牛奶咖啡斑（存在 1 年）；≥2 个神经纤维瘤（青春期）或 1 个丛状神经纤维瘤；腋窝、腹股沟皮肤斑；视神经胶质瘤；典型的骨病变；1 型与神经纤维瘤相关
- 30％～60％神经纤维瘤病 1 型伴有学习障碍，与错构瘤改变有明显关系，尤其是海马；8％伴有智力障碍

自然病史

- 皮肤标记后期明显改变（显著性、数量进行性升高）
- 多发性硬化发病率升高：被认为是与存在于神经纤维瘤病 1 型基因内的少枝胶质细胞髓鞘的糖蛋白基因突变有关

治疗及预后

- 临床观察
- 有视神经胶质瘤的患者发生其他中枢神经系统肿瘤的风险增加
- 丛状神经纤维瘤恶变成肉瘤的风险升高

参考文献

1. Gonen O et al: Three-dimensional multivoxel proton MR spectroscopy of the brain in children with neurofibromatosis type 1. AJNR 20:1333-41, 1999
2. Mukonoweshuro W et al: Neurofibromatosis type 1: The role of neuroradiology. Neuropediatrics 30:111-19, 1999
3. Ruggieri M: The different forms of neurofibromatosis. Childs Nerv Syst 15:295-308, 1999

结节性硬化

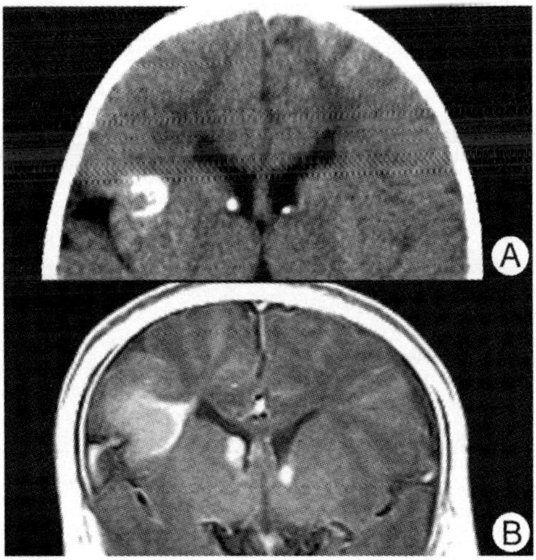

结节性硬化。平扫 CT（A）示皮层下钙化结节和室间孔处的室管膜下小结节（室管膜下巨细胞星形细胞瘤），二者在增强 MR 冠状位 T1 加权像（B）上强化。患有皮肤灰叶斑和癫痫的初学走路的患儿在上述两项检查中都有另外的皮层/皮层下结节。

要点

- 同义词：TSC；Bourneville-Pringle 综合征
- 定义：伴有多器官的错构瘤的遗传性肿瘤疾患
- 典型影像学表现：室管膜下结节样钙化灶
- 中枢神经系统错构瘤病谱，均含有巨大气球样细胞
- TSC 肿瘤抑制基因突变导致细胞分化异常和增殖
- 典型“结节性硬化”30％＝癫痫发作，面部血管纤维瘤，智力发育延迟

影像学表现

一般特点

- 特征性表现＝98％病例有室管膜下结节（SEN）

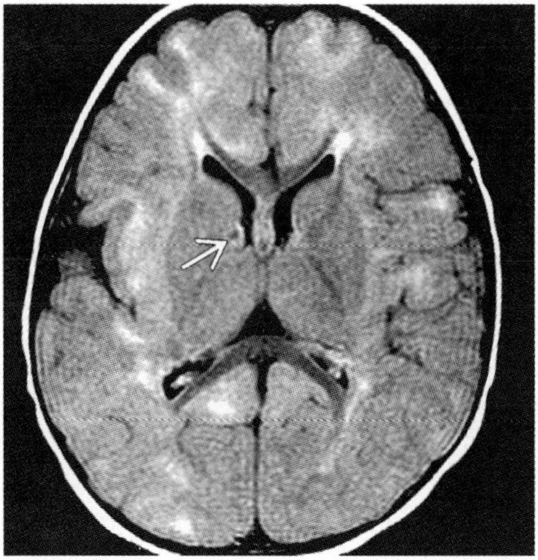

结节性硬化。同一患儿 FLAIR 图像明确揭示广泛的、弥漫性的条形和楔形的皮层/皮层下高信号结节影。右侧巨细胞星形细胞瘤呈点状低信号（箭头）。

- 15％病例有室管膜下巨细胞星形细胞瘤（SGCA）
- 70％～95％病例有皮层和皮层下结节病灶和脑白质内病灶（数目各异）
- 脑白质病变沿着神经元移行路线分布

CT 表现

- 平扫 CT
  - 室管膜下结节（SEN）
    - 沿着尾状核丘脑沟分布＞前角＞＞颞角
    - 50％钙化（1 年后进行性加重）
  - 结节
    - 早期：低密度病灶/钙化，皮层/皮层下肿块
    - 后期：等密度/钙化（10 年后 50％）
  - 脑室扩大常见，即使没有室管膜下巨细胞星形细胞瘤
- CT 增强：室管膜下结节强化为可疑室管膜下巨细胞星形细胞瘤

MR 表现

- 皮层/皮层下结节
  - 皮层增厚
    - 锥体形脑回膨胀
    - 20%有“马铃薯眼”中央凹陷
    - 常见部位：额叶 > 顶叶 > 枕叶 > 颞叶 > 小脑
  - 信号呈多样性（与髓鞘的成熟程度有关）
    - FLAIR 上信号↑（多数与年龄呈正比）；T1↑或↓；T2↑
    - 12%病灶可强化
- 脑白质病灶
  - 线条样或楔形高信号影（沿着从脑室到皮层呈放射状的神经元迁移的线路分布）
- 室管膜下结节：T1 加权像呈等信号或高信号，T2 加权像和 MPGR 序列的信号↓
  - 30%～80%病灶可强化（增大的室管膜下结节位于室间孔＝SGCA）
  - 随后有其他强化的病灶（生长阻碍脑脊液的循环）
- 脑白质内局部病灶呈腔隙性囊性变（血管性）

其他影像学表现

- X 线片：骨岛（颅骨）；呈波纹状的骨膜新骨形成
- DSA/MRA：血管发育不良（少见＝moyamoya 病，动脉瘤）
- PET/SPECT：静态结节的摄取↓，活动性癫痫发作灶结节在 SPECT 上出现发作性的摄取↑（有助于外科手术的病灶定位）
- MRS：皮层下结节和室管膜下结节的 NAA/Cr 比值↓，mI/Cr 比值↑

推荐的影像学检查方法

- MR 的增强检查；＋/－平扫 CT（观察室管膜下结节钙化）

鉴别诊断

Taylor 发育不良

- 应考虑顿挫型 TSC（单发皮层病灶易与肿瘤混淆）

X 连锁室管膜下灰质异位

- T1/T2 加权像上病灶与灰质等信号；无强化或钙化

病理

概述

- 一般病理特点（合并病变）
  - 肾脏：40%～80%血管肌脂瘤和囊肿
  - 心脏：50%～60%横纹肌瘤；多数可随时间而退化
  - 肺：囊性的淋巴管肌瘤病/纤维化
  - 实质性器官：腺瘤；平滑肌瘤
  - 皮肤：灰叶斑（多数）包括头皮/毛发；颜面部血管纤维瘤；20%～30%青春期后出现片状沙绿斑；指甲下纤维瘤
  - 四肢：15%～20%指甲下纤维瘤，囊性骨病变；波纹状的骨膜新骨形成
  - 眼："巨大脉络膜小疣"（50%）
  - 多数成人 TSC 有恒牙凹陷
- 遗传学
  - 大约 50%TSC 病例为遗传性
  - 新生＝自发性突变/种系镶嵌现象
  - 常染色体显性遗传，其外显率高但不恒定
  - 两个明显的基因位点：TSC1（9q34.3）和 TSC2（16q13.3）
- 病因-发病机制-病理生理学
  - 胚层基质细胞的异常分化/增殖
  - 异常发育的神经元移行受阻
- 流行病学
  - 1∶10 000～1∶20 000

大体病理及手术学特点

- 坚硬的皮层占位（"结节"）伴有小的陷窝（"马铃薯眼"）

分期或分级标准

- SGCA＝WHO Ⅰ级

临床要点

临床表现

- 诊断标准：两个主要或一主要/一次要标准
  - 主要：面部血管纤维瘤/前额斑，指甲下/指甲周围纤维瘤，≥3个脱色斑，沙绿色斑，多发性视网膜结节样错构瘤，皮层结节，室管膜下结节，室管膜下巨细胞星形细胞瘤，心肌横纹肌瘤，淋巴管肌瘤病，肾脏血管肌脂瘤
  - 次要：牙釉质的小陷窝，错构瘤样直肠息肉，骨囊肿，大脑白质内放射状移行线（>3即是主要征象），牙龈纤维瘤，非肾脏性错构瘤，视网膜色素缺乏斑，彩纸样皮损，多发性肾囊肿
- 典型的临床三联征
  - 90%面部血管纤维瘤；50%～80%智力发育迟缓，80%～90%癫痫发作
  - 所有三项（“结节性硬化”）＝30%
- 婴儿/小儿
  - 痉挛（65%），自闭症（50%）的患者预后差
  - 在发生颜面部病变和沙绿斑前出现

自然病史

- 中枢神经系统：10%～15%病例出现SGCA

治疗及预后

- 若是多发性病灶可切除引起癫痫发作的孤立病灶
- 室管膜下巨细胞星形细胞瘤阻塞室间孔时应切除

参考文献

1. Roach ES et al: Tuberous sclerosis complex consensus conference: Revised clinical diagnostic criteria. J Child Neurol 13:624-28, 1998
2. Griffiths PD et al: TS complex: The role of neuroradiology. Neuropediatrics 28:244-52, 1997
3. Braffman B et al: The phakomatoses: Part 1: Neurofibromatosis and tuberous sclerosis. Neuroimag Clin N Amer 4:299-324, 1994

Sturge-Weber 综合征

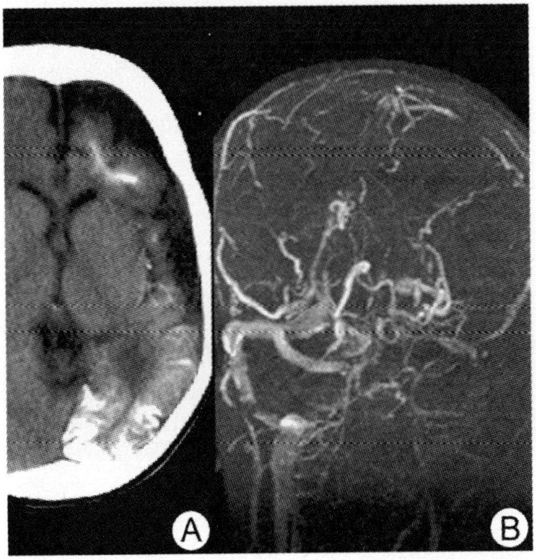

Sturge-Weber 综合征。一伴有“葡萄酒色”面部斑和癫痫发作的患儿，平扫 CT（A）显示广泛的单侧钙化和脑萎缩。冠状位 MR 静脉造影（B）显示上矢状窦、直窦和左侧横窦/乙状窦及颈静脉窦消失。

要点

- 同义词：Sturge-Weber 综合征（SWS）；脑三叉神经血管瘤病
- 定义：常常是散发的先天性畸形（但不是遗传性的），胎儿皮层静脉未能正常发育
- 三叉神经第一支分布区典型的“葡萄酒色”颜面痣
- 典型影像学特征
  - 慢性静脉性缺血引起的影像后遗症
  - 软脑膜血管瘤病，80%病例为单侧，20%病例为双侧性

影像学表现

一般特点

- 影像学表现与进行性静脉阻塞的后遗症有关

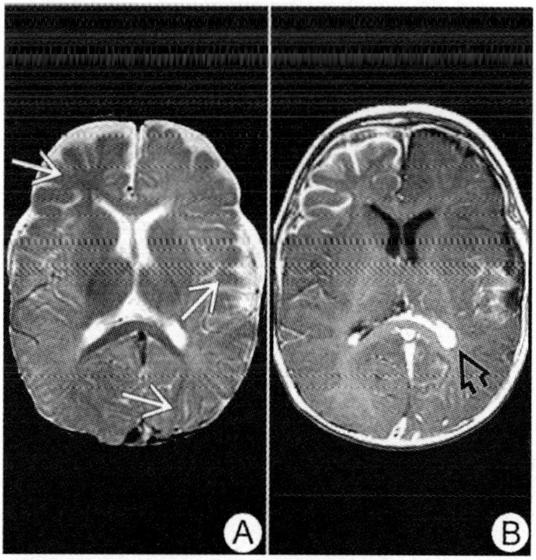

Sturge-Weber 综合征。伴有“葡萄酒色”颜面斑和癫痫发作的 1 岁患儿轴状位 T2 加权像（A）显示右侧额叶、左侧外侧裂、左侧枕叶的“提前髓鞘成熟”灶（箭头），相应部位在增强 T1 加权像上（B）有强化。后部受累部分的同侧存在增大的左侧脉络丛球（开口箭头）。

- 最佳影像线索：皮层钙化/萎缩，再加上增大的脉络膜丛

CT 表现

- 平扫 CT
  - 脑回/皮层下脑白质钙化
    - 钙化不在柔脑膜血管瘤内
    - 进行性发展，一般是从后部向前（2～20 年）
  - 后期
    - 脑萎缩
    - 鼻旁窦过度气化
    - 板障增厚
- 增强 CT
  - 迂曲的软脑膜强化
  - 几乎普遍性地存在同侧脉络丛增大

MR 表现

- 早期："加速"髓鞘的成熟到暂时性的过渡灌注
  - 软脑膜血管瘤，蛛网膜下腔内的血管/小梁强化
  - 后期："耗尽"→ 软脑膜强化↓，皮层/皮层下钙化↑；脑萎缩，白质胶质增生（T2 加权像上信号↑）

其他影像学表现

- DSA：软脑膜染色，正常皮层静脉稀疏
- MRV：进行性的静脉窦静脉闭塞
  - 缺乏表浅皮层静脉
  - 横窦/颈静脉的血流↓
  - 深部静脉的侧支循环凸显（髓质/室管膜下的静脉）↑↑
- PET：进行性的低灌注改变/葡萄糖代谢减低
- MRS：受累区的 NAA↑
- SPECT：暂时性过渡灌注（早期）
- ＞50％病例出现眼眶部强化，在脂肪抑制序列上显示最佳

推荐的影像学检查方法（N. I. H.）

- MR 的增强检查（可评估病变的范围、单侧/双侧受累、眼眶受累）

鉴别诊断

其他血管性斑痣性错构瘤病（神经上皮综合征）

- Wyburn-Mason 综合征
  - 颜面血管痣
  - 视觉通路和（或）脑动静脉畸形（AVM）
- Klippel-Trenaunay-Weber 综合征
  - 骨/软组织肥大，肢体的血管畸形
  - 可能合并有一些 Sturge-Weber 综合征的特征
- 脑膜血管瘤病
  - 常见钙化，程度不一的柔脑膜强化
  - 可沿着 Virchow-Robin 血管周围间隙侵犯脑组织
  - 通常无脑萎缩

Celiac 病（乳糜泻）

- 双侧枕叶钙化；血管瘤不累及脑/面部

病理

概述

- 一般病理特点
  - 第Ⅴ对脑神经的第一支分布区域的皮肤焰色痣
  - ＋/－内脏血管瘤病
- 遗传学
  - 常常是散发病例（先天性但不是遗传性）
  - 家族性或伴有其他血管性斑痣性错构瘤病极罕见
- 胚胎学
  - 胚胎皮层静脉未融合、发育
  - 永存的原始血管
    - 发生在胚胎 4～8 周阶段
    - 视觉皮层邻近视泡和胎儿上部颜面
- 病因-发病机制-病理生理学
  - 永存胚胎性血管结构→深部静脉闭塞/淤积→皮层缺氧
- 流行病学
  - 罕见：1∶50 000

大体病理及手术学特点

- 脑膜血管增多/血管瘤病
- 下邻皮层/皮层下钙化

镜下特点

- 软脑膜血管瘤＝扩大的脑沟内多发薄壁血管
- 皮层萎缩，钙化

临床要点

临床表现

- 98％面部沿着第Ⅴ对脑神经第一支分布区的焰色痣（“葡萄酒色斑”）
- 90％癫痫发作；30％～66％轻偏瘫
- 脑卒中样发作；65％神经功能障碍
- 眼部改变，尤其是上下眼睑的焰色痣

  - 70%脉络膜血管瘤→眼内压↑/先天性青光眼→牛眼征
  - 视网膜血管扩张；巩膜血管瘤；虹膜异色性
- 1岁内出现癫痫发作（Sz）
- 婴儿期痉挛→强直/阵挛，持续性肌阵挛
  - 若有癫痫发作→43%发育迟缓，85%情感/行为方面的问题，70%需要特殊教育，有46%有就业能力
- 30%进行性轻偏瘫加重，2%出现同侧偏盲

自然病史

- 癫痫发作进行性加重，神经功能障碍，脑萎缩

治疗及预后

- 累及脑叶病灶范围↑，脑白质改变↑和脑萎缩↑→癫痫发作可能性↑（发育迟缓可能性也↑）

参考文献

1. Portilla P: SW disease with repercussion on the prenatal development of the cerebral hemisphere. AJNR 23(3):490-2, 2002
2. Maria BL et al: CNS structure and function in Sturge-Weber syndrome: Evidence of neurologic and radiologic progression. J Child Neurol 13:606-18, 1998
3. Griffiths P: Sturge-Weber syndrome revisited: The role of neuroradiology. Neuropediatrics 27(6):284-94, 1996

神经皮肤黑色素沉着症

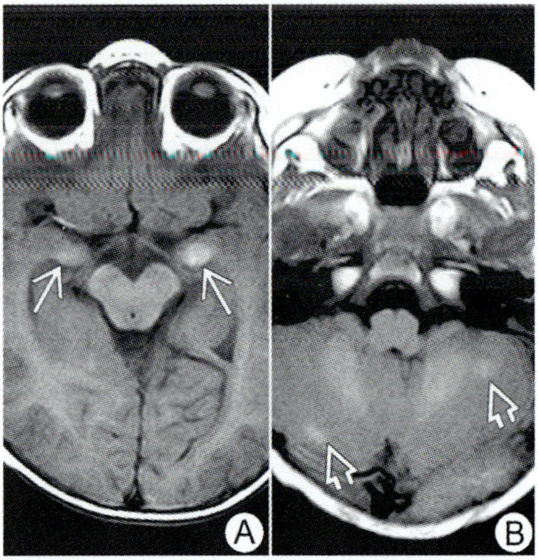

神经皮肤黑色素沉着症。(A, B) 显示海马（单箭头）及小脑（开口箭头）内可见 T1 信号↑的小病灶。该患儿无神经系统症状，伴躯干巨大/多发黑色素痣。

要点

- 定义：神经皮肤黑色素沉着症（NM）＝巨大或多发的黑色素细胞痣（GCMN）**和**柔脑膜或脑组织的黑色素沉着症
- 恶性柔脑膜黑色素沉着症约占 NM 的 50％
- 无神经系统影像学表现不能排除 NM 的诊断
- **罕见**的斑痣性错构瘤病

影像学表现

一般特点

- 最佳影像线索
  - GCMN ＋位于**杏仁核**或**小脑**的 T1 高信号病灶
  - GCMN ＋广泛的柔脑膜（LM）强化
- 黑色素内的稳定自由基是其影像学表现的基础

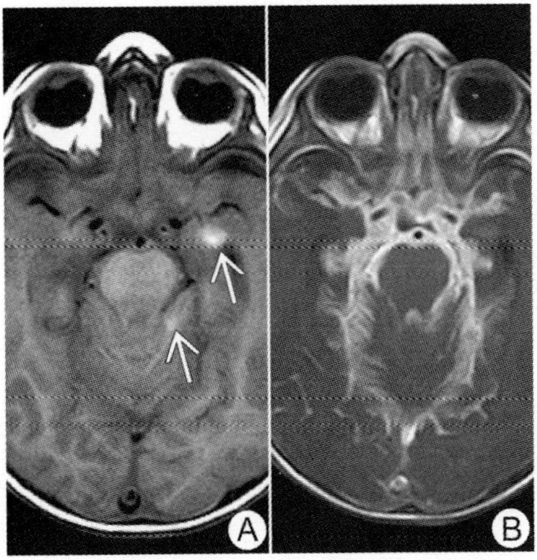

神经皮肤黑色素沉着症。（A）平扫 T1 上典型的 T1 高信号病灶（箭头）是病理学诊断的线索。(B) 增强 T1 上可见有症状的柔脑膜癌。

- 64%有症状的 NM：黑色素细胞阻塞 CSF 通路→脑积水
- 25%～85%有症状的 NM 软脊膜强化

CT 表现

- 无症状的 NM
  - CT 通常正常
  - “无症状”的 CNS 表现包括蛛网膜囊肿、Dandy-Walker 综合征
- 有症状的 NM
  - 平扫 CT：正常或高密度的脑池，脑沟或肿块
    - +/－出血或坏死
  - 增强 CT：弥漫、增厚的柔脑膜或病灶实质的增强

MR 表现

- 无症状的 NM
  - T1：可见散在的 T1 高信号病灶
    - 内侧颞叶（杏仁核）、小脑、脑干、丘脑
  - T2：各异的 T2 低信号，无水肿

- 有症状的 NM：有两个主要表现
  - 增厚、弥漫的 LM 增强，+/－FLAIR，T1 上的脑沟信号增高
  - 增强的 T1 肿块（常位于颞叶），+/－邻近的 LM 增强
- 黑色素相关的顺磁性磁敏感伪影在梯度回波上"开花"

推荐的影像学检查方法

- 婴儿期 MR 增强扫描筛选（对于无症状的 GCMN）

鉴别诊断

T1"高信号肿块"

- 脂肪瘤或皮样囊肿：化学位移伪影，位于脑外
- 局灶性出血：T2 信号↓↓，局灶性的神经功能缺失

软脑膜的强化

- 癌性脑膜炎：原发的恶性病变史
- 感染性脑膜炎：有脑膜炎的症状及体征；CSF 培养阳性

病理

概述

- 一般病理特点
  - GCMN：皮内的黑色素细胞或混合痣，轴向分布
  - 与 Dandy-Walker 病谱有密切相关性（8%～10%的 GCMN）
  - 其他报道的合并症
    - 脑：Chiari 1，蛛网膜囊肿，NF1，Sturge-Weber 综合征
    - 脊髓：脂肪瘤，蛛网膜囊肿，空洞症，脊柱裂
    - 其他：十二指肠闭锁，横膈疝，生殖泌尿道异常
- 遗传学
  - 散发性：本来是致死的基因通过镶嵌现象存活下来
  - 无确定的孟德尔遗传定律证据
- 胚胎学-解剖学
  - 神经嵴衍生的黑色素细胞正常情况下分布于软脑膜和表皮基底层
- 病因-发病机制

- NM：软脑膜，Virchow Robin 间隙内的黑色素细胞数量明显增加
- 假说
  - 黑色素前体细胞非正常迁徙
  - LM 细胞内黑色素基因的不正常表达
  - 正常的 LM 产黑色素细胞增殖
- 恶性 NM：黑色素细胞的变性（间变）

- 流行病学
  - GCMN：占活产的 1/20 000～1/50 000
  - 有症状的 NM：<3%的 GCMN 病人
  - 无症状的 NM 中约：25%的 GCMN 病人

大体病理及手术学特点

- CNS 的黑色素沉着症
  - 黑色素细胞聚积于增厚、染色的下额 LM
  - 杏仁核和小脑>脑干，丘脑，下额叶
  - 结节样染色的肿块，+/−坏死、出血

镜下特点

- 黑色素细胞或含有黑色素的巨噬细胞浸润
  - LM，Virchow Robin 间隙（VRS），+/−实质
- 波形蛋白、S100 及 HMB45 染色阳性
- 良、恶性鉴别困难
  - 恶性：坏死，出血，VRS/基底层受侵犯，有丝分裂活动，环形片层
- CSF：蛋白↑，糖↓，+/−黑色素细胞

诊断标准

- 巨大或多发（≥3）皮肤黑色素痣（CMN）
  - 儿童：体部最大直径 6cm，头部 9cm
  - 成人：最大直径 20cm
- 皮肤黑色素瘤仅发生于良性脑膜病变的患者
- 脑膜黑色素瘤仅发生于良性皮肤病变的患者

临床要点

临床表现

- 无症状的 NM：在高危人群中通过皮肤异常而发现
- 有症状的 NM：如果有表现，通常在三年内
  - 颅内压升高（恶心，呕吐，癫痫发作，第Ⅵ对脑神经麻痹）
  - 局灶性神经功能缺失，罕有精神异常。

自然病史

- 无症状的：T1 高信号病灶消退、进展或不变
- 有症状的：恶性柔脑膜黑色素沉着症（恶性 NM）
- GCNM（单发或 NM）＝5％～15％一生中有恶变的危险
- NM、皮肤或皮外的黑色素瘤的最大危险性：GCNM≥50cm

治疗

- 无症状的 NM：从婴儿期开始 MR 筛选
- 有症状的 NM：脑积水分流（滤过防止腹膜种植）手术，放疗，或全身性/鞘内化疗

预后

- 有症状的：差；出现症状后平均生存期 6.5 个月
- 无症状的：未知；有发展成有症状 NM 的危险

参考文献

1. Bittencourt FV: Large congenital melanocytic nevi and risk for development of malignant melanoma and neurocutaneous melanocytosis. Pediatr 106(4):736-41, 2000
2. Hamm H: Cutaneous mosaicism of lethal mutations. Am J Med Genet 85(4):342-5, 1999
3. Byrd SE et al: MR imaging of symptomatic NM in children. Pediatr Radiol 27:39-44, 1997

基底细胞痣综合征

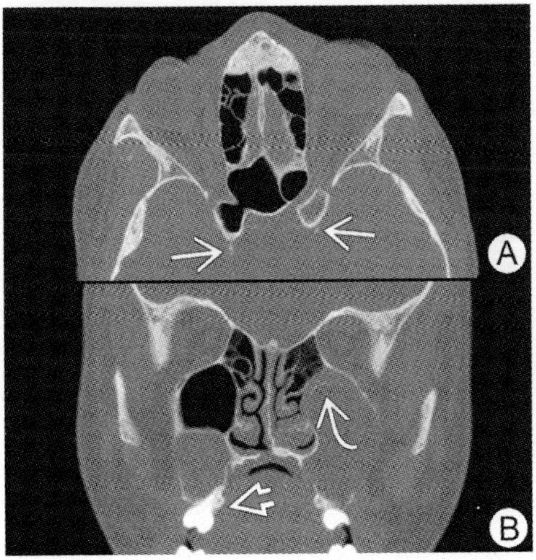

基底细胞痣综合征。轴状位 CT 平扫显示眼距过远，鼻根增宽，床突间韧带模糊钙化（箭头），冠状位 CT 平扫显示双侧上颌窦牙源性囊肿，伴牙根受累（开口箭头）和模糊的囊肿边缘蛋壳样钙化（弯箭头）。(Courtesy S. Blaser，MD)

要点

- 同义词：BCNS，Gorlin 综合征，Gorlin-Goltz 综合征，痣样基底细胞癌综合征
- 定义：BCNS 是一种遗传的肿瘤综合征，以多发的基底上皮癌 (BCE) 和基底细胞癌（BCC)、牙源性角化囊肿、掌跖凹陷及颅内硬脑膜钙化为特征
- 典型影像学表现：下颌骨和上颌骨的囊肿，大脑镰的钙化，肋骨异常
- 其他要点
  - 由 PTCH1 和 PHCH2 基因的突变失活引起
  - 见于两岁和更小的男孩的促纤维增生的髓母细胞瘤（**在综合征显现之前**)，注意由辐射导致的 BCC 数量↑↑

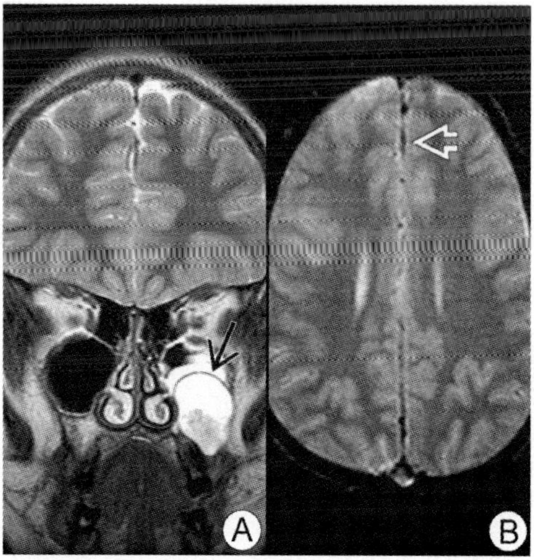

基底细胞痣综合征。同一个14岁病例，冠状位T2加权像（A）显示牙源性上颌窦囊肿。注意钙化缘（箭头），区别于单纯潴留囊肿。轴状位的MPGR（B）显示大脑镰的钙化（开口箭头）。（Coutesy S. Blaser，MD）

影像学表现

一般特点

- 最佳影像线索：多发的颌骨囊肿，大脑镰钙化
- 其他一般特点：巨头，鼻旁窦过度充气，硬脑膜钙化，肋骨畸形（张开、融合、部分缺失，叉状肋），脊柱后侧凸，扁平颅底，Sprengel肩胛骨畸形

CT表现

- 平扫CT
  - 牙源性角化囊肿（80％～90％），下颌骨＞上颌骨
    - 大的、单房或多房囊肿，含有未萌出的牙
  - 大脑镰（最终达100％）、小脑幕、床突周围韧带（硬脑膜桥）、硬脑膜、软脑膜、脉络膜丛及基底节的钙化
  - 钙化为晚期、进行性的表现
  - ＋/－巨脑室，胼胝体发育不良，全部种类的囊肿

- 增强 CT
  - 曾报道有：促纤维增生的髓母细胞瘤，脑膜瘤，胶样囊肿

MR 表现

- 硬脑膜的钙化也许在 MR 上为“隐匿性”或仅能在 MPGR 序列上看到

其他影像学表现

- X 线片：弥漫的、细小的、溶解性（角化）的骨囊肿（35%），特别是颅骨；颅顶厚，扁平颅底，肋骨畸形（特别是叉状肋）；第四掌骨短，隐性脊柱裂，脊柱节段畸形
- 硬脑膜钙化：生长性的牙源性囊肿患者中，或许与碱性磷酸酶升高有关，CT 上的发现早于 X 线片

推荐的影像学检查方法

- 为口腔手术计划而行下颌骨 CT；超声：卵巢肿瘤

鉴别诊断

成釉细胞瘤

- 泡泡状，孤立病变可能含有未萌出牙
- 当很大时，几乎总是合并有增强的软组织肿块
- 可有增强的实性壁结节

含牙囊肿

- 牙冠周围单房囊肿
- 无强化的囊内或囊外的软组织

巨颌症

- 对称的下颌骨囊性纤维发育不良

病理

概述

- 一般病理特点
  - 合并的新生物（因突变而使肿瘤抑制基因失活）
    - 成釉细胞瘤和鳞状细胞癌罕见
    - 促纤维增生的髓母细胞瘤（5%髓母细胞瘤有 BCNS）
    - 心、腹、盆腔的间质肿瘤

- 遗传学
  - 常染色体显性：完全外显率，表达各异
  - 随着父系年龄的增大，新的突变↑
  - 突变使肿瘤抑制基因 PTCH1 与 PTCH2（9q22.3－q31）失活
- 病因-发病机制-胚胎学
  - 补丁（PTC）基因编码一种音猬（SHH）受体和一种在 BCNS 有缺陷的肿瘤抑制蛋白
- 流行病学
  - 1∶57 000（1∶200 的 BCC 患者有症状；如果小于 19 岁则 1∶5）
  - 大部分 BCNS 有牙源性角化囊肿（OKC）；5％OKC 有 BCNS

大体病理及手术学特点

- OKC：膨胀的下颌骨和（或）上颌骨囊肿，伴有未萌出牙
  - 常见卫星囊肿形成，可累及冠状突
  - 上颌骨尖牙/前磨牙区＞后磨牙区

镜下特点

- 角化不全，上皮生长因子受体↑

分期或分级标准

- 需要两个主要标准或一个主要及两个次要标准才能作出诊断
- 主要标准：大于 2 个（或 1 个［30 岁以下的患者］）基底细胞癌；大于 10 个基底细胞细胞痣；牙源性角化囊肿或多骨性骨囊肿；≥3 个掌/跖凹陷；板状或（小于 20 岁患者）脑镰钙化；家族史
- 次要标准：肋骨或脊柱异常，巨颅/额部隆起；心脏或卵巢纤维瘤；肠系膜囊肿；面部裂（5％～13％），手异常（长指，第四掌骨短，多指［趾］畸形）或眼异常。

临床要点

临床表现

- BCE（75％）于青春期起病，类似痣或皮肤记；BCC 为 40

岁前

- 皮肤（其他）：表皮（角化）囊肿（55%），粟粒疹，纤维瘤，脂肪瘤
- 掌和跖凹陷（85%）：通常在儿童期后才被注意到
- 多发的 OKC 有可能破裂或发生感染
- 面部畸形；大头/大额，下颌骨角外翻，眼距过宽，唇裂常见，体形巨大/高
- 如无畸形/肿瘤且以前未接受辐射，则认知功能正常

自然病史

- 发展为大量的 BCC
  - 特别是浅肤色，日晒，辐射
  - 深色皮肤具有保护性，BCC 数量较少

治疗

- 皮肤病变：终生监测，局部维 A 酸/5-氟尿嘧啶，光动力治疗，早期手术切除
- 手术/化疗/但**避免**对髓母细胞瘤进行放疗

预后

- 如果无髓母细胞瘤，则寿命正常

参考文献

1. Iwanaga S et al: Gorlin syndrome: Unusual manifestations in the sella turcica and the sphenoidal sinus. AJNR 19:956-8, 1998
2. Wicking C et al: De novo mutations of the PATCHED gene in nevoid BCC syndrome help to define the clinical phenotype. Am J Med Genet 73(3):304-7, 1997
3. Mosskin M et al: Nevoid basal cell carcinoma syndrome. Int J Neuroradiol 2(5):480-8, 1996

脑皮肤脂肪过多症

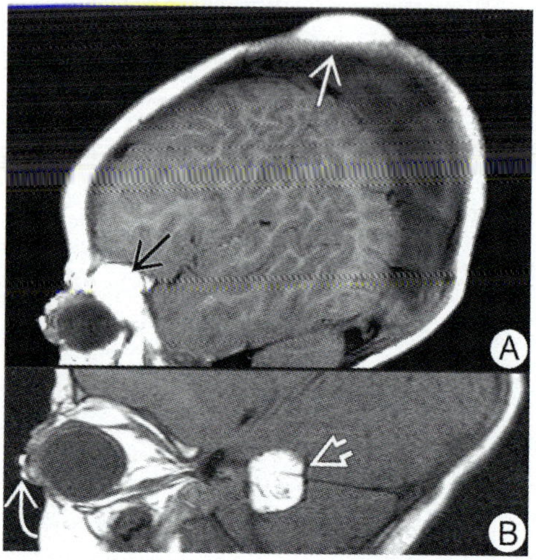

脑皮肤脂肪过多症。矢状位 T1 加权像（A，B）显示颅内（开口箭头）、眼眶（黑箭头）和头皮（箭头）脂肪瘤，注意眼积水合并有脂肪表皮样（弯箭头）。(Courtesy S. Blaser，MD)

要点

- 同义词：脑颅皮肤脂肪过多症，Haberland 综合征，Fishman 综合征
- 定义：脑皮肤脂肪过多症（ECCL）＝罕见的先天性神经皮肤疾病，以头皮、面部和眼单侧的脂肪瘤为特征，伴同侧脑部畸形
- 典型影像学表现：半脑萎缩伴同侧脑室扩大，岛盖形成不完全和皮质发育异常
- 大多数颅内畸形发生在头皮脂肪瘤较多的那一侧
- 最早由 Catherine Haberland 于 1970 年报道

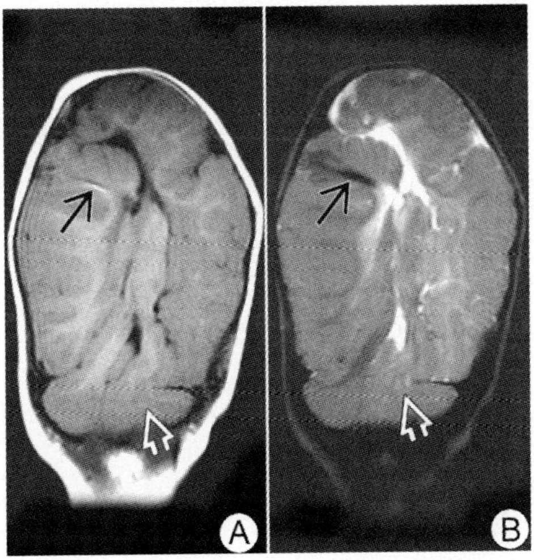

脑皮肤脂肪过多症。冠状位 T1（A）和 T2（B）加权像显示脑内钙化（箭头）、左侧小脑半球发育不良（开口箭头）和左大脑半球皮层发育不良，对不对称脑积水行分流后半球塌陷。（Coutesy S. Blaser，MD）

影像学表现

一般特点

- 最佳影像线索：半脑萎缩/脑室扩大，在儿童伴有枕角大小局灶性↑，同侧脂肪瘤上方无毛发覆盖
- 颅内脂肪瘤和蛛网膜囊肿不一同出现
  - 同侧大脑半球常见，对侧偶见报道
  - 脂肪瘤：桥小脑角＞第Ⅴ对脑神经，枕骨大孔
- 15％发生脊髓脂肪瘤（颈胸＞腰）
- 进行性的皮质钙化可早在 1 个月时被发现

CT 表现

- 平扫 CT：单侧大脑萎缩，脑室扩大，＋/－皮层钙化
- 增强 CT：弥漫的同侧软脑膜增强

MR 表现

- 受累半球岛盖形成不完全或“原发化”

- 同侧的颞叶、顶叶或枕叶的皮层发育不良（多小脑回、巨脑回），胼胝体变薄
- 典型的皮层钙化表现为在脑回样 T2 信号↓，T1 信号不一
- T1 增强：弥漫的同侧软脑膜强化

其他影像学表现

- 脑血管造影：间断的血管内径改变，老年患者中有血管的囊膨出/动脉瘤报道

推荐的影像学检查方法

- MR C+和 MRA

鉴别诊断

Sturge-Weber 综合征

- CNS 影像：单侧大脑萎缩，软脑膜强化，皮层钙化通常限于顶枕区
- 临床：中胚层发育不全限于血管，伴同侧软脑膜的血管瘤病和第Ⅴ对脑神经分布区葡萄酒色痣

眼脑皮肤综合征

- CNS 影像：小眼伴眼囊肿，脑室扩大，皮质发育不良/组织异位，胼胝体发育不全，Dandy-Walker 疾病谱
- 临床：单侧面/颈部皮肤发育不全，秃头症，眶周和耳皮肤附属物异常；眼囊肿同侧的皮肤病变

病理

概述

- 一般病理特点
  - 尽管 ECCL 被大多数人认为是一个独特的疾病，但它的一些临床和影像学特点与 Sturge-Weber 综合征、眼脑皮肤综合征、表皮痣综合征和 Proteus 综合征有重叠之处
  - 头皮脂肪瘤是内在畸形的一个标志
- 遗传学
  - 散发，常染色体致死基因通过体镶嵌而存活
- 胚胎学-解剖学

  - 妊娠第三周神经管由外胚层胚盘发育而来
  - 第四到第五周，中胚层迁徙并由间充质神经鞘覆盖脑脊髓→血管、骨、软骨和脂肪的前体
- 病因-发病机制
  - 不明原因的中胚层发育不全
- 流行病学
  - 少见，目前为止大约有 30 例报道，有可能有未报道的病例

大体病理及手术学特点

- 脑：单侧脑白质发育不全，脑室扩大，多小脑回＞巨脑回，中脑/脑干的 wallerian 变性
- 软脑膜：同侧软脑膜呈灰色凝胶样增厚，动/静脉过多，毛细血管曲张
- 头颅和头皮：不对称巨颅，伴局灶性骨肥厚，局灶性皮肤伴表面局限的无毛发区
- 皮肤：多发的细小的眼/鼻周围的白色/紫色/黄色的丘疹
- 眼：常见眼睑、结膜上的黄色小丘疹；许多眼表现：永久的玻璃样血管系统，小眼，眼球缺损，角膜混浊，晶体错位，瞳孔异位
- 少有心、肢体受累和咖啡斑的报道

镜下特点

- 脑：细胞结构异常（四层型板层结构）；在受累的外层皮质板层中有无机物凝结；散在的胶质结节
- 软脑膜：脂肪血管瘤病
- 颅骨：片状/弥漫的板障被成熟的脂肪细胞替代
- 头皮：良性的脂肪瘤＞纤维脂肪瘤
- 皮肤：皮下血管脂肪瘤，纤维脂肪瘤或脂肪瘤
- 眼：眼球上的脂质皮样囊肿，迷芽瘤

分期或分级标准

- 最轻型＝孤立的头皮脂肪瘤伴局部秃头

临床要点

临床表现

- 无性别、种族或地域差异

- 主要表现
  - 出生时可发现秃头，头皮、皮肤及眼病变
  - 癫痫，痉挛性偏瘫，精神运动性迟滞和巨颅
  - 脊髓脂肪瘤：脊柱侧凸，足畸形，感觉运动缺失
- 罕有少年/成人出现皮肤、眼病变
- 认知功能损害的程度各异，很少有无损害的患者的报道

自然病史

- 未知，有报道生命后期出现血管结构异常和动脉瘤

治疗及预后

- 抗癫痫，对脑积水行分流
- 大多数有中度的精神运动损害和依赖
- 有功能的、能独立的少年或成人的报道很少

参考文献

1. Parazzini C et al: Encephalocraniocutaneous Lipomatosis: Complete Neuroradiologic Evaluation and Follow-up of Two Cases. AJNR 20:173-6, 1999
2. Alfonso I et al: Spinal Cord Involvement in Encephalocraniocutaneous Lipomatosis. Pediatr Neurol 2:380-4, 1986
3. Haberland C et al: Encephalocraniocutaneous Lipomatosis. Arch Neurol 22:144-55, 1970

感　染

先天性巨细胞病毒感染

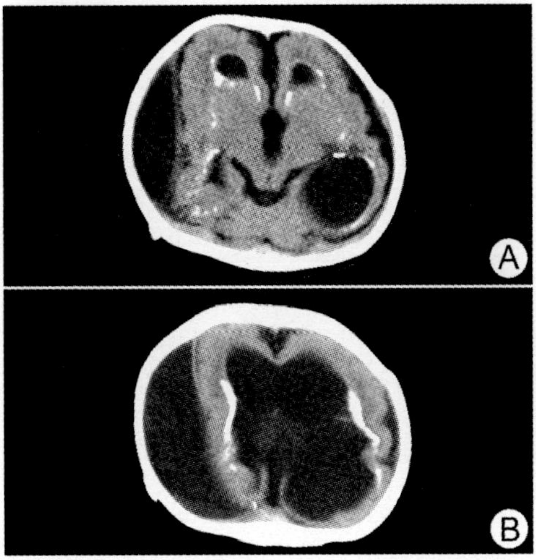

先天性巨细胞病毒感染。14 个月的患儿，患小头畸形和发育延迟，轴状位平扫 CT（A、B）示广泛室旁钙化，皮层很薄近乎无脑回。白质广泛缺失及脑室代偿性扩大。(Courtesy S. Blase MD)

要点

- 同义词：先天性巨细胞病毒（CMV）脑炎
- 定义：经胎盘的获得性（S）TORCH 脑感染，其与脑内生发基质细胞及网状内皮系统亲和，导致多灶性坏死性炎症
- 由疱疹病毒属的 DNA 病毒引起
- 典型影像表现
  - 小头畸形，室旁钙化
  - 白质异常
  - 皮层移行异常
- 其他要点
  - 大多数人一生中会感染 CMV
  - 健康儿童及成人中并发症不常见，但 CMV 感染是美国新生儿中最常见的严重病毒感染

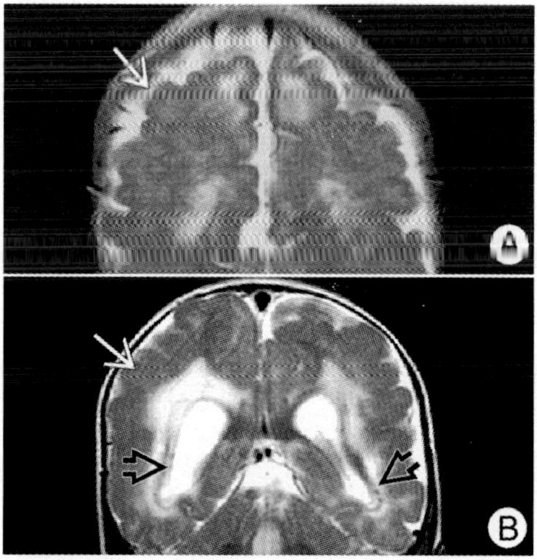

先天性巨细胞病毒感染。轴状位（A）和冠状位（B）T2加权像示双侧半球多小脑回畸形（白箭头），室旁低信号钙化（开口箭头），脑室扩大，白质内胶质增生呈高信号。

影像学表现

一般特点

- 最佳影像线索
  - 小头畸形
  - 40%～70%钙化：室旁＞基底节（BG）
  - 常见白质和神经元移行异常
- 感染时的脑发育阶段（孕龄）决定中枢神经系统损伤和成像异常的类型
  - 16～18周前：无脑回，小脑很小
  - 18～24周：局限性皮层发育不良，额叶＞颞叶
  - 7～9个月：白质异常，破坏脑的改变
  - 围产期感染：髓鞘成熟延迟

神经系统超声表现

- 室旁钙化之前“环样”透亮区
- 基底节/丘脑分支状强回声（豆纹血管病）

- 室旁假囊和带；脑室内粘连

CT 表现

- 钙化：室旁＞基底节
- 神经元移行异常
- 小脑发育不全

MR 表现

- 室旁钙化不易发现
- 神经元移行和组织结构异常
- 小脑发育不全
- 白质异常
  - 室旁白质软化
  - 脱髓鞘或髓鞘形成延迟

推荐的影像学检查方法

- 怀疑此病时行 CT 平扫检查
- MR 用以充分显示病变范围

鉴别诊断：室旁钙化和脉络膜视网膜炎

先天性淋巴细胞性脉络脑膜炎病毒综合征

- 一种来源于啮齿目动物的沙粒病毒感染（野生家鼠和仓鼠）
- 引起坏死性室管膜炎，导致导水管梗阻
  - 大头畸形（43%）＞小头畸形（13%）

弓形体病

- 原生动物寄生虫，母体风险因素包括在怀孕期间接触猫排泄物或食用过生的、未冷冻的肉
- 发病率是 CMV 感染的 1/10
- 脑积水与巨颅＞小头畸形
- 神经元移行异常不常见
- 颅内钙化更散在

Aicardi-Goutiére 综合征

- 家族性疾病，CSF 淋巴细胞增多及 α-干扰素升高

病理

概述

- 一般病理特点：黄疸，肝脾大，瘀斑，宫内（胎儿）发育迟缓（IUGR）
  遗传学：不适用
- 胚胎学-解剖学：感染使脑发育阻滞
- 病因-发病机制
  - 病毒经脉络丛进入胎儿神经系统
  - 在室管膜细胞内及室旁生发基质复制
- 一些尚有争议的中枢神经系统损伤机理
  - 巨细胞病毒对生发基质细胞有亲和力
  - 或原发性血管损害
- 流行病学
  - 是美国新生儿中最常见的严重病毒感染
  - 多达 40%的原发性母体感染引起胎儿感染
  - 血清反应阴性的妇女垂直传播的危险性最高
  - 1%婴儿生下来即已感染（尿里有 CMV），多数不发病
  - 在后风疹时代是非遗传性耳聋的主要原因

大体病理及手术学特点

- 小头畸形，脉络膜视网膜炎

镜下特点

- 室管膜下变性和炎症
- 胶质瘢痕和营养不良性钙化

分期或分级标准

- 根据脑发育不良的类型可以对损害时间分期（不完善）

临床要点

临床表现

- 小头畸形，脉络膜视网膜炎，感觉神经性听力丧失
- 黄疸，脾大，皮疹-瘀斑/紫癜；宫内（胎儿）发育迟缓（IUGR）

- 最佳诊断方法
  - 采用 Shell 病毒测定法对新生儿尿液进行分析
  - 早期常用窄窗检验作为出生后采集方法
  - 晚期诊断可采用 PCR 从新生儿法卡检测 CMV－DNA

治疗

- 更昔洛韦可能会对婴儿感染有效，但尚无前瞻性结果

预后

- 死亡率 5％（宫内感染的早产儿死亡率更高）
- ＞90％有神经系统发育后遗症：脑瘫，癫痫发作
- 预后与宫内感染的时期及 CNS 损伤的程度有关
- 出生时的小头畸形与神经系统发育后果不良有关

参考文献

1. Noyola DE et al: Early predictors of neurodevelopmental outcome in symptomatic congenital CMV infection. J Pediatr 138(3):325-31, 2001
2. Bale JF et al: Infections of CNS in newborn. Clin Perinatol 24:787, 1997
3. Wright R et al: Congenital Lymphocytic choriomeningitis virus syndrome: A disease that mimics congenital toxoplasmosis or cytomegalovirus infection. Pediatrics 100:1-6, 1997

先天性 HIV 感染

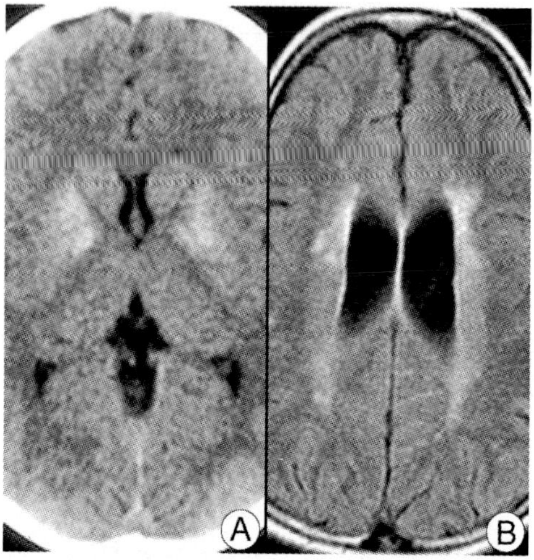

先天性 HIV 感染。经垂直传播感染 HIV 的患儿，CT 平扫（A）示双侧基底节内侧模糊钙化影。另一患儿的 FLAIR（B）示中央性萎缩和 HIV 脑白质病。

要点

- 同义词：先天性 AIDS，母性传播 AIDS
- 定义：垂直传播人类免疫缺陷病毒 1 型感染（HIV 1）；可在宫内早期、怀孕晚期或生产、哺乳时传播
- 典型影像表现：基底节钙化，体积减小，双额皮层下白质信号增强的病灶
- 儿童常见发育延迟及锥体束体征
- 机会性感染儿童不如成人常见

影像学表现

一般特点

- 最佳影像线索：基底节钙化，继之萎缩

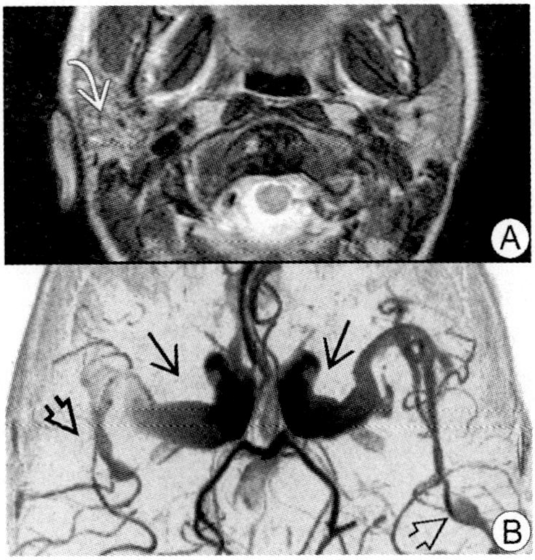

先天性 HIV 感染。T2 加权像（A）示腮腺良性淋巴上皮囊肿（弯箭头）。颈内动脉（黑箭头）和大脑中动脉（开口箭头）粗大梭形动脉瘤样扩张（B）。(Courtesy S. Blaser，MD)

CT 表现

- 平扫 CT：影像表现反映症状性脑病的严重程度
  - 脑萎缩（57%～86%）：额叶，中心性>弥漫性
  - 基底节体积缩小（因 HIV 颗粒浓度高）
  - 矿化微血管病
    - 基底节钙化（30%～85%）；皮层下额叶白质（WM）>小脑
    - 2 个月前不常见，也是预后差的一个特定的指标
  - 小脑萎缩：12%
  - 白质内低密度灶
  - 淋巴结病和良性淋巴上皮腮腺囊肿
- 增强 CT：偶见钙化之前基底节弱强化
  - 并发症：弓形体病，淋巴瘤（两者+/－环形强化）

MR 表现

- T1：萎缩

- T2：如果脑病进行性发展，44%于 T2/FLAIR 上可出现白质信号↑
- HIV 性脑白质病类似于进行性多灶性脑白质病（PML），但病灶呈对称性且不累及“U”形纤维
    - 早期：额叶白质局灶性片状皮层下病灶
    - 晚期：融合性、对称性、弥散性的室旁/半卵圆中心白质受累，额部>后部
- 在儿童，PML 多在后部，非对称性，发生较晚

其他影像学表现

- MRA：晚期 Willis 环血管扩张（梭形动脉瘤）
- MRS：NAA↓，Cho/Cr↑，有氨基酸峰（非特异性）

推荐的影像学检查方法

- 平扫 CT 为常规检查（基底节和血管钙化）
- 对有局灶性或进展性临床特点的病人行 MR 检查
- MRS：NAA/Cr 比值降低提示早期脑病

鉴别诊断

其他（S）TORCH

- CMV：室旁钙化，小头畸形
    - 大脑（和小脑）神经元移行异常及皮层发育不良
- 先天性弓形体病：散在钙化，脑积水
    - 后角扩张

病理

概述

- 一般病理特点
    - 病理和影像表现反映 HIV 脑炎、HIV 脑白质病及钙化性血管病的存在
- 胚胎学-解剖学
    - 母体传播
        - 母体携带 HIV 量高，则宫内传播危险性高
        - 对感染 HIV 的胎儿尸检研究显示无明显的宫内脑并发症

- 遗传学
  - 共受体使得病毒进入细胞
  - 受体基因突变在一小部分改变了免疫性
    - 尽管有密切接触，但无 HIV 感染
    - 或从 HIV 到 AIDS 无进展或进展缓慢
- 病因-发病机制
  - 小胶质细胞或巨噬细胞内发现 HIV 颗粒
  - 病毒蛋白/神经毒素引起神经炎症和中枢神经系统损伤
- 流行病学
  - 到 1997 年全世界已有 240 万儿童感染
  - 90%新报告的 HIV 儿童病例是垂直传播而来
  - 感染 HIV 的母亲尽管行抗病毒治疗，其子女感染 HIV 的危险性是 15%～60%

大体病理及手术学特点

- 获得性小头畸形（脑重量是同年龄应有重量的 50%～60%）
- 如果 HIV 导致血小板减少症/凝血障碍，会引起出血
- 如合并扩张性心肌病，则引起亚急性坏死性脑病
- 基底节和额叶白质的中/小动脉钙化性血管炎（90%）
- 尸检脑血管疾病占 25%，但影像检查<3%
  - 梗死，梭形动脉瘤
  - 弥漫性纤维化/硬化性炎性血管病

镜下特点

- HIV 性脑炎：小胶质结节，多核巨细胞
  - 血管周围单核细胞浸润
- HIV 性脑白质病：髓鞘脱失及胶质增生

分期或分级标准

- 进行性脑病，可有或无介入平台期
- 静止性脑病

临床要点

临床表现

- 症状性脑病：认知障碍或恶化，运动障碍，痉挛，锥体束征，

共济失调，卒中（1%～30%）

- 脑病危险性随症状性 HIV 的严重程度增加而增高，病毒量↑，肝脾大，心肌病，严重免疫缺陷，淋巴结病
- 母体抗体在 15 个月之前的婴儿可检出或不可检出
  - 诊断需要 PCR、HIV 血培养或 p24-抗原测定

治疗

- 逆转录病毒治疗

预后

- 现在感染儿童生存时间因治疗而延长
- 现平均生存时间是 9～10 年
- 但如果 1 岁内出现症状，则预后差

参考文献

1. Patsalides AD et al: Cerebrovascular disease in HIV-infected pediatric patients: Neuroimaging findings. AJR 179(4):999-1003, 2002
2. Safriel YI et al: Imaging of brain in HIV-positive child. Pediatr Radiol 30:725-32, 2000
3. States LJ et al: Imaging of pediatric central nervous system HIV infection. Neuroimag Clin NA 7(2):321-99, 1997

B 组链球菌性脑膜炎

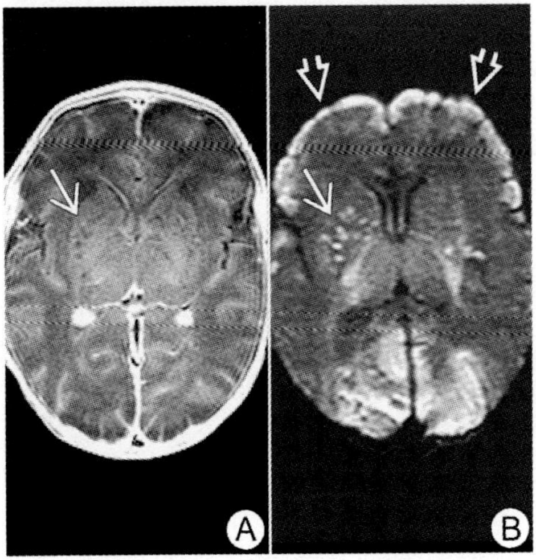

B 组链球菌脑膜炎。3 周婴儿 T1 增强 MR（A）示轻微软脑膜强化和微小的豆纹梗死灶（箭头）。这些表现与同一天所做的 DWI（B）上弥散受限区一致。注意枕极和额叶皮层（开口箭头）也表现为弥散受限（箭头）。

要点

- 同义词：B 组乙型溶血性链球菌性脑膜炎，B 组链球菌无乳脑膜炎
- 定义：B 组链球菌（GBS）性脑膜炎＝新生儿或婴儿的垂直或水平传播菌血症的并发症
  - 早发疾病（EOD）：宫内或出生时经产道垂直传播，在生后第 1 周出现
  - 迟发疾病（LOD）：经垂直或水平传播，在生后第 1 个月发病；偶尔晚至 6 个月
- 80％GBS 感染是 EOD→脑膜炎并发症（10％）
- 20％GBS 感染是 LOD→脑膜炎并发症（40％～60％）
- 典型影像表现：足月儿脑膜炎、大脑炎、血管炎和脑室，外

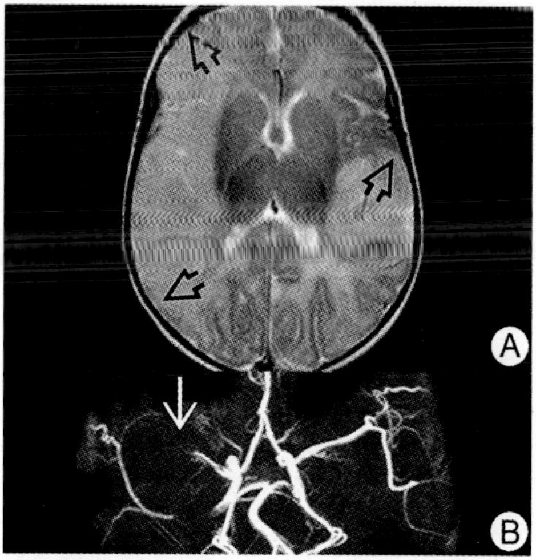

B 组链球菌脑膜炎。3 周婴儿，T2 加权像（A）示右侧大脑中动脉分布区及左侧外侧裂周围皮质可见广泛异常信号及皮质带消失（开口箭头）。3D TOF MRA（B）示右侧大脑中动脉闭塞（箭头）。

加合并休克

影像学表现

一般特点

- 影像表现正常的非并发性新生儿脑膜炎不常见
- 并发症：脑室炎（达 90%），血管炎伴静脉性梗死炎>动脉性梗死（30%），硬膜静脉窦（DVS）血栓形成，大脑炎
- 罕有累及脊髓（颈椎）引起脊髓病
- 最佳影像线索：新生儿并发脑膜脑炎
- 没有什么影像特点可以把 GBS 从新生儿革兰阴性菌脑膜炎中区分出来
- 慢性：硬膜下渗出，分房状脑室扩大，室旁（PV）囊肿及白质软化，钙化，囊性脑软化灶

CT 表现

- 平扫 CT：脑室炎：脑室扩大，伴有碎屑

  - 室旁密度↓=室旁/室管膜下静脉闭塞导致白质坏死
  - 梗死：皮层下白质内低密度（静脉性）或主要分支或穿支动脉分布区（基底节，丘脑）
    - 静脉梗死区内密度↑区=出血
  - 大脑炎：白质和皮层低密度；脓肿形成不常见
- 增强 CT：若有脑室炎则室管膜强化
  - 软脑膜和脑实质强化表现多样

MR 表现

- 静脉性梗死：混杂密度（常见 T2↓，T1↑=出血）
- 动脉性梗死：T2↑，T1↓且 T2 低信号皮质带消失
  - 白质/皮层 T1↑提示出血
- 脑沟/脑池 FLAIR/T1 信号强度↑（渗出）
- 室管膜，脑实质和软脑膜可能出现强化
- DWI：梗死区内弥散受限

其他影像学表现

- 超声：皮质，白质，室管膜，CSF 间隙回声不同程度增强
- 血管造影：动脉狭窄；动脉/静脉血栓形成

推荐的影像学检查方法

- 增强 CT：迅速评估血流动力学不稳定的患病新生儿
- MR 加上 DWI/MRA/MRV 评价缺血、血栓形成

鉴别诊断：新生儿癫痫发作

缺血缺氧性脑病（有围产期窒息史）

- 早产儿：室旁白质（轻度）或丘脑，基底节，脑干损伤（重度）
- 足月儿：髓鞘成熟的分水岭区（轻度），早期髓鞘化区，基底节，丘脑（重度）

代谢紊乱

- 低血糖症：枕叶白质及皮层对称性异常
- 先天性代谢紊乱：白质，丘脑，基底节对称性异常

病理

概述

- 一般病理特点
  - GBS 无乳血清Ⅲ型是主要的 GBS 脑膜炎类型
- 遗传学：不适用
- 胚胎学-解剖学：GBS 是新生儿免疫/炎症反应有效激活物
- 病因-发病机制
  - EOD：吸入感染的羊水或产道分泌物
  - LOD：同 EOD 或产后母体密切接触，乳液，医源性感染
  - 新生儿免疫系统不成熟促进了菌血症的发生
  - 菌血症→通过跨细胞作用/侵犯血脑屏障引起脑膜炎
  - 脑膜炎的发展与菌血症的强度和持续时间有关
- 流行病学
  - 4%～40%孕妇生殖道/胃肠道有 GBS 群落
    - 有 GBS 群落的妇女所生婴儿罹患全身性 GBS 超过 10%
    - 5%～10%全身性 GBS（EOD）合并有脑膜炎
  - 存活产儿 EOD 发病率 0.5/1000（败血症，肺炎，脑膜炎）
    - 母体筛查及药物预防使发病率下降>50%
    - 由于早产预防，足月儿在 EOD 中占 50%

大体病理及手术学特点

- 蛛网膜下腔及脑室碎屑，渗出；脑室有分隔
- 脑实质梗死/脑软化；血管腔狭窄

镜下特点

- 外膜及血管滋养管炎症＝血管炎

临床要点

临床表现

- 败血症/脑膜炎的典型症状**在新生儿轻微或无**
- 主要表现：癫痫发作（40%），嗜睡，张力减退，食欲差
- CSF：白细胞、蛋白↑，葡萄糖↓；从 CSF/血液里分离出细菌

- EOD 危险因素：母体存在细菌群落/绒（毛）膜羊膜炎，菌尿，胎膜破裂时间延长（>18h），产前 GBS 感染，早产儿
- 对 GBS 筛查阳性（孕龄 35～37 周），GBS 菌尿，产前 GBS 感染或 GBS 状态不明但有以上危险因素的要行产时药物预防

治疗

- 产时药物预防：静注抗生素
- 新生儿 GBS 脑膜炎：静注抗生素，抗癫痫
    - 对脑室分房及室旁囊肿常需要多个分流

预后

- 体重低于 1kg 的新生儿感染 B 组链球菌死亡率 70%；若>2.5kg，则<10%
- GBS 脑膜炎发病率 12%～30%→明显神经系统后遗症

参考文献

1. Doran KS et al: Perinatal/Neonatal Case Presentation: Late-Onset Group B Streptococcal Infection in Identical Twins: Insight to Disease Pathogenesis. J Perinatol 22:326-30, 2002
2. Gotoff SP: Group B Streptococcal Infections. Pediatr Rev 23:381-6, 2002
3. Barkovich AJ: Infections of the Nervous System. In Barkovich AJ, Pediatric Neuroimaging, 715-70, Lippincott William & Wilkins, Philadelphia, 2000

柠檬酸细菌性脑膜炎

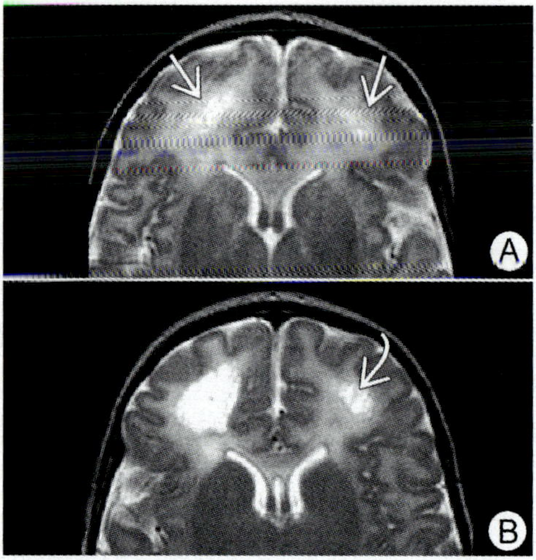

柠檬酸细菌性脑膜炎。新生儿轴状位 T2 加权像示额叶白质弥漫性长 T2 信号影（箭头）。随访检查（B）显示大的方形液化腔代替白质，无占位效应。注意小囊腔融合后残留的内部分隔（弯箭头）。

要点

- 同义词：柠檬酸细菌性脑膜炎，柠檬酸细菌性大脑炎
- 定义：柠檬酸细菌是一种革兰阴性（Gm -）肠菌，多见于老人和婴幼儿
    - 老年人→尿道和上呼吸道感染
    - 新生儿（NB）→败血症和严重脑内感染
- 典型影像学表现
    - **早期**（大脑炎）：多脑叶白质受累
    - **晚期**（脓肿）：较大、双侧、“方形”脓肿及坏死腔
- 其他要点
    - 柠檬酸细菌＝新生儿脑膜炎（Gm -）的 5％，但占脑脓肿的 80％
        - 脓肿可仅出现在治疗快完成时

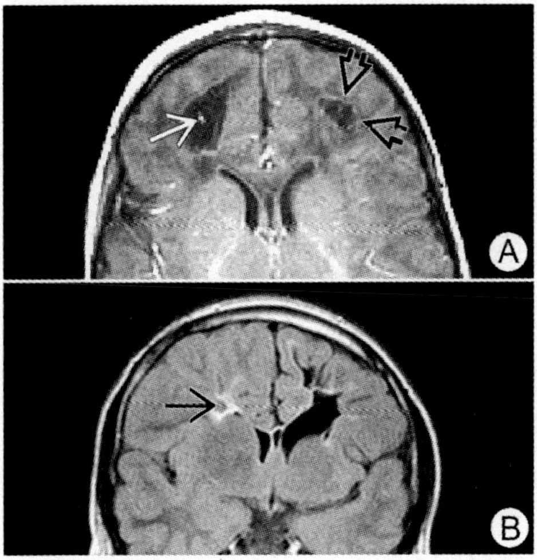

柠檬酸细菌性脑膜炎。早期复查的增强 MR 轴状位 T1（A）示内部分隔"点状"强化（白箭头）和轻度的边缘强化（开口箭头）。另一患儿的晚期（7 年）复查 FLAIR（B）示在一收缩囊腔内低信号小钙化点（黑箭头），对侧白质明显减少。

- 并非所有环形强化的囊腔都是脓肿
  - 一些是白质坏死和液化
- 柠檬酸细菌种（spp.）及肠杆菌属 sakazakii 有相似的影像学表现

影像学表现

一般特点

- 最佳影像线索
  - 多发、较大、囊性的脑病变取代（不是推移）白质
  - 在新生儿为"方形"脓肿
  - "方形"脓肿"变圆"很可能是内容物感染
  - 占位效应/水肿增加很可能是内容物感染

CT 表现

- **早期**（大脑炎）：片状低密度影，强化表现不一

- **晚期**（脓肿或坏死囊腔）
  - 多发的大囊腔（+/−分隔）取代白质
  - 边缘或内部分隔强化；“点状”中央强化灶
- **复查**：“点状”钙化残余标记了囊腔“收缩”的部位

MR 表现

- **早期**（大脑炎）
  - 额叶及顶叶白质 T1↓，T2↑
  - 增强 T1：脑内轻微强化
- **晚期**（脓肿或坏死囊腔）
  - 多发的、较大的白质内腔性病变，通常为双侧
  - 小囊腔融合成大囊腔时可+/−分隔
  - 增强 T1：囊腔壁可见轻微或明显的强化/分隔点状强化
  - 不同程度水肿和占位效应（两者都随脓肿形成而加重）
- **复查**：囊腔收缩，严重的白质减少

MR 波谱表现

- 发酵产物（乳酸，醋酸盐及琥珀酸盐）
- 嗜中性粒细胞释放蛋白质水解最终产物（缬氨酸，亮氨酸）

推荐的影像学检查方法

- 颅脑超声：筛查及治疗随访
- MR：检出早期脑炎，小脓肿，并发症

鉴别诊断

其他细菌性脑内感染

- 周围水肿及占位效应常较明显

囊性脑软化

- 皮层及深部灰质都受累

病理

概述

- 一般病理特点
  - 柠檬酸细菌属种是肠杆菌科家族中的革兰阴性杆菌
  - 感染水平传播（医源性）或垂直传播（母体）

  - 细菌群落（皮肤，脐带残端）→菌血症→脑膜炎
- 遗传学：尚无已知特定的遗传缺陷
- 胚胎-解剖学：主要累及脑叶白质
- 病因-发病机制
  - 成人血液中存在对抗细菌的杀菌/渗透性增加（BPI）蛋白细胞毒素，新生儿脐带血中则没有
  - 柠檬酸细菌种的神经毒性因子可能与32kD外膜蛋白和抗吞噬作用有关
  - 柠檬酸细菌种侵犯/跨细胞作用于微血管内皮细胞
  - 柠檬酸细菌在微血管内皮细胞内进行胞内复制，使得脑感染持续存在
- 流行病学
  - 新生儿败血症的5%～10%，新生儿脑膜炎的5%，新生儿脑脓肿的80%
  - 败血症平均发病年龄是5天
  - 大部分病例是散发性；也有过新生儿重症监护病房（NICU）爆发流行
  - 免疫功能低下病人为高危人群
    - 记住：新生儿和患病早产儿是免疫功能低下者

大体病理及手术学特点

- 软脑膜浑浊，脓液渗出，弥漫性室管膜炎

镜下特点

- 没有完整的纤维包膜
- 充血的血管壁内存在有机体
- 嗜中性粒细胞及坏死细胞碎屑

分期或分级标准

- 坏死囊腔与感染的脓肿：鉴别困难
  - 然而，囊腔"变圆"及占位效应加重提示脓肿

临床要点

临床表现

- 新生儿败血症或早产婴儿，囟门膨出，呼吸暂停，癫痫发作

- 人口统计学
  - 超过 1 个月的婴儿中枢神经系统感染柠檬酸细菌罕见
  - 早产儿（特别是出生时体重很轻的）最易感染

治疗及预后

- 抗生素是主要的治疗手段
- 确定敏感抗生素很重要
- 联合两种药物治疗是标准用法，延长治疗时间
  - 记住：后期会形成脓肿！
- 若脓肿直径＞2cm 或对药物反应不敏感时，采用手术引流脓肿
- 约 30％患柠檬酸细菌性脑膜炎的新生儿及婴儿死亡
- 约 80％感染柠檬酸细菌性脑膜炎的新生儿发展成脑脓肿
- 约 50％脑膜炎/脓肿存活患者有明显中枢神经系统损害症状

参考文献

1. Badger JL et al: Citrobacter freundii invades and replicates in human brain microvascular endothelial cells. Infect Immun (8):4208-15, 1999
2. Doran T: Role of Citrobacter in Clinical Disease of Children: Review. Clin Infect Dis 28:384-94, 1999
3. Kline MW et al: Citrobacter Diversus and Neonatal Brain Abscess. Pediatric Neurology 3(3):178-80, 1987

Rasmussen 脑炎

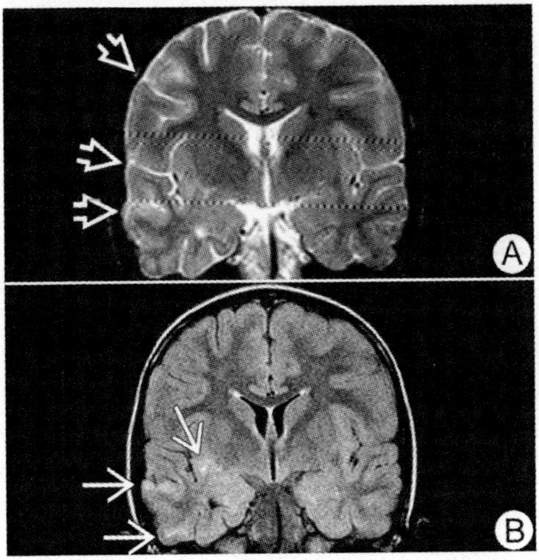

Rasmussen 脑炎。冠状位 T2 加权像（A）示右侧额颞叶脑回信号升高，单侧脑沟增宽（开口箭头）。FLAIR（B）示片状异常信号病灶（箭头）。（Courtesy S. Blaser，MD）

要点

- 同义词：Rasmussen 综合征（RS）；慢性局灶性脑炎；新名称：儿童慢性进行性持续性局限性癫痫（EPC）
- 定义：慢性的、进行性的、凶险的、单侧的不明原因的脑炎症，以半球体积缩小及难以控制的局限性癫痫发作为特点
- 典型影像表现
  - 局部异常“半球内扩散”
  - 通常累及单侧半球，特别是中央前回、额下回，并且单侧小脑体积进行性缩小
- 其他要点
  - 最初 MR 正常，随后 MR 能够检出 12 个月内大部分脑损害

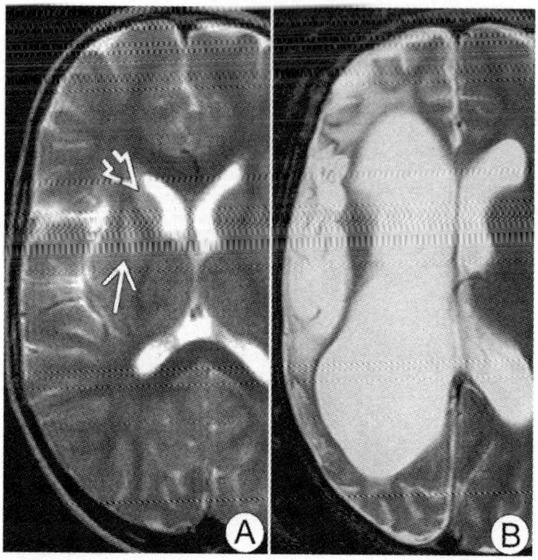

Rasmussen 脑炎。T2 加权像（A）示早期尾状核（开口箭头）、壳核（箭头）及外侧裂局限性信号异常及体积缩小。另一 Rasmussen 脑炎病程晚期病人，T2 加权像（B）示病变主要累及右侧半球致其体积明显缩小及胶质增生。

影像学表现

一般特点

- 最佳影像线索：单侧皮层萎缩
- 最初 CT/MR 正常，随后皮层肿胀，继之萎缩

CT 表现

- 平扫 CT：萎缩：额颞叶皮层及尾状核头
- 增强 CT：常不强化（**罕有**短暂性皮层强化）

MR 表现

- T1：早期皮层肿胀，皮质带模糊
- T2/FLAIR：早期脑回局限性肿胀，晚期萎缩
  - T2/FLAIR 信号↑：灰质、白质；+/−基底节、海马

其他影像学表现

- 99mTc-HMPAO（六甲基丙二基胺肟）核素显像：早期虽然 MR 正常，仍可显示灌注降低

- PET 及 SPECT：脑灌注/代谢↓，交叉性小脑神经机能联系不能，代谢增高可能与近期癫痫发作有关
- MRS：NAA 及胆碱↓；肌醇↑，谷氨酰胺/谷氨酸盐↑

推荐的影像学检查方法

- MR 结合 EEG 适当表现

鉴别诊断

Sturge-Weber 综合征

- 进行性半球萎缩，皮层钙化
- 面部沿神经分布的葡萄酒色痣及软脑膜血管瘤强化

线粒体病

- 可能也会引起持续性局限性癫痫
- 基底节/丘脑高信号灶，代谢性卒中

半球梗死（Dyke-Davidoff-Masson）

- 宫内或围产期梗死后，单侧脑萎缩伴代偿性颅板增厚、岩骨嵴抬高及鼻窦过度气化

病理

概述

- 一般病理特点
  - 三种不同但不相互排斥的因素（病毒，自身免疫抗体及自身免疫细胞毒性 T 淋巴细胞）可启动或延续病态反应导致损伤
- 遗传学
  - 病毒可能会激发遗传缺陷导致免疫机能障碍
- 病因-发病机制
  - 自身免疫理论（理论之一）
    - 谷氨酸盐是兴奋性神经递质
    - 谷氨酸盐抗体穿过受损的血脑屏障
    - 抗体结合并激活谷氨酸盐受体，刺激神经细胞引起癫痫发作
- 流行病学

- ○ 常在儿童时发病（6～8岁）；男=女
- ○ 50%之前有炎症病史（扁桃腺炎，上呼吸道感染，中耳炎）
- ○ 很罕见

大体病理及手术学特点

- 半球皮质萎缩

镜下特点

- Robitaille 分类
  - ○ 第1组（病理活跃）：炎症过程进行中
    - ▪ 小胶质结节，+/−噬神经细胞现象，血管周围圆形细胞
  - ○ 第2组（活跃及远隔疾病）慢性并急性发作
    - ▪ 上述加上至少一个脑回节段皮质全层的完全坏死和空腔形成
  - ○ 第3组（不太活跃的远隔病灶）
    - ▪ 神经元丢失/胶质增生，小胶质结节较少
  - ○ 第4组（耗竭）：
    - ▪ 非特异性瘢痕，炎症活动很少

分类及分期：影像

- 1期：肿胀/高信号灶
- 2期：体积正常/高信号灶
- 3期：萎缩/高信号灶
- 4期：进行性萎缩，信号正常

临床要点

临床表现

- 病程以明确的癫痫发作为特征
  - ○ 20%出现癫痫持续状态
- 继之出现轻偏瘫/癫痫发作增加，常需住院治疗
- 随后轻偏瘫稳定，癫痫发作减少
- 其他症状：视觉和感觉减退，构音障碍，言语困难
- EEG：早期：局部缓慢活动灶；持续性局限性癫痫
- CSF：+/−寡克隆带

- 其他：+/-GluR3 抗体（50%），但不特异

自然病史

- 大多数病人偏瘫和认知障碍
- 较大年龄者发作有较长的前驱期及迁延期

治疗

- 抗癫痫药物难以控制
- 血浆置换、更昔洛韦、类固醇、免疫吸附治疗可以+/-暂时改善
- 大脑半球切除术或功能性大脑半球切除术/中央切断术

预后

- 预后差，无论治疗与否偏瘫都不可避免

参考文献

1. Bien CG: Diagnosis and staging of Rasmussen's encephalitis by serial MRI and histopathology. Neurology 58:250-7, 2002
2. Kim SJ et al: A longitudinal MRI study in children with Rasmussen syndrome. Pediatr Neurol 27(4):282-8, 2002
3. Fiorella DJ et al: 18F-fluorodeoxyglucose positron emission tomography and MR imaging findings in Rasmussen encephalitis. AJNR 22:1291-9, 2001

儿童鼻窦鼻息肉病

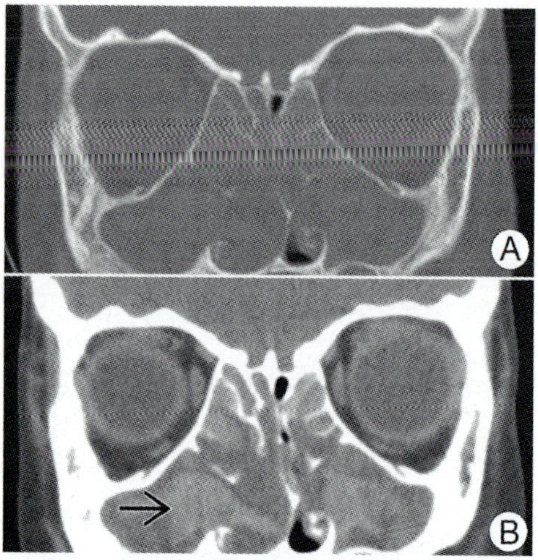

儿童鼻窦鼻息肉病。患有囊性纤维化的患儿的平扫CT（A，B）显示混浊的浓稠分泌物（箭头），上颌窦和筛窦膨胀导致鼻腔阻塞和获得性眼距增宽。上颌窦后鼻孔息肉导致鼻中隔偏曲。（Courtesy S. Blaser，MD）。

要点

- 同义词：鼻窦鼻息肉病（SNP），鼻息肉，鼻息肉病，息肉状鼻-鼻窦炎
- 定义：炎性增生性鼻和鼻旁窦黏膜“扣紧”形成灰白色、无痛的、有蒂的炎性肿块
- 典型影像表现
  - 弥漫的、边缘强化的鼻窦鼻腔软组织团块
  - 混杂有高密度区（浓稠分泌物）
- 在儿童常见伴有哮喘、过敏和囊性纤维化（CF）
- 成人可有阿司匹林敏感和息肉病（儿童很少用阿司匹林）

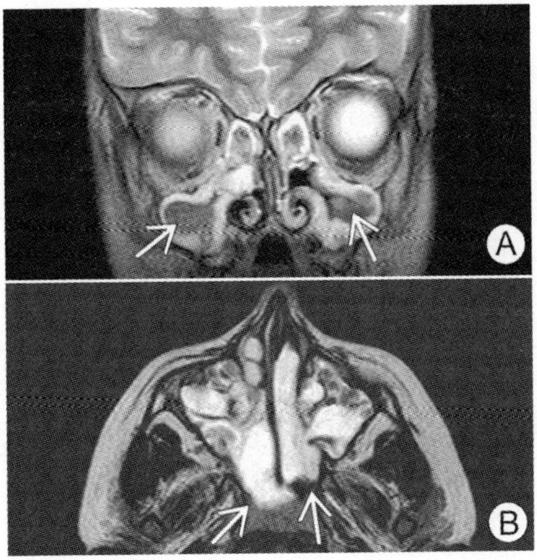

儿童鼻窦鼻息肉病。两个患儿均患有囊性纤维化。冠状位 T2 加权像（A）示上颌窦内浓稠分泌物信号减低（箭头），并伴有黏膜增厚。轴状位（B）示双侧上颌窦后鼻孔息肉（箭头）和上颌窦混浊。

影像学表现

一般特点

- 最佳影像线索：在伴有哮喘和 CF 的儿童，见有多发性的软组织肿块填充鼻窦鼻腔
- 囊性纤维化（CF）特征：额窦发育障碍（落后于同龄标准），并且鼻外侧壁向中间移（膨隆）
- 即使无 CF，侵袭性息肉可以重塑或侵蚀骨质
  - 向颅内蔓延不常见，但可发生

CT 表现

- 低密度黏液样团块（10～20HU）填充鼻窦鼻腔
- 强化的黏膜“边缘”
- 骨壁膨胀或裂开
- 上颌骨呈漏斗型扩大
- 骨性中鼻甲下部缩短
- 鼻中隔和小梁密度消失

- 鼻窦内容物致密，浓缩性分泌物
  - 或合并真菌（曲霉菌）感染
- 液平：液体潴留或感染（鼻窦炎）

MR 表现

- 混杂信号，T1/T2 信号↑和↓：息肉、液体和分泌物
- 浓稠黏液并且合并曲霉菌感染 T2↓
- 覆盖黏膜的息肉强化很典型
- 上颌窦后鼻孔息肉经“附属孔”蔓延，并且经过鼻后孔

推荐的影像学检查方法

- X 线片获得的信息是有限的
  - 发育中的鼻窦大小和对称性是变化的
- 在大多数情况下冠状位平扫 CT 就足够了
- 有病的或不合作的儿童可以用轴状位 CT，而不是用镇静剂
  - 严重气道阻塞用镇静剂有风险
- 如果怀疑有鼻窦鼻腔外的肿瘤或扩散，可行增强 CT（直接冠状位扫描评价眼眶和前颅窝壁）或 MR

鉴别诊断：儿童鼻窦鼻腔肿块

脑膨出

- 大多数出生后很快延伸到鼻咽
- 在哭和咳嗽时肿块增大
- 可有眼距增宽
- MR 可诊断

青少年血管纤维瘤

- 十岁以前/十几岁的男性出现鼻出血和鼻塞
- 注入对比剂后出现**实性增强**
- 单侧，以蝶腭孔边缘为中心
- 可以填充（强化）或继发性地阻塞鼻窦

异物

- 通常为单侧鼻塞，排出脓液

病理

概述

- 一般病理特点
  - 灰白色、有蒂、柔软、可动的、黏膜覆盖的肿块
  - 在中鼻道区最常见
  - 大小不定：单发时较大
  - 筛窦息肉与过敏密切相关
  - 鼻分泌物涂片可见嗜酸细胞增多
- 遗传学
  - 与 HLA - A74 有关
  - 在 CF 者尤其严重（在活产中比率为 1∶2500，囊性纤维化跨膜通道调节因子［CFTR］基因突变）
  - Samter 三联征：阿司匹林（ASA）敏感、哮喘和鼻窦鼻息肉病好像是连锁性疾病
- 病因-发病机制
  - 危险因素：ASA 三联征、免疫缺陷、反复感染
  - 黏膜纤毛清除功能损害：CF（也有黏稠的黏液），原发的纤毛运动障碍（50％有 Kartagener 综合征）
- 流行病学
  - 每年发病率为 0.65∶1000，可发生于任何年龄，男＞女
  - 儿童不常见（0.1％），除非有 CF
  - 在 CF 中鼻窦疾病普遍存在，60％以上有息肉病

大体病理学及手术学特点

- 水肿的黏膜被完整的呼吸上皮覆盖
- 后鼻孔息肉常见

镜下特点

- 肥大的水肿黏膜可见肥大细胞、嗜酸粒细胞、淋巴细胞和浆细胞浸润
- 杯状细胞增多
- 呼吸上皮表面完整
- 浆液黏液腺缺乏，鳞状上皮化生

临床要点

临床表现

- 症状：鼻塞和不通气，喷嚏、嗅觉丧失和味觉缺失、流涕、阻塞性睡眠呼吸暂停、中耳炎、慢性鼻结痂
- 如合并感染，则有头痛和面痛
- Samter 三联征：鼻息肉、哮喘和阿司匹林不能耐受（多见于成人）
- 若 10 岁以下的儿童患有息肉，**应做 CF 检查**

自然病史

- 时好时坏，慢性、消耗性疾病
- 若未治疗，则会导致面部畸形（尤其是 CF）

治疗及预后

- 局部应用类固醇激素和解充血药
- 若有感染应用抗生素
- 内镜切除
- 高复发率

参考文献

1. Yung MW et al: Nasal polyposis in children with CF: A long term follow-up study. Ann Otol Rhinol Laryngol 1111:1081-1086, 2002
2. Zeifer P et al: Pediatric sinonasal imaging. Neuriomag Clin NA 10(1):137-60, 2000
3. Triglia JM et al: Nasal and sinus polyposis in children. Laryngoscope 107(7):963-66, 1997

波特瘤

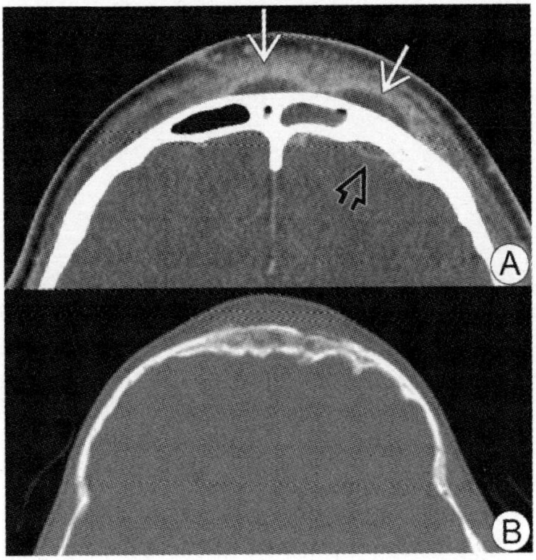

波特瘤。轴状位增强 CT（A）显示边缘强化、二分叶状的骨膜下积液（箭头），邻近的软组织增厚，额窦混浊和早期硬膜外脓肿形成（开口箭头）。（B）骨窗显示额骨斑驳、侵蚀。

要点

- 同义词：额部骨膜下脓肿
- 最初是由英国的外科医生 Percival Pott（1760）描述的：额骨下硬膜外脓肿伴有骨膜下脓肿，表现为一个“肿胀的、局限的、无痛的头皮肿瘤（前额）”
- 波特瘤（PPT）目前描述如下
    - 额骨骨膜下和硬膜外脓肿加上额骨骨髓炎
    - 额骨骨膜下脓肿和额骨骨髓炎
    - 额骨骨膜下和硬膜外脓肿不伴有骨髓炎
- Pott 最初描述的病例是外伤后的，现在大多数病例是**急性额窦炎的并发症，远远多于慢性的**
- 典型影像学表现：额窦炎伴有硬膜外、骨膜下脓肿及受累额骨的骨质溶解

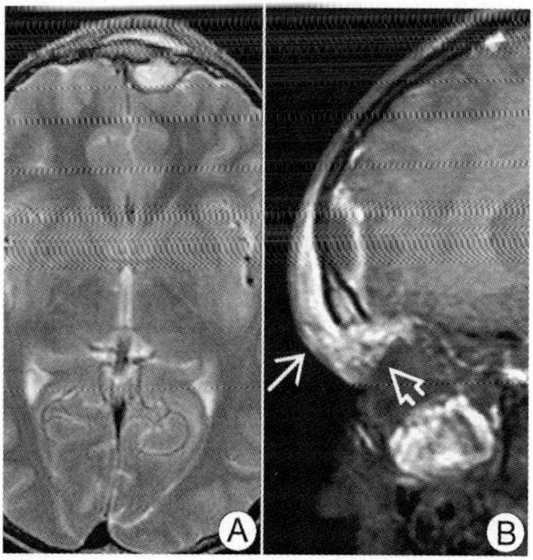

波特瘤。轴状位 T2 加权像（A）显示骨膜下和硬膜外积液跨越额骨，信号↑。矢状位 T1 增强 MR（B）显示边缘强化的硬膜外积液，骨膜下蜂窝织炎实性强化（箭头），额骨强化和骨膜下脓肿波及眼眶（开口箭头）。

- 寻找鼻窦炎的颅内合并症：脑/眼眶脓肿，硬膜下积脓，脑膜炎/大脑炎，上矢状窦（SSS）血栓形成

影像学表现

一般特点

- 最佳影像线索：在儿童/青少年，强化的额骨膜下和硬膜外积液，伴有额窦混浊
- 全鼻窦混浊要比单个额窦混浊常见
- 并发症表现（如果存在）
  - 脑脓肿→额叶
  - 硬膜下积脓（SDE）→大脑凸面或镰旁
  - 上矢状窦血栓形成→上矢状窦前部
  - 眼眶骨膜下脓肿→眼眶外上象限

CT 表现

- 平扫 CT：低密度、透镜形硬膜外和骨膜下积液，跨额骨，+/− 气体
  - 硬膜外积液通常跨越中线，向下推移脑镰
  - 骨窗：额窦混浊，+/− 气/液平
    - 额骨：正常，斑驳或侵蚀
    - 慢性 PPT：骨膜下积液通过窦前壁缺陷与额窦相通；+/−骨硬化、死骨
- 增强 CT：增厚的硬膜和骨膜强化

MR 表现

- T1 和 T2：积液和脑脊液（CSF）相比信号稍高
- T2↑、T1↓和额骨内强化提示有额骨骨髓炎（骨髓水肿有同样表现→CT 上骨质侵蚀更具特异性）

其他影像学表现

- 镓 67 柠檬酸盐：炎症消退后阴性；术前有帮助

推荐的影像学检查方法

- 头/鼻窦的软组织窗和骨窗增强 CT：轴状位和直接冠状位；矢状位重建有助于额部疾患诊断
- MR+/−CTV 是评价颅内并发症的辅助工具

鉴别诊断：儿童颅外“肿物”

皮样囊肿/表皮样囊肿

- 在婴儿，边界清楚、液体密度的中线肿块
- 前囟位置常见；颅骨外板呈光滑扇贝形

头颅血肿

- 血液密度/信号；外伤史；慢性者常见钙化

病理

概述

- 一般病理特点
  - PPT 可继发于外科手术、外伤
- 胚胎学-解剖学

  - 额窦持续充气，到 12 岁时达到成人大小
  - 引流额窦的小静脉与静脉网相通
    - Breschet 板障静脉缺乏瓣膜
    - 硬膜和骨膜静脉从
- 病因-发病机制
  - 额窦感染形成脓毒性血栓静脉炎，通过广泛的缺乏瓣膜的静脉网植于额骨、硬膜和骨膜
  - 从额窦直接侵蚀邻近的结构少见
- 流行病学
  - 抗生素时代少见（自 1950 年以来报道了 30 例，报道不足）
  - 儿童每年平均有 6～8 次的上呼吸道感染（URI）；0.5%～5%并发于鼻窦炎，因而在儿童发生有大量的鼻窦感染/并发症

大体病理及手术学特点

- 硬膜外和骨膜下积脓，伴有头皮水肿和肉芽组织覆于硬膜
- 颅外积液部位位于帽状腱膜下的少见
- 额骨侵蚀破坏、变斑驳、变软
- 偶尔在成人慢性 PPT 可见鼻窦-皮肤瘘，较儿童常见

镜下特点

- 多种需氧菌/厌氧菌：链球菌/葡萄球菌常见
- 额窦内氧的压力低是特征性菌群生长的原因

临床要点

临床表现

- PPT 在**青少年男性**最常见；据报道 3～78 岁均可见
- 临床表现随并发症而变：一般说来，病人**病情很轻**
- 主要表现：短暂的头痛、发热、鼻漏病史，伴有“面团感”的轻度压痛的前额肿胀
- 若并发 SDE，则出现更严重的表现：体温↑，ICP↑，癫痫发作
- 许多病人有前期门诊就诊时进行过部分鼻窦炎治疗的病史
- 慢性病史（数月至数年）不常见，但在成人较常见

    - 成人以前是慢性结核性和梅毒性颅骨骨髓炎，现在为细菌性
- 轻度的 WBC 和血沉（ESR）↑；CSF 为无菌性，WBC 数目不定，蛋白↑

自然病史

- 未经治疗者发病率、死亡率很高

治疗及预后

- 小脓肿形成→静脉注射抗生素和鼻窦环钻术
- 硬膜外和骨膜下脓肿伴有额骨骨髓炎
    - 颅骨切开术，清创术和冲洗感染区/骨
    - 切除受侵蚀或斑驳的额骨全层
    - 急性感染后行各种颅骨成形术/额窦闭塞
- 手术后静脉注射和口服抗生素 6 周
- 迅速及时的药物和外科手术处理后预后很好
- 若有颅内并发症，发病率和死亡率很高

参考文献

1. Bambakidis NC et al: Intracranial Complications of Frontal Sinusitis in Children: Pott's Puffy Tumor Revisited. Pediatr Neurosurg 35:82-9, 2001
2. Guillen A et al: Pott's puffy tumor: Still not an eradicated entity. Childs Nerv Syst 17:359-62, 2001
3. Goldberg AN et al: Current Concepts in the Surgical Management of Frontal Sinus Disease. Otolaryngol Clin North Am 30:355-70, 1997

眼眶骨膜下脓肿

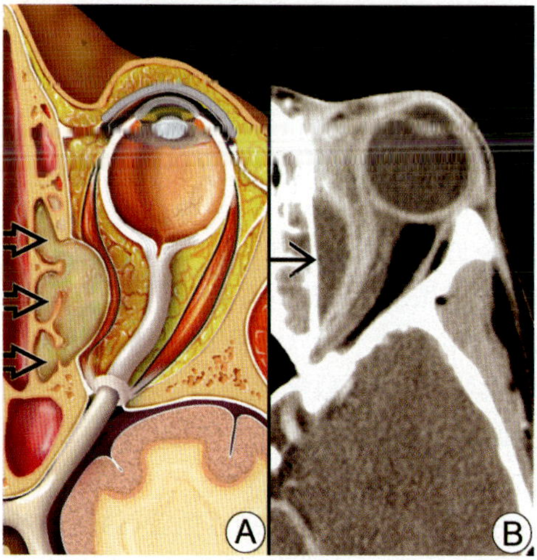

骨膜下脓肿。（A）图示膨胀的骨膜下脓肿由化脓性筛窦炎（开口箭头）进入眼眶。轴状位增强 CT（B）示内直肌移位（箭头）。（Courtesy S. Blaser，MD）。

要点

- 同义词：眼眶骨膜下脓肿（OSPA）
- 定义：筛骨眶板和眼眶骨膜之间的脓液积聚（常见于眼眶内侧壁）
- 典型影像表现：眼眶内侧壁边缘强化的透镜状积液
- 源于筛窦炎的 OSPA 分期
  - 急性：筛窦炎引起窦外侧壁**骨膜炎**
  - 如果未经治疗，则演化为**眼眶蜂窝织炎**
  - 下一个阶段是伴有脓性物质的**骨膜下脓肿**
- OSPA 并发症
  - 视神经缺血伴失明
  - 眼上静脉±海绵窦血栓形成
  - 脑膜炎、大脑炎、硬膜下积脓或脑脓肿

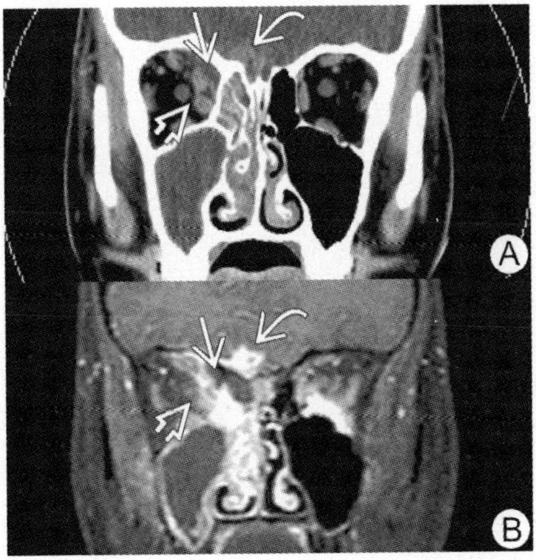

骨膜下脓肿。冠状位增强 CT（A）和脂肪饱和 T1 增强 MR（B）显示单侧鼻窦混浊，眼外肌肿胀（肌炎）（开口箭头），骨膜下眶内脓肿（箭头）和颅内硬膜增厚（弯箭头）。（Courtesy S. Blaser, MD）

- 治疗：蜂窝织炎阶段注射抗生素既可，如果有视觉改变，则外科手术/内镜引流
- 鼻窦炎后遗症不常见，**但是一种可致盲的眼科急症**

影像学表现

一般特点

- 最佳影像线索：位于眼眶内侧壁，邻近有筛窦炎的透镜形的、边缘强化的、低密度病变
  - 影像学表现取决于感染的时期
    - 早期：眼眶内侧壁的蜂窝织炎实性强化
    - 晚期：边缘强化的液性密度聚积，±气体

CT 表现

- 沿眶壁（内侧壁＞＞上壁）的边缘强化的液性密度病变，内直肌肿胀向外侧移位

- 筛窦炎：筛骨眶板裂开
- 蜂窝织炎变化
  - 眼肌：增强和肿胀
  - 肌锥内脂肪："脏"脂肪，晚期发生条纹样改变

MR 表现

- 对气体和骨变化不敏感
- T1 增强：眼眶内侧边缘强化的积液
- T2：透镜形高信号区

推荐的影像学检查方法

- 增强 CT 轴状位和直接行冠状位扫描是最好的检查方法
- T1 增强 MR 是辅助性的，可发现颅内并发症
  - 海绵窦血栓形成，大脑炎/脓肿，硬膜下积脓

鉴别诊断

儿童眼眶疾病

- 眼眶假瘤
  - 影像学：炎性肿块能累及眼眶所有区域
  - 临床：疼痛性突眼，无发热或白细胞数升高
- 儿童眼眶横纹肌肉瘤
  - 最初诊断为眼眶炎症常见（约 50%）

病理

概述

- 胚胎学-解剖学
  - 感染由筛骨蔓延有两种机制
    - 通过无瓣膜的眼静脉系统
    - 直接通过先天性筛骨眶板裂口
- 病因-发病机制
  - 急性复合筛窦和上颌窦炎是起因
  - 少有细菌性败血症、皮肤感染、穿通伤
  - 发病机制
    - 筛窦炎引起窦外侧壁骨膜炎

    - 发展演化为眼眶蜂窝织炎和眼眶蜂窝组织炎
    - 下一阶段是骨膜下脓肿
    - 首先肌锥外，然后肌锥内
  - 混合感染常见：葡萄球菌、链球菌、肺炎球菌，厌氧菌，（接种了 b 型流感嗜血杆菌［Hib］疫苗的 H 型流感↓）
- 流行病学
  - 眼眶蜂窝组织炎：未经治疗的鼻窦炎发生率估计高达 13%

大体病理及手术学特点

- 纤维化的厚壁包绕黄绿色液体

镜下特点

- 脓液＝有炎性细胞（多形核白细胞、淋巴细胞、巨噬细胞）的坏死碎屑；微生物

分期标准

- Chandler 分级（并不说明疾病的进展顺序）
  - 85%：Ⅰ级：隔前蜂窝组织炎；Ⅱ级：眼眶蜂窝组织炎
  - 15%：Ⅲ级：骨膜下脓肿；Ⅳ级：眼眶脓肿
  - 少见：Ⅴ级：海绵窦血栓形成

临床要点

临床表现

- 主要症状：疼痛性突眼
- 其他症状
  - 鼻窦炎，上呼吸道感染，发热
  - 眼肿胀合并红斑和凝视受限
- OSPA 发病年龄：儿童（<15 岁）；平均 9 岁。
- 眼眶蜂窝组织炎发病年龄：2 岁和更小的小儿常见

自然病史

- 视觉障碍是由视神经炎（感染蔓延）或视神经缺血（与眼内压增高有关）以及视网膜缺血引起（中央动脉闭塞或血栓性静脉炎引起）
  - 延误治疗导致失明者高达 10%
  - 虽经治疗，15%～30%的患者仍可出现后遗症

治疗

- 何时手术有争议
  - 无视觉损害的眼眶蜂窝组织炎或 OSPA：静脉抗生素
  - 若视觉发生变化且 OSPA 位于内侧，内镜引流
  - 若视觉发生变化且 OSPA 位于上面或外侧，外引流
- 若出现以下症状立即行手术引流：视力损害、全身症状、不能做眼科检查、免疫缺陷病人、对抗生素反应差

预后

- 延误治疗导致失明的眼科急症
- 虽经治疗，仍有 15%～30%有后遗症
- 大多数病人静脉注射抗生素±引流预后良好

参考文献

1. Rahbar R et al: Management of OSPA in children. Arch Otolaryngol Head Neck Surg 127:281-6, 2001
2. Garcia GH et al: Criteria for nonsurgical management of subperiosteal abscess of the orbit: Analysis of outcomes 1988-1998. Ophthalmology 107(8):1454-6,2000
3. Arjmand EM et al: Pediatric sinusitis and subperiosteal orbital abscess formation: Diagnosis and treatment. Otolaryngol Head Neck Surg 109:886-94, 1993

乳突骨膜下脓肿

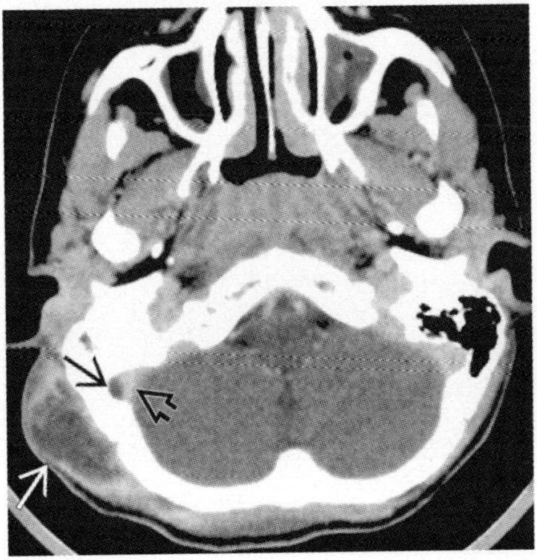

乳突骨膜下脓肿。轴状位增强 CT 显示大的骨膜下脓肿（白箭头）和较小的硬膜外脓肿（黑箭头）。邻近的乙状窦移位但未闭塞（开口箭头）。注意乳突气房显示混浊。

要点

- 同义词/缩写词：乳突骨膜下脓肿（ SMA）
- 定义：急性耳乳突炎（AOM）的并发症，常见于儿童
- 典型影像学表现：边缘强化，邻近混浊乳突气房的骨膜下积液，伴有乳突外侧骨皮质的侵蚀
- 融合性乳突炎（CM）是 AOM 最常见的颅外并发症
- SMA 是 CM 最常见的并发症
- SMA（和 CM）通常发生于 AOM 消退后
- 查找 AOM 的其他并发症
    - 颅外：面神经麻痹，迷路炎，岩锥炎，Bezold 脓肿
    - 颅内：小脑脓肿＞颞叶脓肿，硬膜外脓肿，脑膜炎，硬膜下积脓，硬膜窦血栓形成

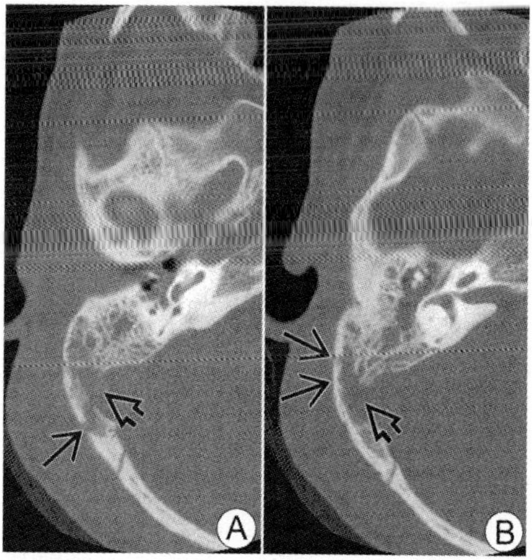

乳突骨膜下脓肿。(A，B) 同一病人轴状位 CT 骨窗像示中耳和乳突气房混浊。乳突侧壁局部骨皮质侵蚀（箭头）。乙状窦板（开口箭头）和许多乳突骨小梁被破坏（融合性乳突炎）。

影像学表现

一般特点

- 最佳影像线索：积液边缘强化，邻近乳突外侧骨皮质受侵蚀，加上弥漫乳突气房混浊
- 耳后＞＞耳前（松质骨薄，Macewen 三角）
- 耳后水肿（Griesinger 征）是急性乳突炎常见表现（85%）→积液存在强化可证实 SMA

CT 表现

- 平扫：乳突气房混浊伴有骨小梁侵蚀
  - 低密度、透镜形积液，邻近乳突骨皮质侵蚀，伴有邻近的软组织结构水肿
  - ＋/－乳突气房气/液平和中耳混浊
- 增强扫描：积液的侧壁呈厚壁强化（骨膜）

MR 表现

- 骨膜下积脓和乳突气房 T1↓T2↑

- T1 增强：SMA 边缘强化，+/− 增强的乳突肉芽组织

其他影像学表现

- X 线片：乳突密度↑；锝 99mm 和镓 67 扫描：活性↑

推荐的影像学检查方法

- 高分辨率颞骨平扫 CT
- 颅底/头增强 CT 用于检查 SMA 和颅内并发症
- CTV 用于同侧硬膜窦血栓形成
- MR 能更好地显示颅内并发症 AOM

鉴别诊断：儿童乳突气房模糊伴骨小梁破坏

Langerhans 细胞组织细胞增多症

- 广泛的、常为双侧性的乳突破坏，伴软组织强化
- 耳经常排出液体，神经功能缺失不常见

横纹肌肉瘤

- 中耳长出的可强化的软组织团块
- 广泛的、随机性的骨破坏；颅内蔓延
- 神经功能缺失，包括面神经麻痹，常见

病理

概述

- 一般病理特点：Friedrich Bezold（1824～1908）报道了作为耳乳突炎后遗症的乳突脓肿形成的 3 种类型
    - **SMA**：在儿童的乳突气化不完全；乳突脓肿的最常见类型
    - **Bezold 脓肿**：通过乳突尖的侵蚀，脓液聚积深达颈部的胸锁乳突肌；儿童少见（充气不良）
    - **颧骨骨膜下脓肿**：耳前骨膜下脓肿，邻近颧弓根部的侵蚀；即使在成人也极为罕见；颧弓根部需气化
    - 其他以人名命名的乳突脓肿（Bezold 未描述）
        - **Luc**：沿着 EAC 通过骨膜侵蚀到颞肌下
        - **Citelli**：延伸累及枕骨
- 胚胎学-解剖学
    - 乳突房出生就存在；儿童时代外周气化

- ◦ 乳突尖充气晚→典型的 Bezold 脓肿在儿童不常见
- ◦ 乳突气房经多个导静脉向外引流到骨膜下静脉丛，向内进入乙状窦

- 病因-发病机制
  - ◦ 炎症，肉芽组织，或胆脂瘤阻塞乳突窦入口，防碍乳突气房引流
  - ◦ 局部充血/酸中毒→骨小梁酶性重吸收→CM
  - ◦ 骨小梁细小、气房单个较大或表浅尤其危险
    - ▪ 在儿童，乳突气房表浅，并有 Macewen 三角
  - ◦ 乳突骨皮质完整不常见；导静脉的脓毒性血栓性静脉炎种植到骨膜
- 流行病学
  - ◦ 约 46%的儿童 3 岁前曾有三次或更多的 AOM 发作
  - ◦ 0.24%的 AOM 病人发展为 CM；多达 50%的 CM 发展为 SMA

大体病理学及手术学特征

- 乳突内脓液和 SMA；偶尔可有肉芽组织和胆脂瘤——亚急性/慢性疾病更常见

镜下特点

- 多种需氧和厌氧菌——链球菌常见

临床要点

临床表现

- 婴儿和幼儿，男>女
- 主要表现：数天的耳痛病史；耳后痛/肿胀、发热和耳液溢；典型者有耳廓向下外侧移位
- 36%～71%的病人有用抗生素治疗 AOM 的病史
- +/- 传导性听力丧失>感觉神经性听力丧失
- 典型者 WBC↑、ESR↑

治疗

- 静脉应用抗生素，+/-鼓膜穿刺术和鼓膜切开术，放置引流管

- 外科治疗
  - SMA 切开/引流和乳突切除术常用
  - 曾报道过 SMA 单独成功地行切开/引流
- 必须注意在听力保留的情况下才能行外科治疗
  - 乳突根治术用于胆脂瘤的耳疾

预后

- 孤立的 SMA：及时药物和外科治疗效果好
- 很少残留有听力丧失
- 若伴随有颅外或颅内并发症则发病率/死亡率↑

参考文献

1. Bauer PW et al: Mastoid subperiosteal abscess management in children. Int J Pediatr Otorhinolaryngol 63:185-8, 2002
2. Spiegel JH et al: Contemporary Presentation and Management of a Spectrum of Mastoid Abscesses. Laryngoscope 108:822-8, 1998
3. Swartz JD et al: The Middle Ear and Mastoid. In Swartz JD, Harnsberger HR (eds), Imaging of the Temporal Bone, Third edition, 47-169, 1997

炎　症

迷 路 骨 化

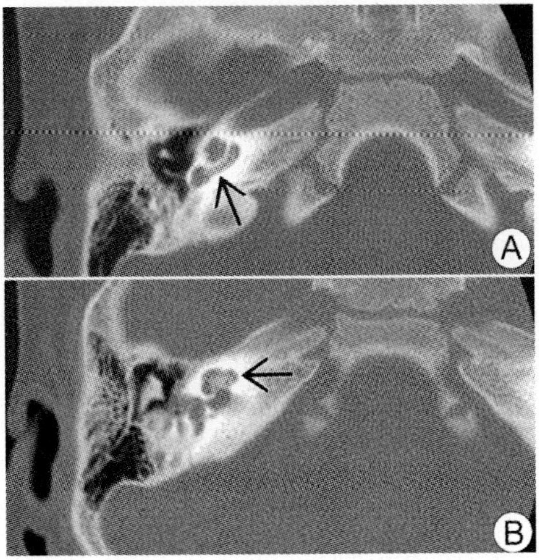

迷路骨化。22个月患儿脑膜炎后失聪，内耳轴状位CT平扫（A，B）显示耳蜗不完全骨化（箭头）。注意耳蜗底转处早期模糊的骨化。（Courtesy S. Blaser，MD）

要点

- 同义词：迷路骨化（LO），骨化性迷路炎
- 定义：膜迷路骨化是对内耳感染、炎症、外伤或手术损害的愈合反应
- 典型的影像学表现
  - CT：膜迷路内高密度的骨质沉积
  - MR：内耳高信号液体内的低信号病灶
- 脑膜炎后的LO＝儿童获得性耳聋的主要原因
- 双侧耳蜗LO对耳蜗移植有严重的破坏，要求术前明确以制定手术计划，取出阻塞的耳蜗，并对移植装置进行改良

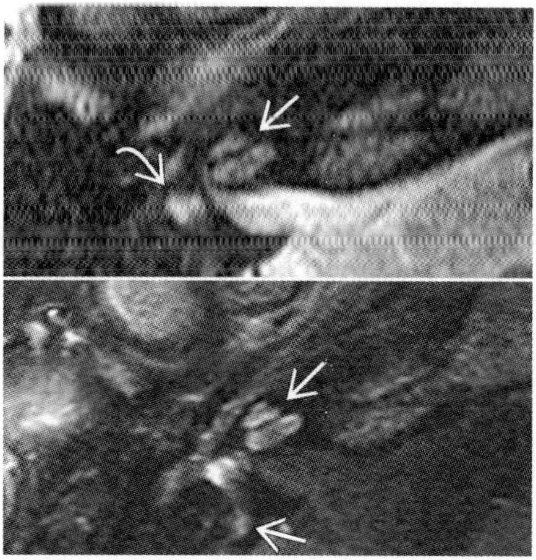

迷路骨化。轴状位 T2 加权像（A）示膜迷路耳蜗和半规管液体信号消失（箭头），比 CT 骨化范围更广。注意前庭内残留液体（弯箭头）。在 T1 增强脂肪抑制像上（B）可见弥漫性强化（箭头）。(Courtesy S. Blaser，MD)。

影像学表现

一般特点

- 最佳影像线索：膜迷路的骨质侵蚀
- 放射科医生应该把 LO 描述为“耳蜗”或“非耳蜗”
    - 仅仅描述内耳 LO 不能帮助耳蜗移植外科医生决定如何去做
        - 耳蜗 LO 使移植存在问题
    - 明确膜迷路的哪些非耳蜗部分受累

CT 表现

- 轻度 LO：在膜迷路液体间隙和蜗轴突起可见纤维骨性改变，表现为模糊的密度增高
- 中度 LO：膜迷路液体间隙可见局灶性骨质侵蚀区；可以是耳蜗或非耳蜗结构
- 重度 LO：膜迷路完全消失，以骨质代替其液体间隙

MR 表现

- 继发于感染的膜迷路炎通常是 LO 的前驱表现
  - 在 LO 前期，膜迷路强化
  - 这些强化可能是整个迷路或节段性迷路
  - 强化可以在骨化阶段持续存在
- 轻度 LO：中等和低信号纤维骨性结构嵌入膜迷路的高信号液体间隙，伴蜗轴增大
- 中度 LO：膜迷路高信号的液体间隙可见局灶性低信号骨质侵占；可以是耳蜗或非耳蜗结构
- 重度 LO：高信号的膜迷路消失，全部被低信号的骨组织代替

推荐的影像学检查方法

- 高分辨 T2 MR 像是最好的方法
- 如没有，则行 1mm 层厚的颞骨 CT 扫描（轴状位/直接冠状位扫描）
- 高分辨 T2 MR 能显示膜迷路纤维的消失，而 CT 不能显示
- Gd 增强非常有价值

鉴别诊断：膜迷路骨质消失

耳蜗发育不全或不发育

- 耳蜗结构小或缺如（可见 <2.5 倍螺旋结构）
- 从出生就表现出感觉神经性听力丧失（SNHL）

耳蜗性耳硬化症

- 累及骨迷路
- 即使在愈合阶段也不会侵蚀膜迷路
- 成人疾病

病理

概述

- 病因-发病机制
  - 化脓性膜迷路炎症在膜迷路建立了一个级联炎症反应
  - 以纤维化开始，进展为骨化（最早两个月）
  - LO 起病于多源性化脓性迷路炎

    - 脑膜炎→**脑膜源性 LO**，双侧
    - 中耳→**鼓室源性 LO**，单侧
    - 血液来源→**血源性 LO**（麻疹，腮腺炎），双侧
  - LO 也可以发生于严重的外伤或颞骨手术后
- 流行病学
  - **脑膜源性迷路炎**是儿童获得性耳聋最常见的原因（尤其是肺炎链球菌）
  - 6%～31%在脑膜炎后有一定程度的听力丧失

大体病理及手术学特点

- LO 病人行内耳分片术显示膜迷路内新骨形成
- 耳蜗移植术中，可观察到移植物圆窗龛入口的骨质破坏

镜下特点

- 纤维化阶段显示成纤维细胞增生
- 骨化阶段可见膜迷路间隙内成骨细胞形成异常骨小梁
- 耳蜗底转鼓阶是所有病因 LO 中最常见的骨化区；脑膜炎合并有最多量的骨化

临床要点

临床表现

- 主要表现症状：双侧 SNHL
- 通常存在脑膜炎的病史
  - 急性脑膜炎后 6～18 个月发现深度双侧 SNHL（发病可能更早，因早在 8 周时就可在 CT 上发现骨化）
- 其他可能的病史
  - 化脓性中耳感染
  - 严重发作的腮腺炎、麻疹或其他病毒感染
  - 严重的头外伤和颅底外伤
  - 曾行颞骨手术
- 其他少见的临床症状
  - 严重的眩晕不常见，但是具有破坏性的症状
  - 眩晕可以很严重，以至于需要行迷路切除术

治疗及预后

- 迷路切除术应用于难治性眩晕病例

- 耳蜗移植术应用于纠正 SNHL，神经因素仍存在
- “取出”，阻塞耳蜗可用新耳蜗装置；前庭阶嵌入也是一种治疗选择
- SNHL 预后完全决定于耳蜗移植的可能性及对其的反应

参考文献

1. Keifer J et al: Scala vestibuli insertion in cochlear implantation: A valuable alternative for cases with obstructed scala tympani. ORL 62:251-265,2000
2. Johnson MH et al: CT of postmeningitic deafness: observations and predictive value for cochlear implants in children. AJNR 16:103-9, 1995
3. Swartz JD et al: Labyrinthine ossification: Etiologies and CT findings. Radiology 157:395-9, 1985

感染后急性播散性脑脊髓炎

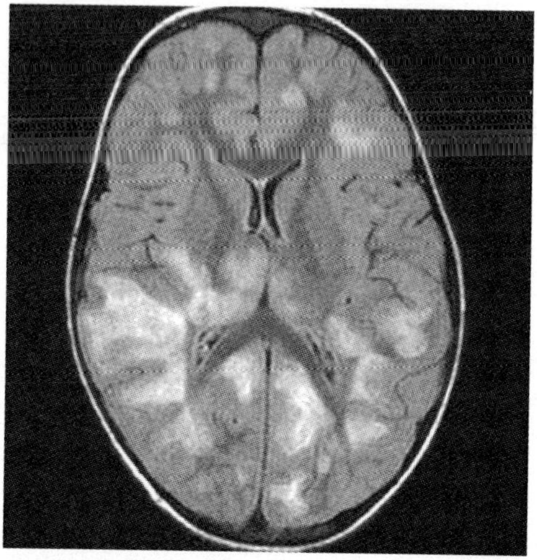

感染后急性播散性脑脊髓炎。4 岁患儿上呼吸道感染后轴状位 FLAIR 像显示表现为深部灰质和白质广泛的脱髓鞘病变。

要点

- 同义词：急性播散性脑脊髓炎（ADEM）
- ADEM 是最常见的类感染或感染后病症
- 由对病毒感染、疫苗的炎症反应激发
- 儿童＞成人，可发生于任何年龄

影像学表现

一般特点

- 重度急性脱髓鞘
- 通常是单相的
- 影像表现常常滞后于临床表现、症状消退
- 最佳影像征象＝感染后或疫苗接种后 10 天至两星期后，多发性白质（WM）/基底节（BG）病变

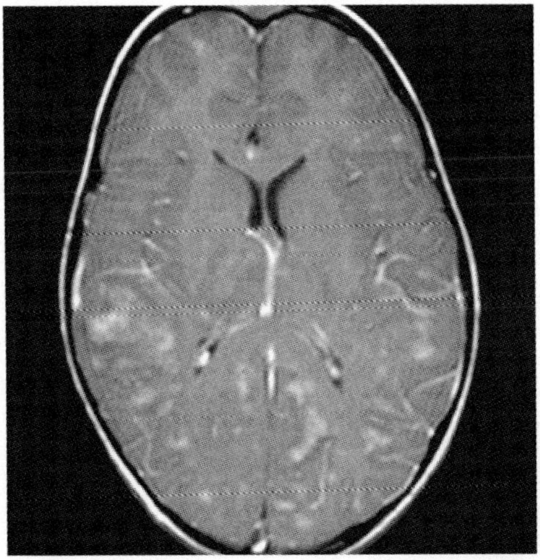

感染后急性播散性脑脊髓炎。T1 增强 MR 显示多灶性强化，源于广泛的血脑屏障渗漏。

CT 表现

- CT 平扫
  - 40％最初 CT 表现正常
  - 低密度、絮状、不对称病变
  - ＋/－轻度占位效应
- 增强 CT
  - 多灶性点状或环形强化病变
  - 孤立（肿胀的）病变易与肿瘤混淆

MR 表现

- 最初影像表现常常正常，但比 CT 敏感
- T2，FLAIR
  - 多发点状/大片絮状高信号
  - 双侧但不对称（累及外周白质/灰质）
  - 通常不累及胼胝体隔界面
- T1C＋
  - 点状、环形强化，或不完整的环形强化
  - 脑神经可强化

- 弥散加权像
  - 急性病变可见不同程度的弥散受限
  - 弥散张量像（DTI）平均弥散性：在异常脑组织 ADEM↑＞多发性硬化（MS）；正常脑组织不受累
- ADEM 的少见表现
  - 出血性、超急性变异型约占 2%
  - 双侧纹状体坏死（通常发生在婴儿，可能是可逆性的）

其他影像学表现

- MRS：N-乙酰天冬氨酸（NAA）一过性降低，胆碱正常

推荐的影像学检查方法

- 急性和恢复期对比增强 MR 是最佳方法
- 有限制性的、快速的间隔期随访检查可进行单独 FLAIR/DWI 检查

鉴别诊断

多发性硬化

- 好发于脑室旁白质（胼胝体隔界面）
- 病变常较 ADEM 对称
- 复发-缓解的病程常见

自身免疫介导血管炎

- 多灶性 GM/WM 病变
  - 双侧，通常发生于皮质/皮质下、基底节/丘脑（BG/Th）
  - 环形强化病变容易与感染混淆（如弓形体病）

高级别胶质瘤

- “肿胀的”脱髓鞘改变可以发生于 MS 和 ADEM
- 高级别胶质瘤 MRS：胆碱↑，NAA↓

病理

概述

- 遗传
  - ADEM：在一些研究中男性显著
  - 在儿童，MS 没有性别趋势，但在青少年/年轻人中女：男

=2∶1～3∶1
    - 可能与激素作用有关
- 病因-发病机制-病理生理学
  - 自身免疫介导的脱髓鞘
  - 特异感染，表现包括
    - 腮腺炎（耳聋）
    - 链球菌感染（Sydenham 舞蹈症）
    - 支原体感染（双侧海马硬化）
    - 水痘（小脑炎）
    - EB 病毒感染（基底节病灶）
    - A 型流感病毒（急性坏死性脑病，丘脑/基底节）
- 流行病学
  - 未明，报道增多

大体病理及手术学特点

- 阴性，除非出血或肿胀（局灶性）

镜下特点

- 急性髓鞘崩解
- 淋巴细胞浸润
- 轴突相对保留
- 不典型星形神经胶质增生

临床特点

临床表现

- 发病高峰 3～5 岁（可发生于任何年龄）；冬季或春季
- 通常（但不总是）在早期阶段有前驱表现
  - 发热，不适，肌痛
- 多灶性神经系统症状
  - 轻偏瘫（75%），脑神经麻痹常见
  - 意识状态下降（从昏睡至昏迷，惊厥）
  - 行为改变
- CSF 经常异常（白细胞增多，蛋白升高）
  - 但通常没有 CSF 寡克隆带

自然病史

- 多变
  - 死亡率10%～30%
  - 20%～30%有神经系统后遗症
  - 50%～60%完全恢复
  - 复发者少见
    - "复发性脱髓鞘性脑脊髓炎"
    - 可能不是一个独立于复发-缓解性MS的病变
- 症状发生与影像学表现之间有典型的延迟

治疗及预后

- 免疫调节治疗

参考文献

1. Tenembaum S: Acute disseminated encephalomyelitis: A long-term follow-up study of 84 pediatric patients. Neurology 59(8):1224-31, 2002
2. Bizzi A et al: Quantitative proton MR spectroscopic imaging in acute disseminated encephalomyelitis. AJNR 22:1125-30, 2001
3. Dale RC et al: Acute disseminated encephalomyelitis, multiphasic disseminated encephalomyelitis and multiple sclerosis in children. Brain 12:2407-22, 2000

Langerhans 细胞组织细胞增生症

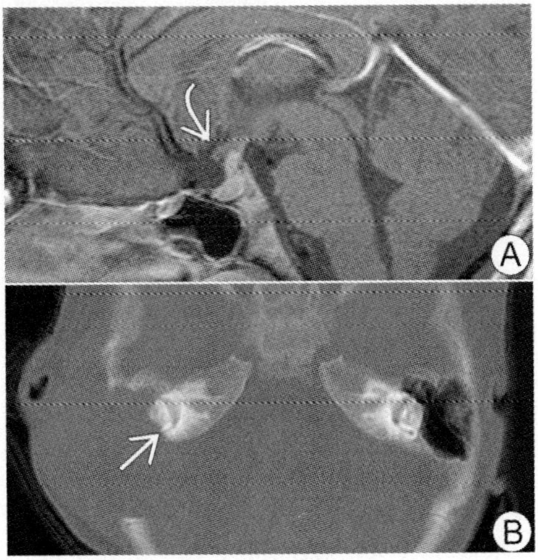

Langerhans 细胞组织细胞增生症。矢状位 T1 增强 MR（A）示漏斗柄增粗、强化（弯箭头）。另一患儿的轴状位 CT 平扫（B）示一个大的乳突软组织肿块，伴乳突破坏。注意半规管受累（箭头）。(Courtesy S. Blaser，MD)

要点

- 同义词：过去称为组织细胞增生症 X
- 定义：特发性疾病，细胞增殖和聚集，可以表现为局灶性、局限性或系统性疾病
- 神经系统症状与下丘脑、颅骨、颞骨和脊柱受累有关
- Langerhans 细胞组织细胞增生症（LCH）典型的影像学表现
  - 常见的神经放射学表现
    - 溶骨性的颅骨病变，无硬化缘
    - 垂体柄结节增强，伴垂体后叶亮点消失（是最常见的颅内表现）
    - 双侧岩骨破坏（骨迷路及面神经管受累）
    - 脊柱椎板（塌陷伴有小软组织肿块）

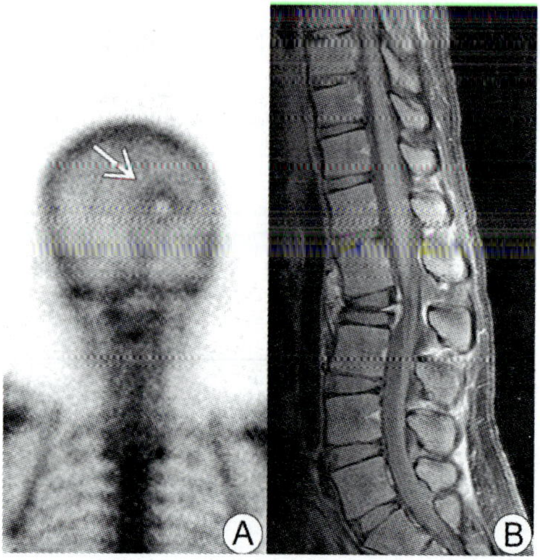

Langerhans 细胞组织细胞增生症。核素显像（A）示“晕圈”（箭头）活性增强区环绕中心光减少区，是组织细胞增生症的典型表现。矢状位脂肪抑制 T1 增强 MR（B）示 L2 椎体塌陷出现“相吻间盘”征和意外地很少量的软组织成分。（Courtesy S. Blaser，MD）

- 以“颞骨现象”为特征性影像学表现
    - 病变迅速进展和消失

影像学表现

一般特点

- 单骨受累（50%～70%）>多灶性（10%～20%）
- 骨质受累：颅骨>脊柱>下颌骨
- 骨骼系统受累的 X 线片（PF）表现具有**高度可变性**：半透明或硬化性，渗透样或地图样，边缘清楚的硬化样或界限不清的边界

CT 和 X 线表现

- 颅骨病变（50%）：边缘清楚，溶骨性病变没有硬化边缘
    - 边缘表现为“斜面的”——内板受累>外板

  - 愈合阶段出现硬化边缘，纽扣样死骨
  - 病变融合，颅骨呈地图样
  - 软组织肿块强化
    - 横跨溶骨的颅骨突起，但不跨硬膜
  - 悬浮牙：病变位于下颌骨的牙槽部
- 岩骨：大的、强化的软组织肿块且常为双侧
  - 骨质“消失”，骨迷路和面神经管受累
- 脊柱（25%）
  - 椎板：椎体完全塌陷
  - 极少量的软组织肿块
  - 椎间盘和终板不受累，参与后期重建恢复椎体高度

MR 表现

- 下丘脑-垂体轴（在诊断 LCH 时 5%受累，随时间比例上升）
  - 垂体后叶亮点消失
  - 垂体柄结节样强化、增粗
- 颅盖骨的软组织肿块通常 T1↓，T2↑，强化
- 罕见脑干、丘脑、小脑肿块；齿状核钙化，点状强化的病变；通常伴随广泛的多系统病变。

骨核素显像表现：LCH 的多变表现（↓或↑）

- 颅骨（尤其是）：周围晕环活性↑，其病变示踪剂摄取↓

推荐的影像学检查方法

- 包括或不包括骨核素显像的放射性骨骼检查，用于发现 X 线片初次病变后的其他病变检查
- MR 或 CT 用于描述病变的特性和评价局部疾病的范围

鉴别诊断

漏斗柄结节样增粗和强化

- 生殖细胞肿瘤，淋巴瘤，肉芽肿，淋巴细胞性垂体炎

无硬化缘的溶骨性病变

- 骨髓炎，尤文肉瘤（年龄>7 岁，发展迅速）

颞骨骨破坏

- 严重的乳突炎（感染通常不累及骨迷路）

以硬膜为基底的病变

- 脑膜瘤，结节病（溶骨性病变需与 LCH 鉴别）

椎板

- 骨髓炎，尤文肉瘤，纤维肌瘤病，结核，淋巴瘤

病理

概述

- 一般病理特点
  - 活检报道 P53 抑制基因产物表达↑
- 遗传学
  - 散发，非遗传性，尽管有家族性聚集报道
- 病因-发病机制
  - 过程是炎性还是肿瘤性仍不清楚
  - 在网状内皮系统器官，CD1a＋组织细胞（Langerhans 样细胞）的单克隆群异常增生
- 流行病学
  - 占全部活检证实的原发性骨病变＜1％
  - 发病率：＜1∶10 000；男∶女＝2∶1
  - LCH 典型的发病年龄小于 2 岁

大体病理及手术学特点

- 黄色、灰色或褐色的肿瘤肿块伴有出血区

镜下特点

- Langerhans 细胞或 Langerhans 样细胞“克隆”增生
  - S100 和 CD1a 染色阳性，其二为 Langerhans 细胞的标记物
  - 伯贝克（Birbeck）颗粒

分期或分级标准

- 过去归类于三个重叠时期的一个
  - Letterer-Siwe：急性播散型，10％
  - Hand-Schüller-Christian：慢性播散性型，20％
  - 嗜酸性肉芽肿：孤立的骨或肺部病变，70％
- 现在分型依据危险因素（年龄小、多灶、多系统、器官功能障碍、证实有复发的，其进展的危险性↑）

临床要点

临床表现

- 尿崩症
- 局部疼痛，压痛，肿胀/软组织肿块
- 发热，血沉加快，白细胞计数增多

治疗及预后

- 治疗方法的选择决定于病变的部位和范围
  - 观察，切除/刮除，硬化疗法/注射，放疗/化疗
- 单个局限性嗜酸性肉芽肿预后最好，骨病变可以自发缓解

参考文献

1. Fernandez-Latorre F et al: Langerhans cell histiocytosis of the temporal bone in pediatric patients: Imaging and follow-up. AJR 174(1):217-21, 2000
2. Lieberman PH et al: Langerhans cell (eosinophilic) granulomatosis. A clinicopathologic study encompassing 50 years. Am J Surg Pathol 20:519-52, 1996
3. Meyer JS et al: Langerhans cell histiocytosis: Presentation and evolution of radiologic findings with clinical correlation. Radiographics 15(5):1135-46, 1995

Guillain-Barre 综合征

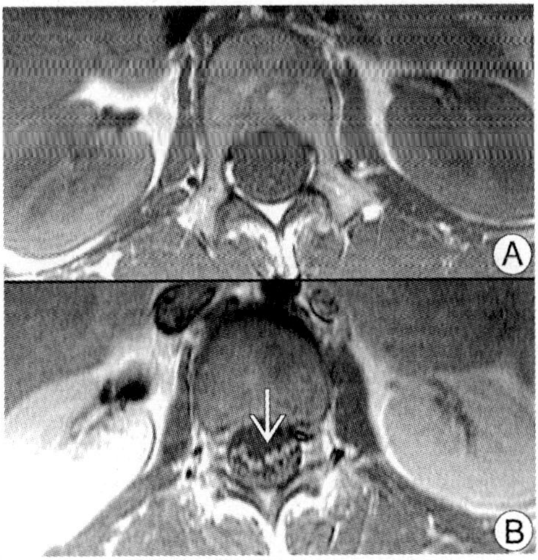

Guillain－Barre 综合征。轴状位 T1 平扫 MR（A）示 8 岁患儿的正常神经根的位置和大小。T1 增强 MR（B）示腹侧神经根（箭头）明显强化。(Courtesy S. Blaser，MD)。

要点

- 同义词：急性炎性脱髓鞘性多神经根神经病
- 定义：感染后的自身免疫性疾病，以周围神经、神经根和脑神经的急性炎性脱髓鞘为特点
- 典型的影像学表现：圆锥软膜面及马尾神经根的弥漫性强化(伴或不伴有神经根增粗)
- 其他要点
  - 是西方国家急性麻痹的最常见原因
  - 典型的“上行性麻痹”的临床表现
  - 诱因：空肠弯曲杆菌感染、病毒感染、疫苗接种

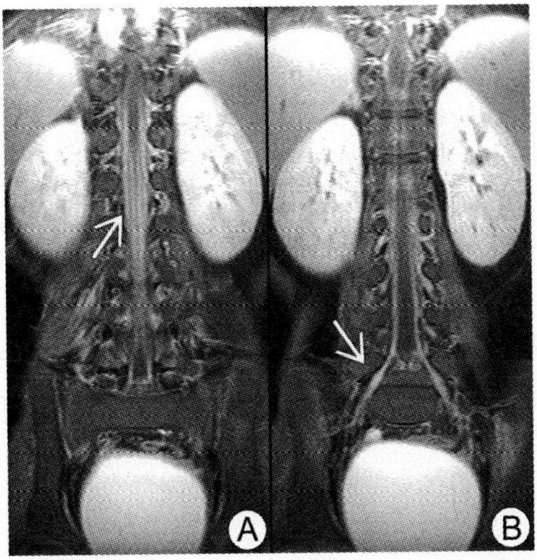

Gullain-Barre 综合征。(A，B) 冠状位脂肪抑制增强 T1 加权像，12 岁患急性炎性多神经神经病的女孩，其神经鞘内及椎间孔外的神经根广泛强化（箭头）。(Courtesy S. Blaser，MD)

影像学表现

一般特点

- 最佳影像线索：脊髓圆锥和马尾的光滑软膜强化（特别是腹侧神经根，尽管全都可以强化）

CT 表现

- 除脊髓圆锥和马尾的软脊膜强化外，其余正常
- CT 诊断困难

MR 表现

- 马尾/神经根和脊髓圆锥软脊膜明显强化
- 神经根可增粗

推荐的影像学检查方法

- 矢状位和轴状位 T1 平扫或加增强
- T2 像用于评价有临床表现的脊髓的情况

鉴别诊断

Miller－Fisher 综合征（MFS）：抗 GQ1b 抗体

- 共济失调、反射消失、眼肌麻痹三联征；病毒（或空肠弯曲杆菌）也可诱发；其他脑神经受累和肢体无力，低位脑神经 GBS 变型，非典型 MFS 和共济失调性神经病可能是 MFS 的变异型

慢性多神经病

- 遗传性感觉/运动多神经病：Dejerine-Sottas（HSMN 1－2），Charcot-Marie-Tooth（HSMN 3）
- 慢性炎性脱髓鞘性神经病（CIDP）
- 椎间孔外神经根（洋葱球样）增大，＋/－颅内脱髓鞘斑块；＋/－可扪及的周围神经肥大

急性横断性脊髓炎

- 脑神经通常不受累

癌性或淋巴瘤性脑膜炎

- 增强时结节性改变较 GBS 明显
- 脊髓圆锥沉积物常常造成 T2 信号异常

生理性神经根强化

- 正常神经根非常轻微的强化
- 无临床症状

病理

概述

- 一般病理特点
  - 组织学和尸检证据表明发病机制包括细胞介导和体液两种机制
- 基因学：GBS 可能为慢性或遗传性疾患的最初表现
  - 17p12 基因突变
  - 报道 HLA 类型和不同的 GBS 亚型之间有关联性
- 胚胎学-解剖学
  - 空肠弯曲杆菌较常见并且通常为严重的运动神经受累（腹

侧）
  - 巨细胞病毒（CMV）通常为严重的感觉神经受累（背侧）
- 病因-发病机制
  - 炎症性（自身免疫或病毒感染假说）脱髓鞘；通常发生于近期的病毒性疾病、空肠弯曲杆菌感染或免疫接种后
  - 1/3 可检到抗神经节苷脂抗体，其同时可与空肠弯曲杆菌的糖脂成分（分子性或“糖”相似物）发生反应
  - 与近期手术或全身状况关系不大
- 流行病学
  - 发病率：(0.6～1.9）/100 000

大体病理及手术学特点

- ＋/－神经根增粗

镜下特点

- 局灶性节段性脱髓鞘
- 血管周围和神经内可见淋巴细胞、单核细胞浸润
- 严重病例可见轴突变性，伴节段性脱髓鞘

临床特点

临床表现

- 急性松弛性下肢轻瘫
- 或远端感觉异常紧随有“上行性麻痹”
  - 常为双侧和对称性
  - 严重病例可能需要长时间的呼吸支持
- 自律性疾病
- 脑神经受累常见
  - 面神经受累达 50%
  - 眼肌麻痹占 10%～20%
- 人口统计学
  - 所有年龄、种族、社会经济形态

治疗

- 药物治疗：血清置换或静脉内 γ 球蛋白
  - 单纯运动受累（空肠弯曲杆菌、腹泻、抗-GM1 抗体）对

大剂量免疫球蛋白反应最好
- 皮质类固醇疗效不明确
- 严重病例需要重症监护
- 物理治疗

预后

- 临床表现最严重时为发病 1 周时
- 大多数病人 2～3 个月后会有所改善
  - 50％患者 1 年内持续存在症状
  - 终身功能缺陷的占 20％
- 死亡率 8％
- 复发率 2％～10％
  - 6％发展为慢性病程类似 CIDP

参考文献

1. Winer JB: Guillain-Barre syndrome. Mol Pathol 54(6):381-5, 2001
2. Yuki N: Infectious origins of, and molecular mimicry in, Guillain-Barre and Fisher syndromes. Lancet Infect Dis 1(1):29-37, 2001
3. Crino PB et al: Magnetic resonance imaging of the cauda equina in Guillain-Barre syndrome. Neurology 44(7):1334-6, 1994

血管性疾病

Moyamoya 病

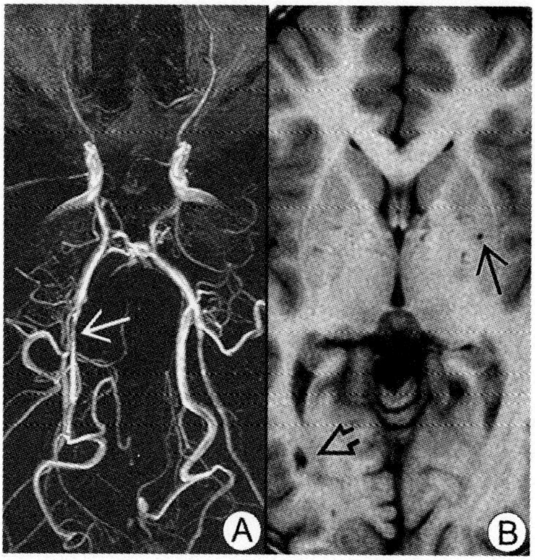

Moyamoya 病。8 岁“轻偏瘫和偏头痛”患儿，MRA（A）示 ACA 和 MCA 未显影，伴随右侧 PCA“持久胚胎起源”和“局灶狭窄”（白箭头）。T1 加权像（B）示小腔隙性梗死（开口箭头）和“流空”（黑箭头），后者代表基底部侧支循环。(Courtesy S. Blaser，MD)

要点

- 同义词：儿童特发性进展性动脉病；Willis 环自发性阻塞
- 定义：ICA 远端和 Willis 环（CoW）近端血管进行性狭窄，伴继发性侧支循环形成
- 典型的影像学表现：基底节多发点状异常
  - 豆纹动脉侧支循环
  - 血管造影呈“烟雾状”（日语为“Moyamoya”）
- 最早在日本儿童中报道的一类特殊疾病
  - 仍是亚洲儿童卒中最常见的病因
- 然而“烟雾状”侧支循环形成可以发生在任何进展性血管阻塞（遗传性或获得性），任何种族

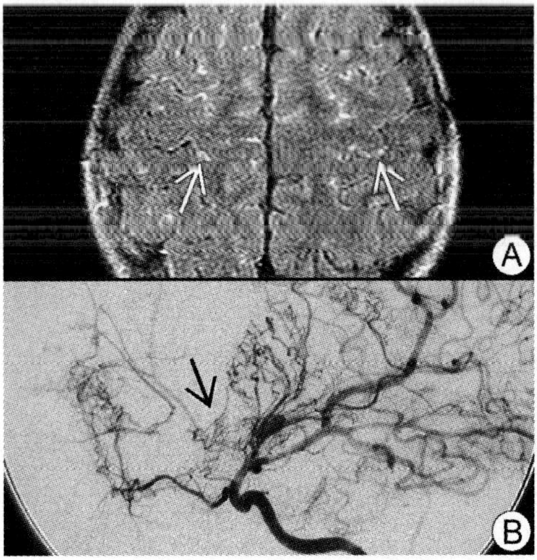

Moyamoya 病。轴状位 FLAIR（B）示脑沟内（“常春藤征”）血管充血（白箭头）。选择性 ICA 血管造影（B）示基底节广泛网状侧支循环（黑箭头）。（Courtesy S. Blaser，MD）

- 症状多变
  - 成人表现为颅内出血
  - 儿童急性偏瘫，交替性偏瘫，头疼或舞蹈病（经常因哭闹或过度换气而加重）

影像学表现

一般特点

- 最佳影像线索：BG“点”；脑底异常“网状”血管

CT 表现

- CT 平扫（儿童）：50%～60%显示通常有前循环萎缩
- CT 平扫（成人）：颅内出血（例如，脑室内出血）
- CT 增强（儿童）：基底节点状强化（豆纹动脉粗大）

MR 表现

- T1：基底节（BG）多发黑点
  - 点状强化，并见“常春藤征”（软膜充血）

- T2：白质和灰质内小的血管梗死呈高信号
- MRA：ICA 远段狭窄，CoW 近端血管狭窄
  - 原始图像示基底节区点状血管
- 弥散：急性梗死阳性；对于"慢性上的急性"非常有价值
- FLAIR：脑膜亮＝柔脑膜"常春藤征"，慢血流充血的软膜血管，蛛网膜增厚

其他影像学表现

- MRA 或导管血管造影：主要（不都）是前循环
  - CoW 近端和 ICA 狭窄（最早）
  - 豆纹动脉和丘脑穿支侧支循环（中间期）
  - 穿硬膜的和穿骨板的颈外（EC）-颈内（IC）侧支循环（晚期）

推荐的影像学检查方法

- CT 平扫（观察有无出血）；增强 CT 显示侧支循环
- MR：FLAIR（"常春藤征"，脑损害）；DWI（慢性上的急性）
- MR：增强 T1 加权像示"常春藤征"（如具有开放的旁路则为可逆性的）
- Willis 环区的 MRA
- 导管脑血管造影用于确定旁路前的阻塞血管的解剖

鉴别诊断

"常春藤征"的鉴别诊断

- 柔脑膜转移，脑膜炎；也可见于氧疗时

基底节点状病灶的鉴别诊断

- Moyamoya 病：充血的血管呈点状强化
- 筛状腔隙性梗死：无强化

Willis 环显示严重减弱时的鉴别诊断

- 蛛网膜下腔出血，脑膜炎，肿瘤包裹

病理

概述

- 一般病理特点

  - 报道有几乎数不清的病因
  - 任何缓慢进展性的颅内血管阻塞均可导致此结果
- 遗传学
  - 遗传性（原发性）Moyamoya 病
    - 几个基因位点：Chr 3p26～p24.2 和 17q25
  - 与 Moyamoya 病具有高度相关性的遗传性疾病（继发性）
    - Down 综合征，结节性硬化，镰状细胞病，结缔组织病，早老；中线结构异常（早晨光轮综合征）
    - NF1，辐射和鞍上肿瘤结合非常有破坏性
    - 炎性病变：CNS 脉管炎（儿童），基底脑膜炎（TB），钩端螺旋体病，动脉硬化，局部感染（扁桃体炎/耳炎）
    - 血管病变和血栓前状态：Kawasaki，抗心磷脂抗体，Leiden V 因子，结节性多动脉炎，Behcet 病，系统性红斑狼疮（SLE）
- 病因-发病机制
  - 很多：特发性，遗传性，炎性，先天性间质缺陷，早老综合征，血栓前状态
- 流行病学
  - 10%的病例有家族性；女：男＝1.8：1

大体病理及手术学特点

- 穿通性动脉增加（早期），EC－IC（后期）侧支循环，脑萎缩
- 颅内出血（成人）
- 囊状动脉瘤增加（例如，成人颅底）

镜下特点

- 内膜增厚
- 内弹力板过度折叠及增厚
- 脑室旁假性动脉瘤增多（出血原因）

分级标准（Susuki 后）

- Ⅰ级：ICA 分叉处狭窄
- Ⅱ级：ACA，MCA，PCA 扩张
- Ⅲ级：大量的烟雾样基底侧支循环；ACA/MCA 变细小
- Ⅳ级：侧支循环变少（血管）；PCA 变细小

- Ⅴ级：侧支循环进一步减少；ACA，MCA，PCA 消失
- Ⅵ级：广泛的颈外动脉来源的软膜侧支循环

临床要点

临床表现

- 儿童：TIA 发作，交替性偏瘫（哭闹时加重），头痛，偶尔仅表现为发育延迟和喂养差
- 成人：SAH 和脑室内出血

自然病史

- 进行性狭窄，侧支循环形成和缺血

治疗

- 抗凝治疗，纠正/控制血栓前状态和炎性病因；对镰状细胞贫血采用高灌注疗法
- 脑-硬膜-动脉-血管吻合术（EDAS），一种间接旁路的方法
- 血管周围交感神经切除术或颈上神经节切除术（成人）

预后

- 根据病因、侧支循环形成能力、诊断时的年龄/分级而不同

参考文献

1. Koon H-K et al: "Ivy Sign" in childhood moyamoya disease: Depiction on Flair and Contrast-enhanced T1W MR images. Radiology 223:384-9, 2002
2. Hasuo K et al: MRI and MRA in moyamoya disease. J Magn Reson Imaging 8:762-766, 1998
3. Brown WD et al: Moyamoya disease: MR findings. J Comput Assist Tomogr 13(4): 720, 1989

静脉闭塞

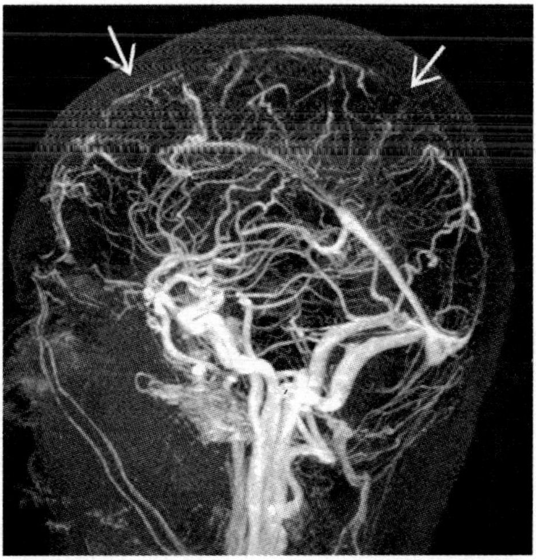

静脉闭塞。10岁患儿白血病治疗过程中出现头痛，应用ATECO技术Gd增强MRV示上矢状窦慢性闭塞（箭头）。(Courtesy S. Blaser，MD)

要点

- 同义词：硬膜静脉血栓形成，静脉窦静脉闭塞
- 定义：大静脉管腔血栓形成或闭塞
- 典型影像表现：增强CT上呈“空三角征”
- 早期影像表现不明显，经常不易发现
  - 尤其是新生儿（胎儿血红蛋白，未髓鞘化的脑组织密度↓）
- 临床诊断常常很困难

影像学表现

一般特点

- 硬膜窦、静脉血栓
- 实质水肿，斑片出血
- 表现形式：大脑内静脉闭塞→丘脑/基底节水肿；上矢状窦闭塞→双顶叶水肿

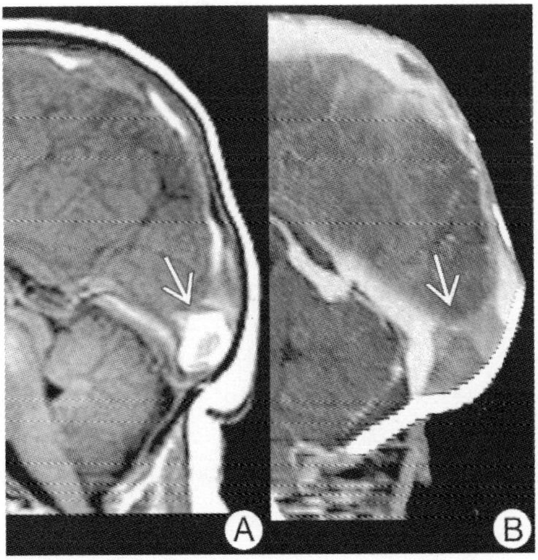

静脉闭塞。矢状位 T1 加权像（A）示窦汇“条索样”血栓（箭头）。矢状位 CTV 重建证实血栓造成的“空”三角征（箭头）。（Courtesy S. Blaser，MD）

- 最佳诊断征象＝增强 CT、增强 MR 示“空三角”

CT 表现

- CT 平扫：硬膜窦高密度＞皮质静脉（“条索征”）
  - ＋/－实质异常
    - 皮质/皮质下斑片出血，水肿
- 增强 CT：“空三角”征（强化的硬膜围绕着未强化的血栓）见于 25%～30%的病例
  - “丛生的”不规则静脉（侧支循环）

MR 表现

- 信号随着凝血块时期不同而不同
  - 急性：“流空”消失；凝血块在 T1 像上呈等信号，在 T2 像上呈高信号
  - 亚急性：在 T1/T2 像上均呈高信号
- 静脉性梗死（50%的病例）
  - 脑回肿胀，脑沟消失：T2↑、FLAIR↑

  - 斑片出血（皮质/皮质下）；片状强化

其他影像学表现

- MR 静脉造影（MRV）/CT 静脉造影（CTV）：血管流空信号消失
  - “磨损的”或“丛生的”静脉窦
  - 异常侧支循环（例如髓静脉扩张）
- DWI/ADC 像表现多样，不均匀
- SPECT/PET：rCBF 下降

推荐的影像学检查方法

- CT 平扫可最早发现出血
- 增强 CT/CTV 扫描和（或）MR/MRV 可明确血栓形成部位

鉴别诊断

正常

- CT 平扫上血管内血液呈稍高密度。
  - 尤其是新生儿（初生 14 天的胎儿血红蛋白呈高密度）

解剖变异

- 先天性发育不全/横窦缺如
- “高位裂口的”小脑幕

“巨大”蛛网膜颗粒

- 圆形/卵圆形充盈缺损（凝血块呈长条形，线样）
- 脑脊液（CSF）密度/信号

假“空三角”征

- 硬膜下血肿/积脓
- “空三角”征需要对比剂

病理

概述

- 遗传学（遗传易感性）
  - 活性蛋白 C 拮抗（典型的是由于 V 因子 Leiden 基因突变）＝成人散发 CVT 的最常见的原因
  - 抗心磷脂抗体（APLA）＝儿童血栓前状态的最常见原因

  - 所有年龄组的其他血栓前状态：蛋白 S 缺陷
    - 凝血酶原（Ⅱ因子）基因突变（G20210A）
- 病因-发病机制-病理生理学
  - 病因谱宽（发现>100 个）
    - 外伤，感染，炎症，血管炎（例如 Behcet 病）
    - 怀孕，口服避孕药，母源性败血症
    - 代谢性（脱水，甲状腺毒症，肝硬化等）
    - 血液性（凝血障碍）
    - 胶原-血管疾病（APLA，狼疮）
    - 儿科特殊病因：新生儿/缺氧；儿童/头颈部感染；年长儿/慢性系统性疾病
  - 最常见的类型：血栓最初形成于硬膜窦
    - 凝血块扩散入皮质静脉
    - 静脉引流受阻，静脉压增高
    - 血脑屏障破坏：血管源性水肿，出血
    - 静脉性梗死伴细胞毒性水肿
- 胚胎学-解剖学
  - 发生类型反映了侧支循环的引流和存在与否
- 流行病学
  - 每 100 000 个儿童中有 0.67 个病例（54%<1 岁，43%为新生儿）
    - 急性全身性疾病 54%（81%是新生儿）
    - 血栓前状态（41%），慢性全身性疾病

大体病理及手术学特点

- 静脉窦和邻近的皮质静脉闭塞，因急性凝血块而扩张
- 邻近的皮质水肿，通常伴随斑片出血

分期或分级标准

- 静脉缺血
  - 1 型：无异常
  - 2 型：T2 加权像/FLAIR 上高信号；无强化
  - 3 型：T2 加权像/FLAIR 像上高信号；有强化
  - 4 型：出血或静脉性梗死

临床要点

临床表现

- 非常不一（从无症状至昏迷，死亡）
- 常见：头痛，恶心，呕吐，+/-神经系统功能缺失
- 儿童：58%出现癫痫发作

自然病史

- 多达 50%病例进展为静脉性梗死
- 潜在的致死性（8%儿童死亡，1/2 死于血栓）

治疗及预后

- 如果有癫痫发作（例外：新生儿）或静脉性梗死则预后差
- 肝素+/-rtPA；药物治疗失败则行血管内溶栓

参考文献

1. de Veber G et al: Cerebral sinovenous thrombosis in children. NEJM 345(6):417-23, 2001
2. Kawaguchi T et al: Classification of venous ischemia with MRI. J Clin Neurosci 8(suppl 1):82-8, 2001
3. Provenzale JM et al: Dural sinus thrombosis: Findings on CT and MR imaging and diagnostic pitfalls. AJR 170:777-83, 1998

Galen 静脉畸形

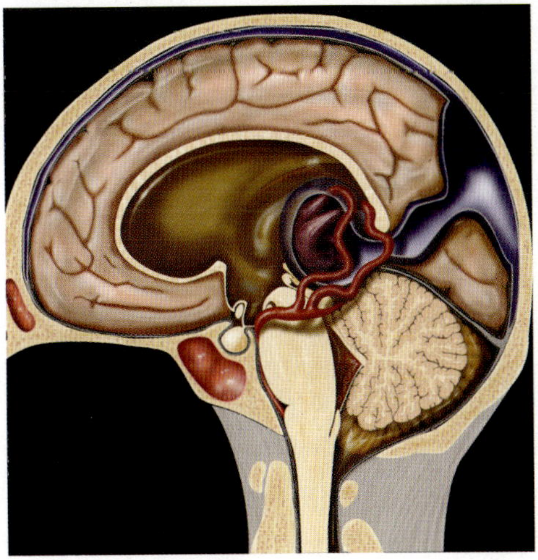

Galen 静脉畸形伴有供血动脉扩张和 Markowski 永存的胎儿前脑正中静脉增粗（不是真正的 Galen 静脉）。此病例导水管受压导致梗阻。

要点

- 同义词：Galen 静脉“动脉瘤”；Galen 静脉动脉瘤样畸形（VGAM）；Galen 静脉曲张
- 定义：颅内动静脉畸形，包括 Markowski 胎儿前脑正中静脉动脉瘤样扩张
- 典型影像学表现：脑积水和中线单发囊状肿块样静脉囊和增粗的匐行动脉
- 大多数是新生儿或婴儿；成人少见
- 新生儿期高输出量充血性心力衰竭（CHF）最常见的心外原因

影像学表现

一般特点

- 最佳影像线索：扩张动脉和中线大静脉囊

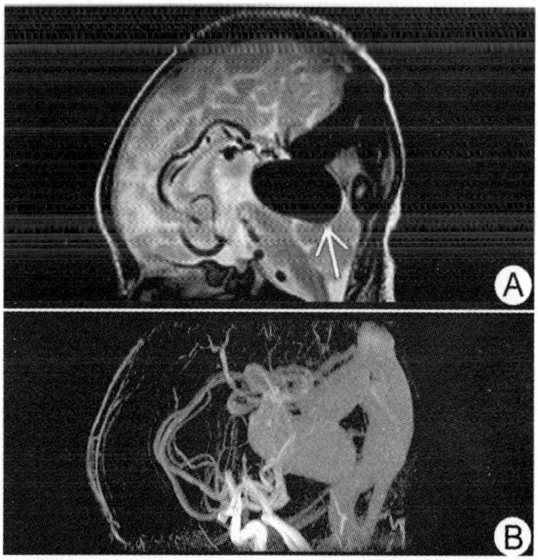

Galen 静脉畸形。1 天大的充血性心衰新生儿，头部矢状位 T2 加权像（A）和 MRA（B）示前后循环的瘘，供应明显扩张的 Markowski 静脉（箭头）。可见扩张的上矢状窦，窦汇，乙状窦和枕窦。

- 颅多普勒超声成像
  - 大的、中线囊性结构，伴动脉样血流和供血动脉

CT 表现

- CT 平扫：扩张的中线静脉囊，与脑组织相比呈稍高密度
  - ＋/－脑积水，脑室内出血，缺血
  - ＋/－原有的脑萎缩或脑室旁白质软化
  - 巨头，小头或正常头颅
- 增强 CT：畸形和供血动脉明显强化
- CTA：血管造影前很好地刻画畸形血管的解剖结构

MR 表现

- 血流丰富有力，常规 MR 和 MRA/MRV 图像质量下降
- T1/T2：薄层矢状位图像显示畸形的解剖关系和中脑脑水管阻塞、脑积水最佳（不是唯一的病因）
- MRA，MRV：显示供血动脉、病灶、引流静脉

血管造影表现

- 前后循环瘘供应明显扩张的 Markowski 前脑正中静脉

其他影像学表现

- 胸部影像学：心脏肥大，纵隔增宽
    - 肺血增多，水肿，升主动脉/分支扩张
- 超声心动图
    - 整个心腔增大，偶见畸形
    - 胎儿动态血流致主动脉峡部轻度缩窄
        - 大多数左室输出转向颅内动静脉瘘
    - 预后不良因素：降主动脉舒张期血流逆流，超过主动脉压的肺动脉高压，右心室衰竭

推荐的影像学检查方法

- MRA（或 CTA，如果肾功能允许）：全部病变的定位、成像
- MR 和弥散加权像用于评估脑缺血的程度
- 血管造影用于治疗计划和栓塞

鉴别诊断：导致新生儿 CHF 的病变

其他全身性动静脉畸形（AVM）和瘘

- 综合征性的内脏/肢体软组织 AVM/瘘和血管瘤性肿瘤；Kaposi 样、血管内皮瘤/丛状血管瘤伴血小板消耗（Kasabach-Merritt）

病理

概述

- 一般特点
    - 静脉窦压力/脑血容量升高阻止 CSF 流入静脉窦；+/－导水管梗阻→脑积水
    - 放置分流后有“脑融化”现象（髓静脉血流逆转），所以尽所有可能避免 CSF 分流
- 遗传学：极少有遗传性血管发育不良综合征的报道
- 胚胎学-解剖学
    - 可能发生在 6～11 孕周（Willis 环形成后），在脉络丛发生

的时候

- 病因-发病机制
  - 原始脉络膜血管和 Markowski 胚胎前脑正中静脉之间的动静脉连接的发育
  - 血流延缓了胚胎静脉的退化，阻碍了 Galen 静脉的发育
  - 永存正中静脉通过镰静脉引流入矢状窦
  - 与涡流有关的静脉狭窄导致静脉囊性扩张
- 流行病学
  - 少见，占全部脑动静脉畸形的<1%

大体病理及手术学特点

- 迂曲扩张的脉络膜或壁供血动脉，以及扩张的中线静脉囊，永存的脑镰静脉窦，窦汇抬高
- 静脉囊两侧结构畸形：
  - 松果体；第三脑室脉络膜组织的血管成分

镜下特点

- 静脉囊壁增厚；+/-钙化

分期或分级标准

- Galen 静脉动脉瘤样畸形：Markowski 前脑静脉扩张（仅引流畸形）；脉络膜或壁亚型
- 或 Galen 动脉瘤样扩张：AVM 导致真正的 Galen 静脉曲张样扩张（引流脑和畸形）

临床要点

临床表现

- 宫内充血性心衰，胎儿水肿
- 新生儿高输出量 CHF（非癫痫发作）；持续性颅内杂音
- 大龄婴儿可见癫痫发作、发育延迟和巨颅

自然病史

- 如果不治疗，将死于难治性充血性心衰

治疗及预后

- 积极对 CHF 行栓塞前内科治疗
- 对于没有明显的脑损害和内科治疗无效的难治性充血性心衰，

则应早期进行导管栓塞神经介入治疗

- 临床过程随年龄、分流量和并发症的情况而异
- 新生儿的临床表现比儿童后期临床表现严重
- 在一些研究中，随访发现多达 60％治疗后的 VGAM 神经系统正常

参考文献

1. Jones B et al: Vein of Galen aneurysmal malformation: Diagnosis and treatment of 13 children with extended clinical follow-up. AJNR 23:1717-24, 2002
2. Mitchell PJ et al: Endovascular management of vein of Galen aneurysmal malformation presenting in the neonatal period. AJNR 22(7):1403-9, 2001
3. Raybaud CA et al: Aneurysms of the vein of Galen: Embryonic considerations and anatomical features relating to the pathogenesis of the malformation. Neuroradiology 31(2):109-28, 1989

缺血性疾病

积水性无脑畸形

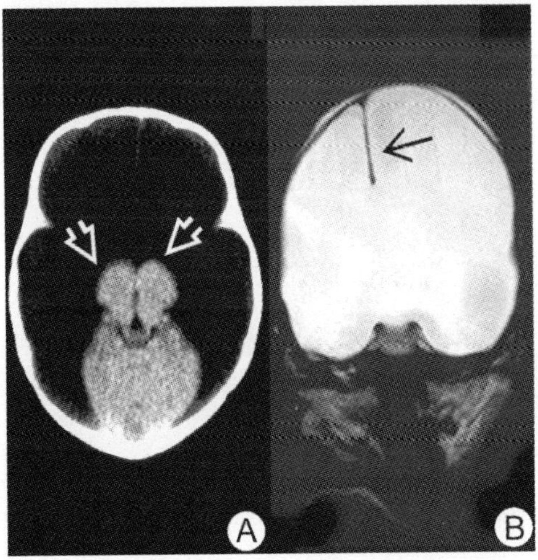

积水性无脑畸形。2 个月巨颅患儿，行为正常，轴状位 CT（A）仅见丘脑（开口箭头）和小脑。在冠状位 T2 加权像上可见“大脑镰悬挂”征（B），但在脑内动脉分布区未发现脑组织。（Courtesy S. Blaser，MD）

要点

- 定义来自于“脑积水”和“无脑畸形”
- 定义：继发于胎儿时期受损颈内动脉（ICA）分布区的大脑半球脑组织破坏和液化
- 典型的影像学表现：CSF 代替了前循环分布区的大脑半球脑组织，后循环分布区的脑结构保留
  - 大脑镰、颞下叶、间脑、中脑和后颅窝结构保留
- 通过“透视”得到典型的（和临床的）诊断

影像学表现

一般特点

- 残留枕叶，额/颞下内侧叶和基底节（BG）可能存在

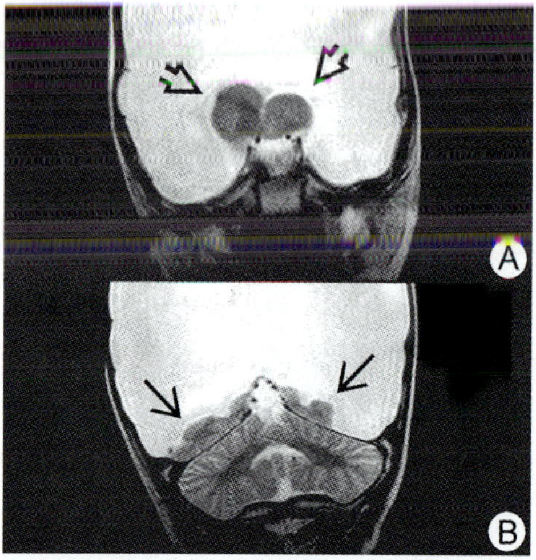

积水性无脑畸形。1 岁巨颅婴儿，无临床进展，其冠状位 T2 加权像（A，B）示正常丘脑（开口箭头）、正常小脑和小的枕叶残余（箭头）。(Courtesy S. Blaser，MD)

- 脑干常细小（wallerian 变性）
- 最佳影像线索：大脑半球完全缺如，后颅窝结构及**大脑镰**完整
- 半积水性无脑畸形＝更罕见的单侧半球破坏

CT 表现

- CSF 密度充填增大的颅顶腔（常见）

MR 表现

- CSF 信号充填颅顶腔
- 后循环分布区可见残存皮质
- 残存脑组织无胶质增生

其他影像学表现

- 产前超声：大脑半球破坏的无回声表现之前可以有出血“肿块”样回声
- 血管造影：颈内动脉或大脑中动脉正常、发育不全或缺如

推荐的影像学检查方法

- 产前超声检查用于早期发现
- MR 是显示破坏范围的最佳方法
  - 邻近颅骨内板缺乏完整的皮质分层，可与严重的脑积水相鉴别

鉴别诊断

严重脑积水

- 沿内板下可见菲薄的皮质层

前脑无叶无裂畸形

- 大脑镰缺如；中线结构融合
- 特征性的中线面部畸形

双侧脑穿通畸形

- 相对轻些的大脑半球破坏，残余幕上脑结构随机分布

双侧严重的脑裂畸形

- 大脑中动脉（MCA）分布区脑组织破坏

囊性脑软化

- 有围产期缺血或炎症史
- 随机的或血管类型的胶质增生和较轻的脑破坏

病理

概述

- 一般病理特点
  - 颅盖透视；Fowler 型＋/－关节弯曲/翼状胬肉
- 遗传学
  - 大多数病例为散发或合并有易栓状态
  - 有报道伴有罕见常染色体隐性遗传的形式
    - Fowler 型：合并有胎儿运动不能变形序列征、CNS 增生性血管病变和基底节钙化
    - 微积水性无脑畸形：合并有小头畸形和身材矮小（Anatolian 家族中染色体 16p13.3～12.1）
    - 家族性积水性无脑畸形，肾发育不全，心脏畸形

- 胚胎学 解剖学
  - 损害发生于大脑半球、脑室、大脑镰形成之后的妊娠 4～6 个月
- 病因-发病机制
  - 在非家族性病例中为不明原因的损伤
  - 主导理论：持续性或短暂性的床突上段 ICA 闭塞
  - 以下因素均有包括
    - 先天性易栓状态（蛋白 C 缺乏，V Leiden）、宫内感染、母体受到辐射、接触毒素、滥用可卡因、双胞胎输血、宫内“缺氧症”。
- 流行病学
  - 小于 1/10 000

大体病理及手术学特点

- 完整的柔脑膜在大脑半球区域形成了 CSF“囊”
- 残存的半球表面偶见含铁血黄素斑
- ICA 和分支（MCA/ACA）阻塞，发育不全或正常

镜下特点

- Fowler 型：肾小球样血管病，伴境界不清的血管腔、网硬蛋白，含有包涵体的内皮细胞
- 有一篇报道在 Fowler 型中证实有线粒体病

临床要点

临床表现

- 主要表现的症状
  - 巨颅
    - 出生时正常或小头畸形，但随时间过度增大
    - 巨头继发于完整脉络丛 CSF 的分泌
  - 新生儿行为可看似“正常”，但不能继续发育
- 易激惹，反射亢进，癫痫发作
- 面部特点正常
- EEG：缺乏电活动

自然病史

- 婴儿期后脑干功能不发育

治疗

- 分流或脉络丛切除术用于防止严重的巨颅（容易做到），但不能改善认知功能

预后

- 生后不久死亡
- 偶见生存至儿童期，但很少超过 10 岁

参考文献

1. Witters I et al: Two Siblings With Early Onset Fetal Akinesia Deformation Sequence and Hydranencephaly: Further Evidence for Autosomal Recessive Inheritance of Hydranencephaly, Fowler Type. Amer J of Med Gen 108:41-4, 2002
2. Harding BN et al: The familial syndrome of proliferative vasculopathy and hydranencephaly-hydrocephaly: Immunocytochemical and ultrastructural evidence for endothelial proliferation. Neuropathol Appl Neurobiol 21(1):61-7, 1995
3. Greene MF et al: Hydranencephaly; US Appearance during in utero evolution. Radiology 156:779-80, 1985

早产儿缺血缺氧性脑病

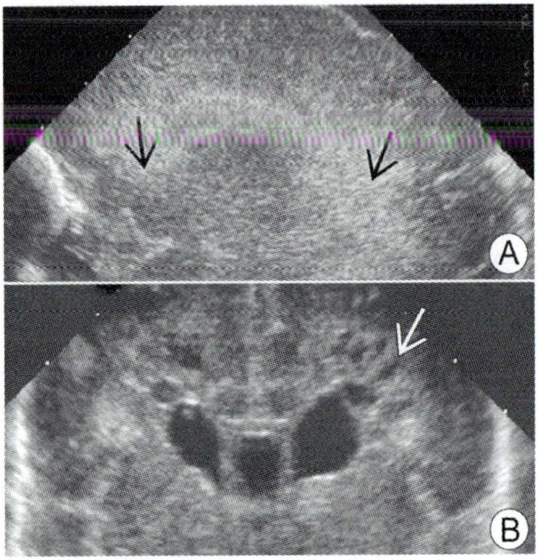

早产儿 HIE。34 周新生儿旁矢状位头颅超声图（A）显示脑室旁高回声（箭头）。7 天后的冠状位超声（B）发现脑室旁囊肿（箭头），脑室扩张。患儿发展成痉挛性双瘫。

要点

- 同义词：早产缺血缺氧性脑病（HIE）；早产缺血缺氧性脑病（AIE）；脑室旁白质软化（PVL）
- 定义：早产儿 HIE 通常以脑室旁白质软化（PVL）为特点，可导致痉挛性双瘫＞四肢轻瘫
- 典型的影像学表现：70％早产儿 HIE 可见 PVL
  - 24～26 周：侧脑室三角区增宽，室壁呈波浪形，白质减少，脑室（PV）旁微小胶质增生
  - 28～34 周：再加上脑室旁胶质增生
  - 36 周：皮层/皮层下轻度脑萎缩，深部白质和脑室旁胶质增生上叠加胶质增生
  - 20％早产儿 HIE 有更深度的早产损伤
    - 脑干，丘脑，基底节损伤

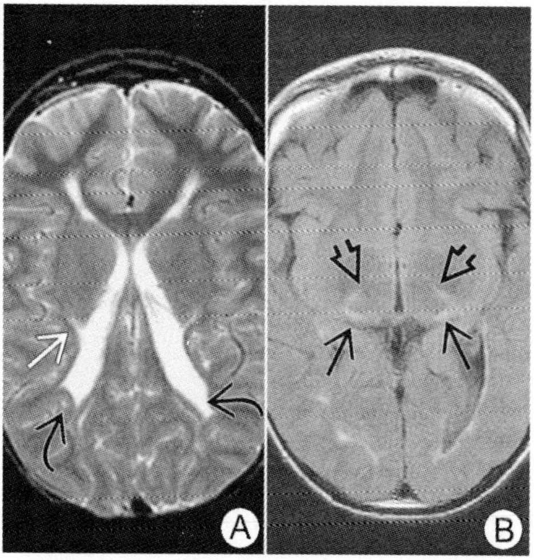

10 岁患儿轴状位 T2 加权像上（A）见白质明显减少，灰质使脑室呈锯齿状（弯箭头），胎儿 7 个月时有短暂的胎动消失。在 FLAIR 像上（B）见外囊（白箭头），皮质脊髓束（开口箭头）和丘脑枕（黑箭头）脱髓鞘。（Courtesy S. Blaser，MD）

    ▪ 丘脑瘢痕形成/钙化＞BG，早产儿较足月儿多见
    ▪ 中央沟旁皮质在早产儿不受累（未形成髓鞘）
- 母体“严重病情”的“恢复”→足月脑出现“早产儿 HIE”

影像学表现

PVL 的一般特点

- 最佳早期颅脑超声线索：脑室旁白质高回声病变
- 最佳早期 MR 线索：受累脑室旁白质弥散受限（DWI）

超声表现

- **早期**：邻近侧脑室额角/三角区脑室旁白质对称性回声升高
    - 水肿：脑沟消失，脑结构回声变形
- **晚期**：脑室旁囊肿，脑室增大
    - 脑白质减少→锯齿形灰质→脑室边缘波浪形

MR 表现

- **早期**：脑室旁出血性表现
  - 弥散受限（不定，但 6～7 天即消失）
  - 12～18 小时：脑室旁白质（水肿）T2 信号↑
  - 3 天：T1 信号↑（可能是脂质降解产物）
  - 6～7 天：T2 信号↓（脂质、神经元铁沉积、瘀点样出血）
  - MRS：与正常早产儿相比，乳酸↑和 NAA↓
- **晚期**：脑室旁白质减少
  - 脑室被动扩张，脑室壁呈波浪形
  - 脑室旁 T2 信号↑：胶质增生伴囊腔
  - 胼胝体变薄，前期出血，髓鞘形成延迟

CT 表现

- **早期**：发现早期非出血性早产儿 HIE 的能力有限
- **晚期**：脑室增大，轮廓不规则；脑室旁白质体积↓

推荐的影像学检查方法

- 头颅超声作为最初的系列筛查
- MR、DWI、MRS：明确超声异常或检查高危的早产儿

鉴别诊断

正常脑室旁白质晕环

- 脑室旁正常“毛刷样”回声，表现代表放射状排列的白质纤维束和血管丛，在早产儿更明显
- 如果脑室旁回声不对称且回声＞脉络丛，或粗糙、球形或不均匀则应疑为 PVL

病理

概述

- 一般病理特点
  - 很多危险因素使脑组织对早产儿 HIE 相关损伤因素敏感
  - 妊娠：低孕前 BMI，胎龄/体重↓，曾经有早产史，自发性未足月产，子宫收缩抑制时间延长
  - 产时：子宫破裂，子痫前期，胎膜早破，绒毛膜羊膜炎，

细菌性阴道病（李斯特菌属→习惯性自然流产/早产），乙型链球菌（细胞因子）
  - 围产期和生后因素：呼吸窘迫综合征，动脉导管未闭，$PaCO_2$↓，败血症，贫血，呼吸暂停，心动过缓，心脏骤停，新生儿代谢性酸中毒，癫痫发作
- 遗传学
  - 胎儿携带 IL1B＋3953×1（非洲的）和 IL1RN×2（西班牙的）等位基因，则自发性早产↑
- 胚胎学-解剖学
  - 脑室旁白质灌注↓（少枝胶质细胞增生形成髓鞘的部位）导致 PVL
- 病因-发病机制
  - 少枝胶质细胞对神经毒性自由基和细胞因子很敏感
- 流行病学
  - 2%～13%胎龄＜33 周的患者发生空腔性脑室旁白质软化
  - ＞50%患有脑室旁白质软化（PVL）或Ⅲ级脑室内出血的患者会发展为脑瘫

大体病理及手术学特点

- 尸检：脑桥下脚坏死（59%），胚层出血（50%），PVL（24%）

镜下特点

- PVL：凝固性坏死和梗死影响去脑室循环和向脑室循环之间的动脉边缘带
- 伴有继发出血的静脉性梗死

分期或分级标准

- 缺血组织再灌注→对出血的敏感性↑
  - Ⅰ级：局限在生发基质（神经节的隆突）
  - Ⅱ级：胚层出血通过室管膜破入脑室但无脑室扩张
  - Ⅲ级：出血使单侧或双侧脑室扩张
  - Ⅳ级：出血累及室旁脑实质（静脉性梗死）

临床特点

临床表现

- 新生儿急性起病（胎龄<7 个月，<1500g）：癫痫发作，嗜睡，原始反射受损，脑干功能异常

自然病史

- 痉挛性双瘫或四肢瘫，癫痫发作，小头畸形，失明，耳聋
- 智力低下，学习障碍，注意力缺陷

治疗

- 产前治疗可明显降低早产率（35%降至 8%）
- 支持疗法，脑低温疗法，未来可能会出现自由基清除剂

预后

- 如果胚层出血加上脑室旁组织破坏，脑室旁白质软化（PVL）伴体积减小，或广泛梗死则预后不良
- 如果伴有癫痫则神经后遗症的可能性会增加 2～5 倍
- 出院时神经系统检查正常，则预后良好

参考文献

1. Gururaj A et al: CT and MR patterns of hypoxic ischemic brain damage following perinatal asphyxia. J Trop Pediatr 48(1):5-9, 2002
2. Rezaie P et al: PVL, inflammation and WM lesions within the developing nervous system. Neuropathology 22(3):106-32, 2002
3. Is LT et al: MR Patterns of hypoxic-ischemic brain damage after prenatal, perinatal or postnatal asphyxia. Neuropediatrics 31:128-36, 2000

缺血缺氧性脑病

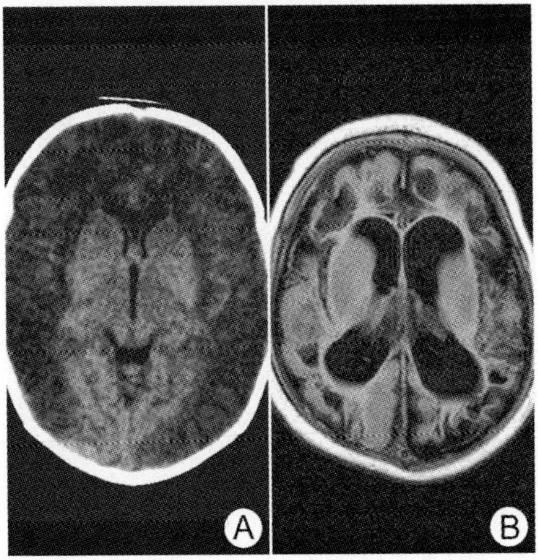

足月儿 HIE，部分缺血。5 天新生儿 CT 平扫（A）显示皮层和白质密度减低，基底节和枕极内侧未受累。7 个月时复查 FLAIR（B）显示皮层和白质囊性脑软化

要点

- 同义词：缺血缺氧性脑病（HIE）；以前称为围产期窒息，新生儿窒息，或出生窒息
- 定义：产前胎儿窘迫的足月新生儿获得性状态，Apgar 评分低，出生后 24 小时内需要心脏复苏，患有神经功能异常
- 大脑低灌注损伤
  - 轻度或中度低灌注（长时间部分性的，如在颈髓）
    - "潜水反射"脑血流（CBF）重新分布至基底节/脑干/小脑
  - 深度低灌注（急性，如子宫破裂）
    - 来不及转移脑血流（CBF），导致最高代谢区损伤
  - 混合型损伤：影像上可反映出：产时或产前轻度或中度低灌注转变为重度低灌注

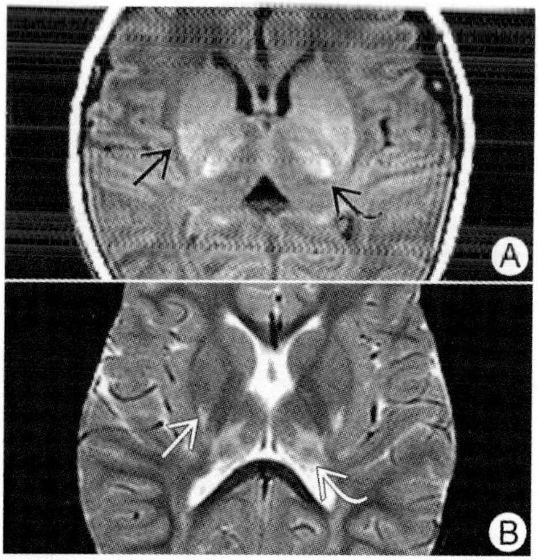

足月儿 HIE，深度窒息。5 天患儿，轴状位 T1 加权像（A）显示内囊后肢正常的增强信号消失，豆状核后部（箭头）和丘脑腹外侧核（弯箭头）信号异常↑。随访发现萎缩的后部豆状核和丘脑腹外侧核 T2 信号↑（B）

- 对脑血流↓的早期代偿性调节障碍，导致“血压被动”性的 CBF（依赖于体循环血压）
- 接着出现血压下降，CBF 下降，脑组织缺氧/细胞内能量衰竭

- 典型的影像表现
  - **长时间/部分的**：慢性反复性应激，间歇性恢复
    - 白质/皮层损害，深部灰质结构不受累
  - **深度/急性的**：脑血流未再分布→损伤
    - 深部灰质核团（代谢需求↑区）损害
    - 白质/皮层相对不受累
  - **混合型**：常见

影像学表现

一般特点

- 根据孕后期、损害的程度和可逆性，表现有所不同
- 长时间部分性：旁矢状的“边缘带”损伤
- 深度：深部灰质（GM）和中央沟旁皮质损伤
- 亚急性期有强化预示着预后不良

CT 表现

- 长时间部分性
  - 急性：皮质减少，岛叶“带”；白质（WM）水肿
  - 慢性：瘢痕性脑回（边缘区体积减少），弥漫性萎缩
- 深度：急性期可能表现轻微或“CT 隐匿性”
  - 急性：基底节密度↓，灰/白质界线模糊；+/－斑片出血
  - 慢性：脑萎缩或基底节、丘脑裂隙状腔隙性梗死；+/－模糊钙化

MR 表现

- 长时间部分缺血：皮层/皮层下白质 T2/FLAIR↑
- 深度：正常髓鞘化的内囊后肢 T1↓（IF>37 周）
  - 急性：T1↑>T2/FLAIR↑：丘脑腹外侧核，基底节，中央沟旁皮层
  - 极重度、亚急性或晚期的表现：丘脑腹外侧核，豆状核，中央沟旁皮层病变最严重
- **DWI：损伤后第 1 周内可见阳性表现，之后阳性表现消失**

其他影像学表现

- 超声：对于早产儿较足月儿更有意义
- MRS：发育中脑的乳酸正常特点<37 孕周时
  - α-谷氨酸/谷氨酸盐峰与中到重度损伤相关
  - 与年龄不相符的 NAA 减低与预后不良相关

推荐的影像学检查方法

- **DWI 对急性缺血极度敏感**
- 常规 MR 需要 72 小时才能显示最大损伤
- CT 需要 4 天之久（两周或两周后随访，不要提前）

鉴别诊断

核黄疸（败血症或缺氧可加重）

- 急性期在 T1 加权像上与深度损伤相似；已证实有高胆红素血症
- 随访发现苍白球（非豆状核或丘脑）异常

代谢性异常

- 先天性：线粒体脑病，尿素循环障碍
- 锰中毒与 HIE T1 加权像上基底节的改变相似

病理

概述

- 一般病理特点
    - 缺血通常为多器官（如：心脏、肾脏）
- 胚胎学
    - 血管分水岭（"边缘带"）从早产儿的室旁迁移至足月儿的旁矢状区
- 病因-发病机制-病理生理学
    - 窒息触发细胞的级联式生化反应，导致细胞功能异常，水肿和（或）细胞死亡
        - 细胞外谷氨酸聚集，激活突触后兴奋性氨基酸受体
        - 突触后受体分布随发育发生变化，随着孕龄的不同，所致损伤类型也不同
    - 细胞丢失的原因
        - 原发神经元性（损害时死亡）
        - 反应性的细胞死亡（数小时或数天后的再灌注损伤）
        - 癫痫发作引起的细胞损伤
- 流行病学：活产发生率达 2/1000（0.2%）

大体病理学及手术学特点

- 慢性部分性：旁矢状瘢痕性脑回
- 深度：海马，基底节，丘脑，中央沟旁皮层萎缩

镜下特点

- 孕龄<30 周：实质的液化、吸收
- 孕龄>30 周：反应性星形细胞胶质增生，巨噬细胞

临床要点

临床表现：HIE 的 Sarnat 分期

- Ⅰ（轻度）：高敏/易激惹，瞳孔放大，EEG 正常
- Ⅱ（中度）：嗜睡，张力减低，心率下降，癫痫发作
- Ⅲ（重度）：木僵，松软，反射消失，癫痫发作
- 敏化过程因素：低孕龄，生长迟缓，代谢性（Ca^{2+}，葡萄糖），败血症，高热，癫痫发作

治疗

- 纠正缺氧和代谢异常（低血糖，酸中毒）
- 治疗癫痫发作和高热
- 试验性神经元复苏（大脑低温疗法，药物治疗）

自然病史及预后

- 从完全恢复正常（Sarnat Ⅰ）到痉挛性四肢瘫，发育迟缓，小头畸形，癫痫发作（Sarnat Ⅲ）
- 深度窒息活产通常于 1 年后发生舞蹈徐动症
- 重度 HIE：死亡率 50%，患病率占活产的 80%

参考文献

1. Barkovich AJ et al: Proton spectroscopy and diffusion imaging on the first day of life after perinatal asphyxia. Preliminary report. AJNR 22(9):1786-94, 2001
2. Bydder GM et al: Diffusion-weighted imaging in neonates. Childs Nerv Syst 17:190-4, 2001
3. Mercuri E et al: Neonatal neurological examination in infants with hypoxic ischaemic encephalopathy. Correlation with MRI findings. Neuropediatrics 30(2):83-9, 1999

代谢/中毒性疾病

新生儿低血糖症

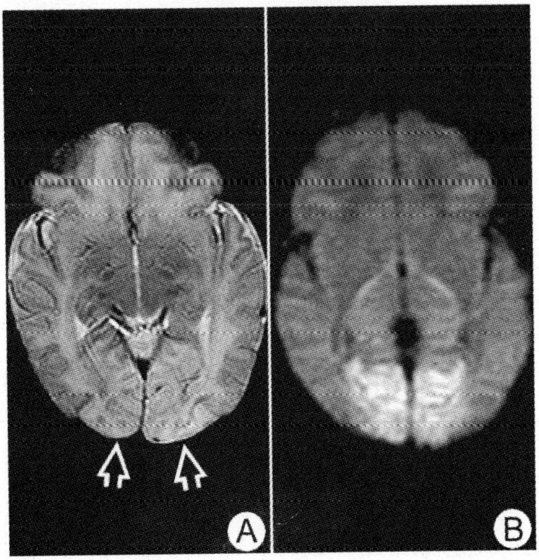

新生儿低血糖症（neonatal hypoglycemia）。患癫痫发作及低血糖症的3天大的患儿轴状位T2加权像显示枕叶皮质带消失（箭头）。枕极改变在DWI上（B）更为显著。(Courtesy S. Blaser，MD)

要点

- 同义词：新生儿低血糖性脑损伤
- 定义：新生儿低血糖症以葡萄糖的供给和利用失衡为特征，脑代谢的主要能源是葡萄糖，新生儿低血糖症导致脑损伤
- 典型影像表现：双侧枕-顶叶水肿、缺血或梗死经常发生于全脑水肿的基础上
- 危险因素：过小或巨大儿
    - 早熟儿，宫内生长迟缓（IUGR）或母亲糖尿病/巨大胎儿
- 其他危险因素：有遗传或获得性代谢性应激的新生儿
    - 母体的：类固醇、毒血症、长期的葡萄糖输注
    - 胎儿的：缺氧、低体温、休克、脓毒败血症
    - 遗传的：中线颅面畸形、先天性代谢异常

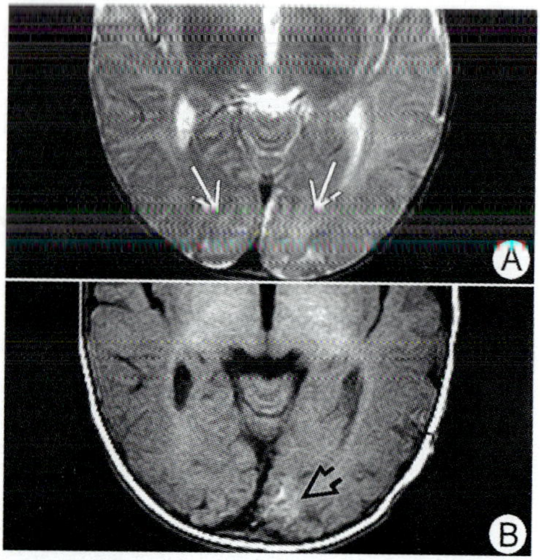

新生儿低血糖症。同一患儿 5 个月大时的 T2 加权像（A）显示枕极体积轻微减小（箭头）。注意 T1 加权像（B）左枕极（开口箭头）微弱的钙化。

影像学表现

一般特点

- 最佳影像线索：在有癫痫发作的新生儿发现严重的枕-顶叶水肿或梗死

CT 表现

- CT 平扫：在弥漫性水肿基础上又有枕-顶密度↓
- 增强 CT：在亚急性梗死中，+/－血脑屏障渗漏

MR 表现

- T1↑：层状坏死、钙化、斑片出血、髓鞘退化
- T2↑：梗死为高信号（皮质/基底节）
- DWI：弥散受限，表观弥散系数值↓

鉴别诊断：围产期的后部脑叶水肿

静脉血栓形成：CTV 或 MRV 诊断

- 可发生于新生儿，+/－新生儿低血糖症

代谢性卒中

- 尿素循环障碍的脑叶水肿

病理

概述

- 一般病理特点
  - 患低血糖症后，新生儿动用由肝糖原分解/糖异生（GNG）来源的葡萄糖的能力下降，或利用错配底物的能力下降，会使发育中的脑承受损伤的风险
  - 葡萄糖的极度丧失导致兴奋性氨基酸（谷氨酸和天冬氨酸）达到细胞毒性水平
- 遗传学
  - 持续性高胰岛素性婴儿期低血糖（PHHI）
  - 隐性型更常见，显性型更易于治疗
  - 50％有编码 K（ATP）通道基因的突变（SUR1＞＞Kir6.2）
  - PHHI 加上血氨过高（GLUD－1）
  - Beckwith-Wiedemann（BWS）：BWS 及 PHHI 基因均位于 11p15 区
- 胚胎学-解剖学
  - 胎儿的：葡萄糖（非胰岛素）通过胎盘，以肝糖原形式储存
  - 新生儿的：在子宫外生存需要能量供应物↑
  - 糖异生 GNG：由氨基酸和（或）脂肪的甘油部分合成葡萄糖
  - 限速酶（磷酸烯醇丙酮酸羧激酶）出生后很快出现
- 病因-发病机制
  - 底物储备不足（肝糖原），肌肉储存氨基酸（GNG 底物）不足，或脂质储存（释放脂肪酸）不足
  - 见于：IUGR、子痫前期、母体低血糖或出血
  - 葡萄糖利用↑：缺氧、脓毒败血症、心脏疾病、胆红素血症↑

  - ○ 先天性代谢失常
  - ○ 中线畸形合并多种内分泌缺陷
  - ○ 胰岛机能亢进：未控制的母亲糖尿病、PHHI、BWS
  - ○ 由于循环中高胰岛素水平使 GNG 或糖原分解受抑制
  - ○ 婴儿失去了母体的葡萄糖供给，但仍保持高的胰岛素水平
- 流行病学
  - ○ (1.3～3) ：1000 活产
  - ○ PHHI：1：40 000 活产的高加索婴儿，在隔离人群中发病↑
  - ○ 北欧犹太人；沙特阿拉伯 1：2675；芬兰中部 1：3200

大体病理及手术学特点

- 苍白水肿样的大脑，灰/白质分界模糊

镜下特点

- 急性期：神经元嗜伊红染，核固缩，中性粒细胞
- 亚急性期：血源性吞噬细胞，层状坏死，早期神经胶质增生

分期或分级标准：Volpe 分类

- 过渡-适应型（宫外新的代谢变化）
  - ○ 非常早期的轻微、短暂的低血糖症起病，对葡萄糖反应迅速
- 继发-合并型（额外的 HIE、出血、脓毒败血症应激）
  - ○ 早期轻度的低血糖发作，对葡萄糖反应迅速
- 经典-短暂型（IUGR 和糖原/脂质贮备↓，GNG 受损）
  - ○ 在第一天晚时出现，需大剂量葡萄糖
- 严重反复发作性低血糖（葡萄糖稳态的 1°紊乱；BWS，PHHI，先天性代谢失常）
  - ○ 发作时间不定，行葡萄糖治疗症状仍然严重

临床要点

临床表现

- 症状是肾上腺素释放动员葡萄糖的表现：癫痫发作/神经过敏、肌张力低下、呼吸急促、心动过速、体温不稳、出汗；**注意：可能无症状**

治疗

- 孕前/孕期控制糖尿病降低巨大儿发生率
- 对有易患因素或有症状的新生儿进行血糖筛查
- 静脉内给予葡萄糖来恢复正常的血糖浓度
- PHHI 治疗难度大
    - 二氮嗪或奥曲肽（激素及有关药品），多次喂食及夜晚添加原玉米淀粉
    - 如果药物治疗失败，可进行次全胰腺切除

预后

- 持续的未加控制的新生儿低血糖症可导致不可逆性脑损伤

参考文献

1. Cornblath M et al: Hypoglycemia in the neonate. Seminars in Perinatology 24(2):136-49, 2000
2. Aral YZ et al: Role of excitatory aminoacids in neonatal hypoglycemia. Acta Paediatr Jpn 40(4):303-6, 1998
3. Barkovich AJ et al: Imaging patterns of neonatal hypoglycemia. AJNR 19:523-8, 1998

后部可逆性脑病综合征

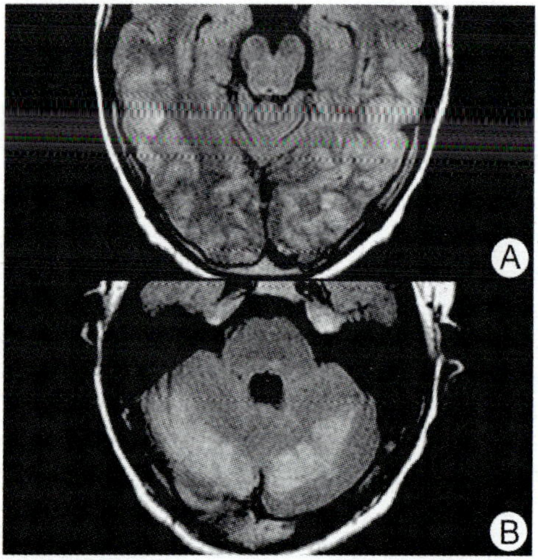

后部可逆性脑病。13 岁，白血病和高血压。轴状位 FLAIR 像显示颞枕叶（A）及小脑（B）对称性的异常信号。1 周后 MR 随诊显示病变消散。

要点

- 同义词：后部可逆性脑病综合征（PRES），后部可逆性脑白质病，高血压脑病
- 定义：后部可逆性脑病综合征（PRES）＝在血压（BP）升高的条件下，以头痛、癫痫发作、视觉障碍以及精神状态改变为特征的综合征
- 典型影像表现：在椎-基底动脉供血区，皮层下白质（WM）＞皮质区的可逆性、对称性 T2/FLAIR 信号↑
- 儿童未被认识的临床综合征，最常与肾脏疾病和骨髓/器官移植伴发
- **影像表现提示诊断**

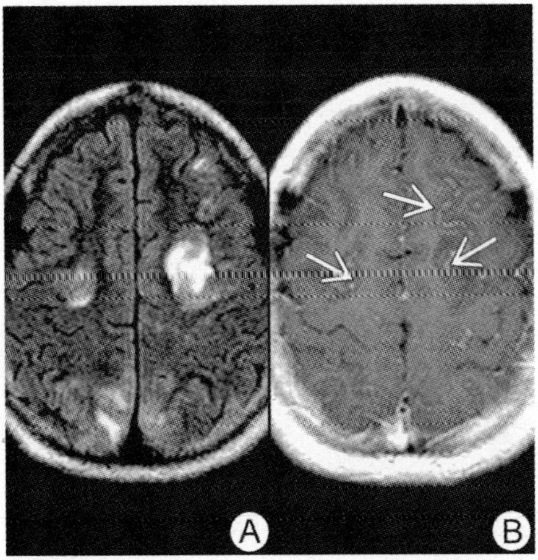

后部可逆性脑病。(A) 轴状位 FLAIR 像显示额顶叶对称性的异常信号。(B) T1 增强显示合并有软膜强化/静脉充血(箭头)。

影像学表现

一般特点

- 最佳影像线索：儿童顶-枕叶**无弥散受限的对称性 T2/FLAIR 信号↑**，伴 BP↑和伴有肾脏疾病、器官或骨髓移植
- 累及范围：顶-枕叶(100%)，额叶和颞叶(85%)，丘脑(65%)，脑干(50%)，小脑和基底节
- 对影像学发现的处理方法是控制血压和减少/停止免疫抑制治疗及化疗
    - 罕见残留胶质增生，脑软化=梗死
- 斑片/脑叶出血**少见**(多见于血小板减少症)

CT 表现

- CT 平扫：正常或片状的对称性皮层下白质(WM)密度↓
- 增强 CT：偶见低密度区内有软脑膜强化

MR 表现

- T2/FLAIR：对称性、片状的皮层下白质(WM)>皮质信号↑

- T1 增强：33%信号异常区有软脑膜强化
- DWI：多数病灶**无弥散受限**，**血管源性水肿**
  - 多达 27%报道有表观弥散系数（ADC）值“假性正常”（DWI 信号↑>T2 信号↑，**无** ADC 值↓）
  - 可能是体素内的细胞毒性与血管源性水肿平均作用的结果
  - 真正的弥散受限**罕见**，提示缺血/梗死
- MR 灌注：异常信号区脑血流↑
- MRS：可逆性的胆碱↑，NAA↓；乳酸**罕见**，常提示缺血/梗死

其他影像学表现

- Tc99m-HMPAO SPECT：异常信号强度区的灌注↑

推荐的影像学检查方法

- MR 增强和 DWI/ADC（FLAIR 对孤立的皮质受累最佳）
- FLAIR 随诊 1～2 周显示吸收情况，确定诊断

鉴别诊断：婴儿/儿童对称性的顶枕皮层下异常信号

新生儿低血糖症

- 新生儿顶枕叶皮层和 WM 损伤；急性期 DWI（+）

X 连锁肾上腺脑白质营养不良（学龄男童）

- 后部 WM（三角区旁、胼胝体辐射线枕部）；前缘强化

上矢状窦（SSS）血栓形成

- 旁中央顶枕叶，经常有出血成分
- CT 或 MR 静脉造影显示上矢状窦内异常信号/密度，伴充盈缺损

病理

概述

- 一般病理特点
  - 多种合并症：子痫前期/子痫、肾疾病、血栓性血小板减少性紫癜（TTP）、溶血性尿毒症综合征（HUS）、免疫抑制剂（环孢霉素［CSA］、他克莫司、FK506、OKT3、α-干扰素）、化疗（顺铂、左旋天冬酰胺酶）

- BP↑，即使相对基线轻度升高；年龄，通常为潜在因素

- 胚胎学-解剖学
  - 通过交感神经支配，使血管舒缩自动调节血压以免过分波动，以此保护大脑
    - BP↑→交感神经紧张性↑→血管收缩
  - 与颈动脉相比，椎-基底循环受到神经的支配较少
- 病因-发病机制
  - 在敏感的后循环，高血压的自主调节障碍导致脑血管扩张、血管通透性↑和血脑屏障受损，蛋白质/液体渗出至脑实质
  - TTP、HUS、免疫抑制和化疗等其他因素使 PRES 易感性增加（较小的血压上升就导致 PRES）
    - 脑血管内皮细胞破坏
    - CSA 的应用缓慢地增加交感神经的紧张性，引导血液流向后循环
- 流行病学
  - 报道在肾性高血压的儿童中发生率为 13%
  - 骨髓/器官移植后应用 CSA 的成人/儿童发生率为 10%

大体病理及手术学特点

- 动物模型："串珠样的"脑微血管结构=正常反应的血管节段与被动小动脉扩张区相邻

镜下特点

- 内皮连接损伤
- 报道有斑片出血/梗死

分期或分级标准（如果提示）

- 轻度：后部皮层或皮层下信号↑的病灶；很小的占位效应
- 中度：片状融合水肿，轻度占位效应，扩展到额叶或颞叶后部，单侧小脑或中央区轻微受累
- 重度：加上双侧中央区、脑干、小脑受累

临床要点

临床表现

- 主要表现：头痛、癫痫发作、视野和意识状态改变，伴有 1～

10 天的 BP↑病史，经常有急性 BP↑的神经损害

- EEG 异常，CSF 通常正常；急性期血清 CSA 水平正常

自然病史

- 可逆的；DWI 可以提示少数的非可逆性病灶

治疗

- 血压控制是根本（抗高血压）
- 调整剂量或中止免疫抑制剂/化疗药物

预后

- 迅速地控制血压可使神经系统症状完全恢复
- 未经治疗会导致出血、梗死、昏迷和死亡

参考文献

1. Covarrubias DJ et al: Posterior Reversible Encephalopathy Syndrome: Prognostic Utility of Quantitative Diffusion-Weighted MR Images. AJNR 23:1038-48, 2002
2. Cooney MJ et al: Hypertensive Encephalopathy in Children Treated for Myeloproliferative Disorders. Radiology 214:711-6, 2000
3. Schwartz RB et al: Cyclosporine Neurotoxicity and Its Relationship to Hypertensive Encephalopathy: CT and MRI Findings in 16 Cases. AJR 165:627-31, 1995

核 黄 疸

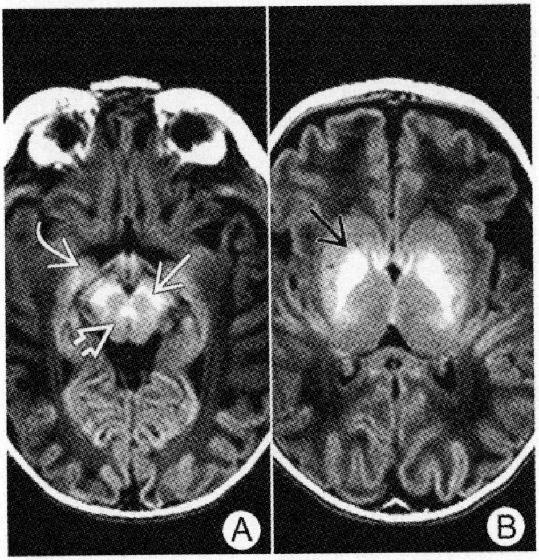

核黄疸。葡萄糖-6-磷酸脱氢酶缺乏症的新生儿（A，B）轴状位 T1 加权像显示黑质（箭头），中脑核（开口箭头），海马（弯箭头）和苍白球（黑箭头）信号↑。(Courtesy S. Blaser，MD)

要点

- 同义词：胆红素或黄疸后脑病
- 定义：由具有毒性作用的非结合性胆红素沉积而引起的脑病
- 急性表现：苍白球（GP）、海马、黑质（SN）不同程度的 T1 信号↑
- 慢性表现：GP＞齿状核（DN）的 T2 信号↑
- 最常见原因：胎儿溶血症（母体-胎儿 Rh 或 ABO 血型不合）

影像学表现

一般特点

- 最佳影像线索
  - 急性：GPT1 信号↑，T2 信号轻微↑
  - 慢性：GP 后内侧缘的 T2 信号↑；T1 正常

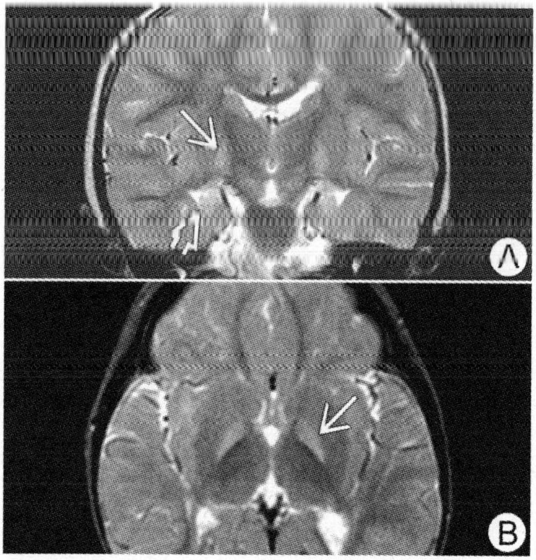

核黄疸。2 岁患儿冠状位（A）和轴状位（B）T2 加权像显示苍白球（箭头）和海马（开口箭头）信号升高。(Courtesy S. Blaser，MD)

CT 表现

- 无

MR 表现

- T1
  - 急性：GP、海马、SN、DN 不同程度的 T1 信号↑
    - 非结合胆红素沉积
- T2
  - T2 信号↑：GP 后内侧边缘；偶见于 DN
  - T2 信号↑，体积减小：海马
  - 随时间延长 T2 边界更清楚

鉴别诊断

苍白球相似表现

- 全静脉营养（TPN）（含锰）：GP/SN 的 T1 信号↑，需要无锰 TPN
- 肝衰竭：GP/SN 的 T1 信号↑，但是有已知病史

- 代谢性：甲基丙二酸血症；肌酸缺乏
- 中毒性：一氧化碳，但是有已知 CO 接触史

深度缺氧性脑病

- 壳核后部、丘脑外侧和中央沟旁 T1、T2 信号↑
- 如有缺血缺氧性脑病（HIE）、TPN 与胆红素↑则影像易令人混淆：并非少见！

病理

概述

- 一般病理特点
  - 通常途径
    - 亚铁血红素分解代谢的副产物→胆红素
    - 肝脏（葡萄糖醛酸转移酶）结合胆红素
    - 水溶性结合胆红素经肾排泄
  - 失衡
    - 胆红素产生速度＞胆红素排除速度
    - 过多的非结合胆红素→不成熟的血脑屏障（BBB）→作用于神经元
    - 足月儿胆红素≥20mg/100dl 有神经毒性（核黄疸）
- 遗传学
  - 伴有葡萄糖醛酸转移酶↓的家族性非溶血性疾病
    - Crigler-Najjar、Gilbert 综合征
- 病因-发病机制
  - 每千克体重新生儿的胆红素产量是成人的 2 倍
  - 胆红素可能由线粒体内膜的酶氧化
    - 新生儿酶活性较低
    - 神经元内酶活性较胶质细胞内低
  - 胆红素升高的危险因素
    - 母乳喂养
    - 出生体重减重＞10％
    - 红细胞增多症/脱水
    - 溶血疾病：Rh 同种（系）免疫作用，G6PD 缺乏症

- 在接近正常水平增加脑损伤易感性的因素
    - 与胆红素竞争结合白蛋白的药物
    - 磺酰胺、头孢曲松、水杨酸盐、苯甲酸钠、激素
    - 肾性低白蛋白血症、肝衰竭、甲状腺机能↓
    - 早熟、窒息、脓毒败血症
    - 脑血流↑；血脑屏障异常
- 流行病学
  - 流行状况未知（美国无报道）
  - 胆红素↑是出生后两周内早期再入院的最常见原因
  - 发病率升高与下列相关
    - 出院早，随诊不足
    - 母乳喂养率增加

大体病理及手术学特点

- 黄染区域＞影像学所见
  - GP，SN的“红区”，下丘脑核，乳头体，丘脑外侧核，海马
  - 被盖部脑神经核（动眼、前庭、蜗神经）
  - 小脑齿状核和小脑绒球

镜下特点

- 神经元损伤（与缺氧坏死相似，但神经元内包含色素）
- 神经纤维网棘细胞层水肿
- 胆红素复合体黏附并损伤细胞器，特别是线粒体

临床要点

临床表现

- 急性，出生后的2～5天：严重的黄疸，嗜睡，肌张力减退，角弓反张，强直，尖声哭叫，喂食差

自然病史

- 慢性的：舞蹈病手足徐动症样脑瘫（CP），共济失调，认知延迟，凝视，轻瘫
- 特异性损伤脑干听神经核→听觉处理异常，+/−耳聋

治疗

- 早期确定溶血性疾病的风险性：脐带血血型，Rh，Coombs试

验及 G6PD

- 预防性抗-D 免疫球蛋白
- 经皮胆红素水平
- 光疗（促进水溶性胆红素生成）
- 严重和紧急病例行换血疗法
- SN＝中卟啉抑制血红素氧合酶（限制胆红素↑）
- 降低体温

预后

- 一旦出现神经系统并发症，则预后较差
- 积极的、早期的治疗→改善后果和影像表现

参考文献

1. Erbetta A et al: Magnetic resonance imaging findings in bilirubin encephalopathy. IJNR 4(3):161-4, 1998
2. Rorke LB: Neuropathologic findings in bilirubin encephalopathy (kernicterus). IJNR 4(3):165-70, 1998
3. Martich-Kriss V et al: MR findings in kernicterus. AJNR 16:819-21, 1995

代谢/遗传性疾病

枫糖尿症

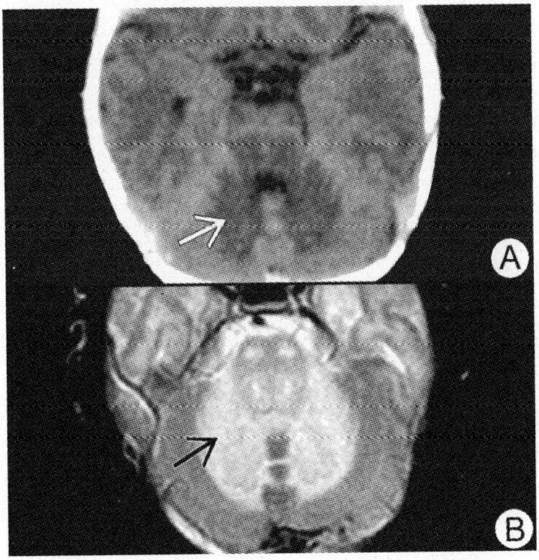

枫糖尿症（maple syrup urine disease）。出生 10 天患脑病的新生儿轴状位 CT 平扫（A）和 T2 加权像（B）显示小脑白质和脑干的密度减低和信号升高，为特征性的枫糖尿症水肿类型（箭头）。

要点

- 缩写词：maple syrup urine disease（MSUD）
- 定义：枫糖尿症是一种遗传性的支链氨基酸代谢失常性疾病，在新生儿表现为神经系统的退行性改变，酮症酸中毒和高氨血症
- 典型影像学表现
  - 枫糖尿症性水肿（亚急性）
    - 小脑白质、脑干、苍白球
    - 丘脑、大脑脚、皮质脊髓束（到皮层）
- 通过严格的饮食控制和对代谢危象的积极治疗，枫糖尿症可以有良好的预后
- 危象中的患者经常（但不总是）闻起来有枫糖（或焦糖）的气味

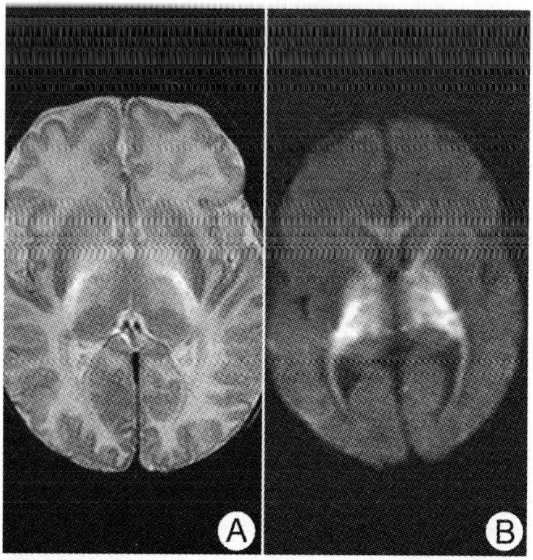

枫糖尿症，轴状位 T2 加权像（A）和 DWI（B）图像显示水肿沿内囊后肢蔓延，并累及苍白球和腹外侧丘脑。

- 放射医师可能是首先提示诊断的（典型的枫糖尿症水肿）

影像学表现

一般特点

- 小脑和脑干水肿＞幕上大脑半球
- 皮质脊髓束水肿

经颅超声

- MSUD 水肿区回声↑

CT 表现

- 早期：弥漫性水肿会累及脑干和小脑

MR 表现

- 早期：弥漫性水肿会累及脑干和小脑
  - 在此期发现会有最佳的神经认知后果
- 亚急性期：快速形成典型的枫糖尿症水肿
- 晚期：变广泛，枫糖尿症性水肿消失
  - 演化为“苍白”，体积丢失

其他影像学表现

- DWI：显著受限（信号↑）和 ADC↓（MSUD 水肿＝细胞毒性水肿）
- MRS：在化学位移 0.9ppm 处出现宽峰

推荐的影像学检查方法

- CT 或 MR；但弥散加权成像最佳

鉴别诊断

缺血缺氧性脑病

- 没有无症状的间歇期，通常病史呈阳性
- 小脑、脑干相对不受累（MSUD 累及这些区域）

病理

概述

- 一般病理特点
  - 母体在分娩中摄入胡芦巴可出现 MSUD 假性表象（与 MSUD 的尿液有共同的一种组分和气味）
- 遗传学
  - 控制 BCKD（支链 α 酮酸脱氢酶）酶成分的基因有＞50 个不同的突变：例如，E1α（33％），E1β（38％），E2（19％）
  - 常染色体隐性遗传
- 胚胎-解剖学
  - 累及早期的髓鞘化区域（髓鞘崩解性疾病）
- 病因-发病机制
  - 由于支链氨基酸（亮氨酸、异亮氨酸、缬氨酸）酶分解代谢异常导致支链有机酸尿
  - MSUD：支链 α 酮酸脱氢酶复合物（BCKD）活性下降导致 L 型支链氨基酸（BCAA）及其代谢物（神经毒性）的蓄积。
- 流行病学
  - 总体人群中为 1∶850 000

  - 在某些特定隔离人群中（旧规门诺派教徒）为1/176～1/150
  - 在中东和北欧犹太教徒后裔中携带率高

大体病理及手术学特点

- 脑干水肿
- 白质和基底节的海绵样变性

镜下特点

- 少突胶质细胞和星形细胞↓
- 神经元移行和成熟的改变
  - 神经元定向异常
  - 异常的树突/树突棘

分期或分级标准

- MSUD经典型、中间型及间歇型

临床要点

临床表现

- 出生时正常
- 疾病无症状间隔期过后出现症状，通常在出生后两周以内
- 与败血症相似：急性脑病、呕吐、癫痫发作、神经损害、淡漠、昏迷、脱水、白细胞减少或血小板减少
- 酮症或酮症酸中毒以及高氨血症
- 典型脑电图EEG："梳齿样节律"

自然病史

- 接触高水平的支链氨基酸（BCAA）和它的神经毒性代谢产物
- 未经控制的高BCAA水平导致深度的认知障碍/死亡

治疗

- 紧急的"代谢救援"来逆转脑水肿
- 急性危象时可能需要血液透析来限制神经毒性作用/损害
- 恰当地控制饮食（蛋白质修正）使严重性最小化
- 新生儿筛查（串联质谱仪）可以诊断
- 原位肝移植可提高BCKD的可获得度（很少应用）
- 实验性的基因治疗

预后

- 对治疗的反应不同
- 治疗前血浆亮氨酸>40mg/100ml或脑病>数天者，与认知后果差有关
- 若控制得好可生存至成年
- 有晚发性（成年期）周围神经疾病的报道
- 任何年龄的代谢性“中毒”均可能被感染、外伤、压力甚至妊娠所引起
- 由于氨基酸摄入不当导致剥脱性皮肤或角膜病变

参考文献

1. Morton DH et al: Diagnosis and treatment of maple syrup disease: A study of 36 patients. Pediatrics 109(6):999-1008, 2002
2. van der Knaap MS et al: Maple syrup urine disease, Ch. 35 in Magnetic resonance of myelin, myelination, and myelin disorders, 2nd edition, 211-5; Springer-Verlag Berlin, 1995
3. Brismar J et al: Maple syrup urine disease: Findings on CT and MR. AJNR 11(6):1219-28, 1990

戊二酸尿症 1 型

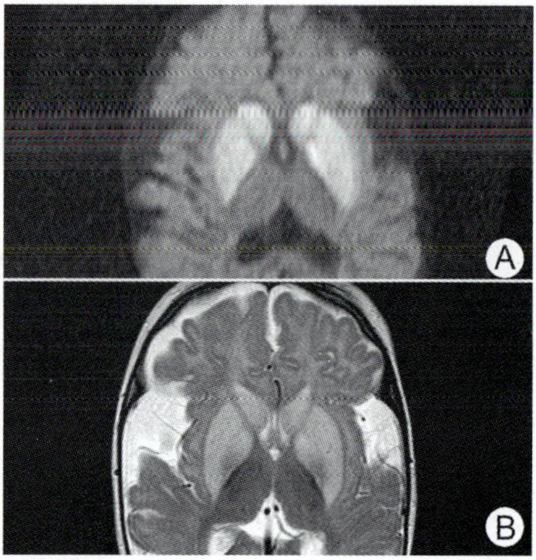

戊二酸尿症 1 型（glutaric aciduria type 1）。在 DWI 上（A）基底节弥散受限。7 个月大的急性脑病患儿，T2 加权像（B）显示了外侧裂扩大和基底节肿胀。(Courtesy S. Blaser，MD)

要点

- 同义词：戊二酸血症 1 型（glutaric acidemia type 1，GA1）；线粒体戊二酸辅酶 A 脱氢酶（GCDH）缺陷
- 定义：以脑病危象和严重的张力-力障碍的运动异常为特征的先天性代谢失调
- 宽阔的岛盖（额颞叶萎缩）；基底节（BG）异常
- **类似虐童**：桥静脉在扩大的脑脊液（CSF）间隙内易于撕裂→硬膜下血肿（SDH）

影像学表现

一般特点

- 最佳影像线索：岛盖增宽，亮的基底节（BG）

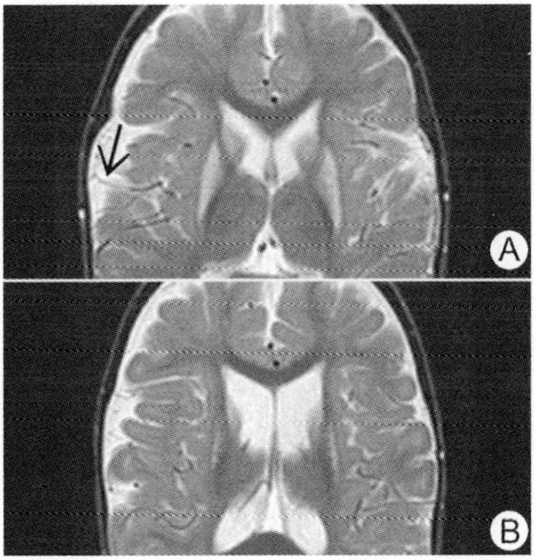

戊二酸尿症 1 型。(A，B) 2 岁时随诊显示侧脑室扩大和基底节 T2 信号↑/萎缩。在扩大的外侧裂中可见桥静脉。(Courtesy S. Blaser，MD)

CT 表现

- CT 平扫
  - ＞95％“囊样”中颅窝脑脊液间隙，岛盖部延伸
  - 早期巨脑，晚期萎缩（多数侧脑室扩大）
  - 极小外伤引起硬膜下血肿
- 增强 CT：无强化

MR 表现

- T1
  - 外侧裂“囊样”间隙，与 CSF 等信号
  - 室管膜下假囊（6 个月后消失）
- T2
  - 尾状核/壳核信号↑＞苍白球；BG 随时间萎缩
  - 如果严重：白质（WM）、丘脑、齿状核可能受累

其他影像学表现

- DWI：急性期：BG 和部分白质束弥散受限
- MRS：Chol/Cr↑，NAA↓；发生危象时：(＋/－) 乳酸↑

- PET：由有后脑无功能和皮质受累

推荐的影像学检查方法

- MR 、MRS、DWI

鉴别诊断

非意外性伤害

- GA1 不引起骨折
- 在 GA1 中，由于桥静脉破裂导致的 SDH 见于 CSF 腔扩大、萎缩
- 在 GA1 中，没有 CSF 腔扩大不会发生 SDH

伴双侧中颅窝底“囊样”间隙的其他疾病

- “特发性”中颅窝蛛网膜囊肿：5%可以是双侧性的

病理

概述

- 一般病理特点
    - 危象时肝细胞轻度功能障碍
- 遗传学
    - 常染色体隐性
    - GCDH 基因突变（Chr 19p13.2）产生氨基酸替代物
    - 多重突变控制着多变的临床表现
        - 欧洲变异（最常见）：Arg402-to-trp（精氨酸 402 -色氨酸）
        - Amish 人变异，核黄素敏感：Ala421-to-val（丙氨酸 421 -缬氨酸）
        - 严重，1%有酶残留，治疗后仍有症状：Glu365-to-lys（谷氨酸 365 -赖氨酸）
- 胚胎学
    - 7～9 个月时的宫内毒性作用阻碍了岛盖部形成
- 病因-发病机制
    - 赖氨酸，羟赖氨酸和色氨酸的代谢需要 GCDH
    - GCDH↓→戊二酸、戊烯二酸和 3 -羟戊二酸蓄积

- 蓄积的物质可能对纹状体细胞和白质产生毒害

- 流行病学
  - 1∶30 000 新生儿（在旧规阿米什派中有 10%携带率）

大体病理及手术学特点

- 巨颅，额颞叶萎缩/发育不良；CSF 腔↑，+/−SDH
- 髓鞘形成低下或脱髓鞘

镜下特点

- 髓鞘空泡形成和分裂，髓鞘内水分过多
- 海绵状改变，基底节神经元脱失

分期或分级标准

- 有症状的：额颞叶萎缩，BG 信号改变
- 症状前期：无症状；缺少 BG 改变；但 CSF 间隙仍↑

临床要点

临床表现

- 最初发育正常
- 急性发作组：大多数
  - 危象在触发（感染、免疫反应、手术）下间断性发作
    - 急性 Reye 样脑病，酮症酸中毒，NH_4↑，呕吐
    - 肌张力障碍，角弓反张，癫痫发作，多汗
    - 随诊：易惊患儿（智力保存>>运动）；头迅速增大→额部隆起；严重的肌张力障碍
- 25%隐袭起病：无触发的危象，静止→肌张力障碍
- 症状出现前保持无症状：诊断、治疗，避免分解代谢压力
- 未经治疗的无症状型罕见：仍有额颞叶萎缩，但 BG 正常
- 诊断（Dx）：临床表现和诊断之间常有长间隔
  - 串联质谱仪检测新生儿滤纸血样
  - 纤维原细胞 GCDH 活性不足或缺失
  - 实验室（危象间歇期可能相对正常）
    - 代谢性酸/酮病，低血糖，肉毒碱↓
    - 尿有机酸：戊二酸、戊烯二酸和 3-羟戊二酸↑

自然病史

- 有症状的：多为严重的残疾，20%在 5 岁前死亡

- 症状前期：许多（非全部）在经诊断和治疗情况下保持无症状

治疗

- 宫内诊断是可行的
  - DNA 检测：羊水细胞培养和绒毛活检
  - 胎儿超声波：在 7～9 个月时外侧裂周围 CSF 间隙扩大
- 早期治疗可阻止或改善症状及影像表现
  - 低蛋白饮食（低色氨酸和赖氨酸），合成蛋白饮料
  - 核黄素（维生素 B_2）保证 GCDH 辅助因子的供给
  - 口服肉毒碱替代物；γ-氨基丁酸（GABA）类似物（巴氯芬 baclofen）

预后

- 在第一次脑病危象前治疗；避免分解代谢危象
- 如果已经出现脑病危象，预后差

参考文献

1. Al-Essa M et al: 18FDG PET scan in GA type 1. Brain Dev 20(5):295-301, 1998
2. Hoffman GF et al: Clinical course, early diagnosis, treatment, and prevention of disease in glutaryl-Co A dehydrogenase deficiency. Neuropediatrics 27:115-23, 1996
3. Brismar J et al: CT and MR of the brain in GA type 1: A review of 59 published cases and a report of 5 new patients. AJNR 16:675-83, 1995

Alexander 病

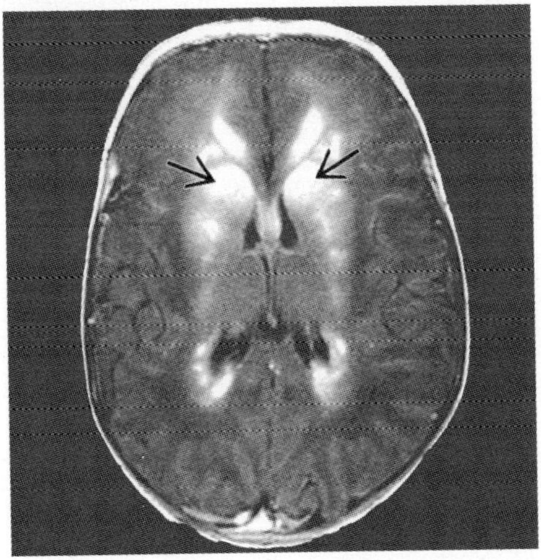

Alexander 病。4 周大的脑病患儿轴状位 T1 C+ MR 显示额叶白质、透明隔/穹窿、侧脑室三角区室管膜和基底节，特别是尾状核头（箭头）显著强化，与 Rosenthal 纤维沉积有关。(Courtesy S. Blaser, MD)

要点

- 同义词：纤维蛋白样脑白质营养不良，星形细胞纤维蛋白样变性，髓鞘形成障碍性脑白质营养不良
- 定义：Alexander 病（AD）＝以巨脑和心理运动回退为特征的少见脑白质营养不良
- 典型影像学表现：额叶脑白质（WM）和基底节（BG）肿胀、信号异常和强化
- 脑室周围壳：密度最高的 Rosenthal 纤维区强化最明显（星形细胞足板/血脑屏障功能受损）
- 新生儿、婴儿、青少年和成年型；越年轻影响越严重
- 在基因突变方面的最新发现使得可以通过采集外周血而不是脑活检来进行 DNA 分析

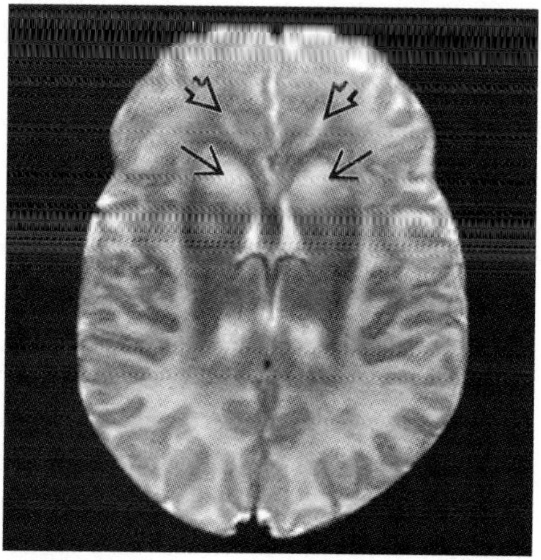

Alexander 病。同一患儿轴状位 T2 加权像显示额叶线状“眉毛”样高信号（开口箭头），代表了线样强化的 Rosenthal 纤维沉积。尾状核头（箭头）信号增高。白质相对年龄来说正常。（Courtesy S. Blaser，MD）

影像学表现

一般特点

- 最佳影像线索
  - 脑室周围厚的强化壳
  - 额叶脑白质（WM）和基底节（BG）的异常信号和强化
  - 以额叶为突出，但向后延伸常见
  - 脑室梗阻

CT 表现

- CT 平扫：高密度的脑室周围壳被低密度包绕，特别是额叶
- 增强 CT：明显强化是疾病早期的特征
  - 脑室周围边缘（和导水管），额叶，BG（特别是尾状核），丘脑，中脑导水管旁
  - 晚期：额叶强化，囊性脑软化

MR 表现

- 壳：T1↑、T2 多变；明显强化
- WM/BG 周围：T1 和 T1 C+不均匀；通常 T2↑
- 红核和膝状体可能“T2 上显著”→相对不受累
- FLAIR：囊变是疾病后期的特点
- MRS：NAA/Cr↓，肌醇（myo-inositol）/Cr↑；+/－双峰乳酸

推荐的影像学检查方法

- 如果先做 CT 检查→强化所有“未知”的脑积水
- 如果先做 MR 检查→强化所有“未知”的异常 WM

鉴别诊断：伴有巨脑的脑白质疾病

Canavan 病

- 不以额叶为显著，无强化
- 早期累及皮质下的“U”形纤维，进而累及全脑
- MRS 上特征性的 NAA 峰值↑↑

伴皮层下囊变的空泡状脑白质营养不良（van der Knaap 病）

- 顶叶和前颞叶皮层下囊变，无 BG 受累
- 临床：尽管有 MR 表现，但进展非常缓慢！

病理

概述

- 一般病理特点
  - Rosenthal 纤维（RF）是本病的标志
    - 纤维型星形细胞内胞浆内蛋白质包涵体
- 遗传学
  - 近来发现神经胶质酸性蛋白（GFAP）上有杂合（显性）突变
  - 理论：在少见的亲缘关系和亲-子代病例中有性腺镶嵌现象
- 胚胎-解剖学
  - RF 沉积于软脑膜、室管膜和血管周围区的细胞内
- 病因-发病机制

- 星形细胞胞浆内 RF 蓄积可能会导致与少突胶质细胞间异常的相互作用并继发髓鞘形成低下和（或）脱髓鞘
- 流行病学
  - 少见，发生率未知

大体病理及手术学特点

- 伴脑室扩大的大而重的脑
- 肿胀、透明、凝胶样的白质，皮层变薄
- 额叶白质空洞形成
- BG 早期肿胀，晚期萎缩、囊变

镜下特点

- RF 蓄积在软膜下、血管周围和室管膜下肿胀的星形细胞内，主要在深部和脑室旁白质、基底节、中脑、脑干和丘脑
- RF 包括 GFAP、波形蛋白和热休克蛋白 αβ-晶体蛋白/热休克蛋白 27
- 脑脊液：多种蛋白升高

分期或分级标准

- 基于 MR 的诊断标准
  - 额叶为主的白质信号改变/强化
  - 致密和强化的脑室旁壳
  - 其他强化：BG（特别是尾状核），丘脑，中脑，穹窿和视交叉，软膜表面
  - 白质/BG，中脑核团及脑干传导束早期肿胀，晚期囊性退变
  - 组织随时间而丢失，红核和膝状体相对不受累

临床要点

临床表现

- 新生儿多变：可迅速致死
- 婴儿型（2 岁以内）最常见
  - 巨脑、癫痫发作、阶段性正常发育受阻
  - 晚期典型者有痉挛和四肢瘫
- 青少年型发生于儿童晚期/青少年早期

  - 巨脑可能不出现
  - 延髓症状，如吞咽和呼吸困难常见
  - 比婴儿型进展更慢
- 成人发作型最多变，且最轻微和最少见

自然病史

- 不同的进展速度，最终导致死亡

治疗

- 缓解，婴儿型脑积水可以分流
- 潜在的治疗前景是使 GFAP 表达下调的药物

预后

- 大部分患者在第一次发作后 10 年内死亡；罕见可长期生存

参考文献

1. Gorospe JR et al: Molecular findings in symptomatic and pre-symptomatic Alexander disease patients. Neurology 10:1494-500, 2002
2. Li R et al: GFAP mutations in Alexander disease. Int J Dev Neurosci 20:259-68, 2002
3. van der Knaap MS et al: Alexander Disease: Diagnosis with MR Imaging. AJNR 22:541-52, 2001

Canavan 病

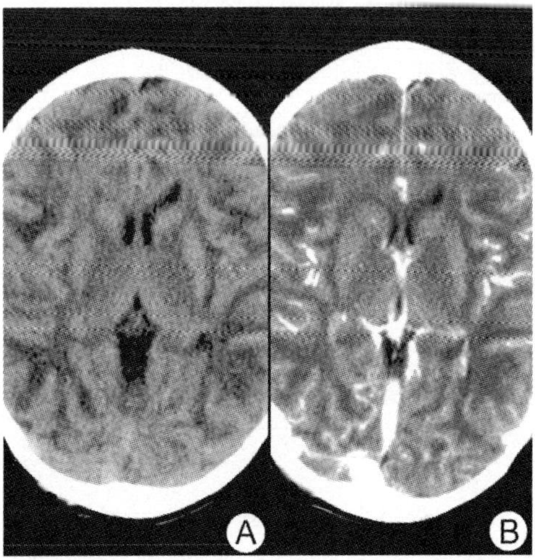

Canavan 病。3 岁患儿 CT 平扫（A）和增强 CT（B）显示广泛、弥漫的对称性白质低密度。双侧丘脑和苍白球亦呈低密度。无异常强化。（Courtesy S. Blaser，MD）

要点

- 同义词：海绵状脑白质营养不良，脑海绵样变性，Canavan-Van Bogaer-Bertrand 病
- 定义：Canavan 病（CD）是一种破坏性疾病，是由于乙酰天冬氨酸酶（ASPA）的基因突变引起，此酶可脱去 N-乙酰天冬氨酸（NAA）的乙酰基使其成为醋酸和天冬氨酸。
- 结果：NAA↑（毒性，使髓鞘崩解）；醋酸基↓（髓鞘合成）
- 典型影像学表现：与其他累及脑白质的疾病不同，皮层下的“U”形纤维早期受累
- 其他主要表现
    - 不仅仅是脑白质营养不良，丘脑和苍白球也受累
    - 无强化：巨脑
    - MR 波谱证实 NAA 显著升高

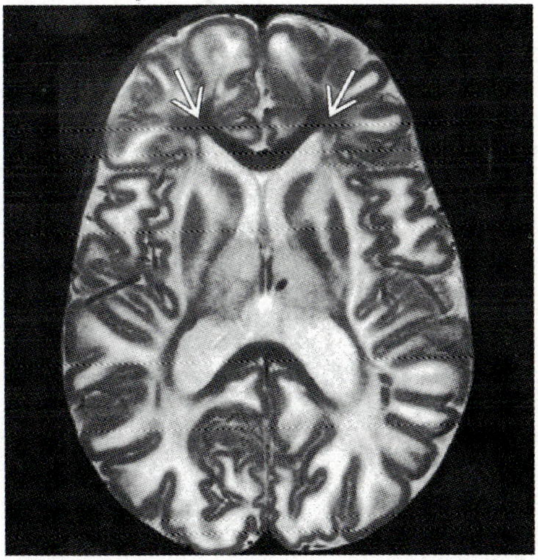

Canavan 病。轴状位 T2 加权像显示了皮层下白质、深部白质传导束、丘脑和苍白球受累的典型形式，额叶脑室旁白质（箭头）和胼胝体相对不受累。（Courtesy S. Blaser，MD）

影像学表现

一般特点

- 最佳影像线索：早期“U”形纤维、丘脑和苍白球受累

CT 表现

- 脑白质弥漫性密度↓
- 并且双侧丘脑和苍白球密度↓
- 小脑相对不受累（早期）

MR 表现

- 白质的 T1、T2 时间延长
- 向心性发展：早期皮层下“U”形纤维受累，一些脑室周围白质不受累
- 也累及：周围白质和丘脑、苍白球、脑干、背侧脑桥、齿状核
- FLAIR：最后微小囊变累及皮层下的“U”形纤维层
- 缺乏病理性强化

MRS 表现

- 显著的 NAA 随年龄↑

DWI 表现

- 弥散受限：累及白质、丘脑、苍白球、脑干、背侧脑桥、齿状核

脑超声波表现

- 灰白质“回声反转”（reversed-echogenicity）

推荐的影像学检查方法

- MR 和 MRS：NAA↑↑为显著特征

鉴别诊断：脑白质营养不良和巨脑

Alexander 病（纤维蛋白样脑白质营养不良）

- 也“不仅是脑白质营养不良”，尾状核/BG 显著累及
- 巨脑，早期发生心理运动迟缓，癫痫发作
- 容易早期累及额叶白质
- 强化：额叶白质、尾状核、室管膜
- 在进展期疾病，受累区囊变

病理

概述

- 一般病理特点
    - 广泛的空泡样变（“海绵样”变性）
    - 胶质组织内含水量增加
- 遗传学
    - 常染色体隐性遗传
    - ASPA 的基因位于 17pter－p13 上
    - 许多证实的突变（置换错误）
        - 北欧犹太人后裔（Glu285Ala 占 83%）
        - 非犹太人突变（Ala305Glu 占 60%）
        - 其他人群（阿拉伯，土耳其）也有“特异的”突变
- 胚胎学-解剖学
    - NAA 主要在神经元内合成，在 ASPA 作用下水解

  - ASPA 是一种髓鞘组成成分，并产生合成髓脂质的乙酰基团
  - ASPA 活性与脑发育中的髓鞘化成熟度相关，在少突胶质细胞中表达
  - 少突胶质细胞是 CNS 的髓鞘合成细胞
- 病因-发病机制
  - ASPA 被认为是水分子泵的一种成分，利用分区内 NAA 循环来移走神经细胞的水分
  - 认为在 CD 中 ASPA 活性缺乏导致了 CNS 水肿、髓鞘内肿胀和进行性少突胶质细胞丢失
  - 脑内 NAA↑↑被认为是有毒性的，致使髓鞘崩解
  - 最严重的影响是在灰白质交界处（“U”形纤维）
- 流行病学
  - 少见，全球性分布，在北欧犹太人后裔筛查个体中呈高携带状态（1∶58～1∶37）

大体病理及手术学特点

- 水肿、胶冻样的脑组织伴皮层下“U”形纤维坏死

镜下特点

- 白质、苍白球/丘脑、齿状核弥漫的空泡样变（“海绵样”变性）
- 髓鞘丢失，但轴突纤维不受累
- 在先天性变异中，最严重的改变出现在小脑和脑干（髓鞘崩解异常攻击已经形成的髓鞘）

分期或分级标准

- 发生年龄（婴儿型最常见）提示病程

临床要点

临床表现

- 进展凶险，经常在 10 岁之内致死
- 三种已知临床变型，婴儿发作最多见
  - 先天性的（出生后的最初几天）：早期脑病，迅速死亡
  - 婴儿期（3～6 个月）发作：肌张力低下、嗜睡头后仰和巨

脑，角弓反张，视神经萎缩和癫痫发作
  - 青少年类型：4～5 岁前正常；缓慢进展
- 尿、血、CSF 中，以及脑中的 MR 波谱 NAA 水平↑

治疗

- 检测携带状态，产前检测和咨询
- 目前无标准的治疗
- 评估后的基因治疗和醋酸盐补充疗法

预后

- 是一种凶险的、进展性的神经变性疾病
  - 慢性植物样状态伴自主危象
  - 典型者于 10 岁前死亡

参考文献

1. Kirmani BF: Developmental increase of aspartoacylase in oligodendrocytes parallels CNS myelination. Brain Res Dev Brain Res 140(1):105-15, 2003
2. van der Knapp MS et al: Defining and categorizing leukoencephalopathies of unknown origin. MR imaging approach. Radiology 213:121-33, 1999
3. Brismar J et al: Canavan disease: CT and MR imaging of the brain. AJNR 11:805-10, 1990

X-连锁肾上腺性脑白质营养不良

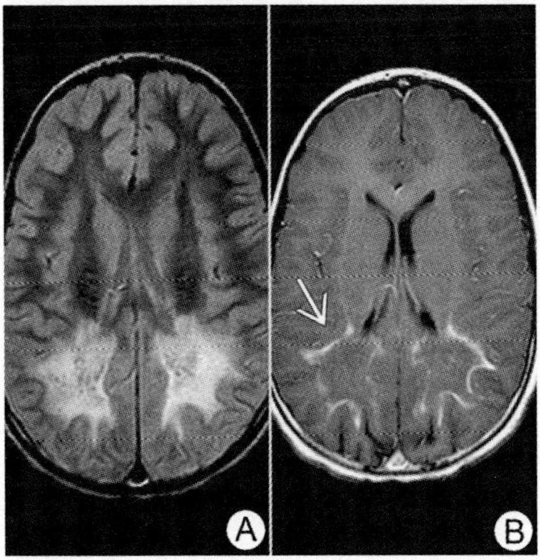

X-连锁肾上腺性脑白质营养不良（X-linked adrenoleukodystrophy）。轴状位 PD 图像（A）显示广泛的三角区旁脱髓鞘。青春期前（<13 岁）男孩，听力丧失，古铜色皮肤，行为异常；T1 C+MR（B）显示边框样强化（箭头）。

要点

- 缩写：X-连锁肾上腺性脑白质营养不良（X-ALD）
- 定义：遗传性过氧化物酶体代谢异常导致长链脂肪酸（VLCFA）的 β-氧化受损
- 过氧化物酶体与髓鞘形成/稳定相关
- 典型影像学表现：三角区周围脱髓鞘强化（CT 或 MR）；
- 表型变异：经典型 X-ALD；肾上腺脊髓神经病；症状前表现甚至可出现在同一家族内

影像学表现

一般特点

- 最佳影像线索：强化的三角区周围脱髓鞘

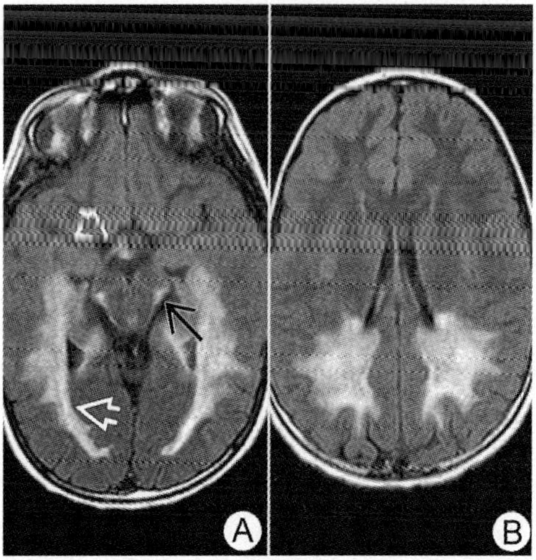

X-连锁肾上腺性脑白质营养不良。轴状位 FLAIR 图像（A、B）显示三角区旁白质、皮质脊髓束（箭头）及视觉传导束/通路（开口箭头）广泛的脱髓鞘。

CT 表现

- CT 平扫：胼胝体压部/后部白质（WM）密度↓；+/−钙化

MR 表现

- T1↓，T2/FLAIR↑：胼胝体压部→三角区周围 WM→皮质脊髓束/穹窿/联合纤维/视觉和听力传导路
- 对比增强，边框样强化

MRS 表现

- 正常表现的 WM 中，NAA↓提示进展；Cho、肌醇（mI）及乳酸↑
- 9ppm 和 2.4 ppm 之间的峰可能代表极长链脂肪酸（VLCFA）大分子

DWI/DTI 表现

- 弥散受限；脑的“连接度”下降

推荐的影像学检查方法

- 基本的和随访 MR/MRS 以及增强/DWI

- 分期，预测进展、并发症、治疗反应

鉴别诊断

异染性脑白质营养不良（metachromatic leukodystrophy）

- 可能累及胼胝体压部/三角区旁 WM，但不强化

Alexander 病

- 强化，但为额叶而非三角区旁

病理

概述

- 一般病理特点
  - 身体所有组织内 VLCFA 蓄积
  - 症状性蓄积：CNS 髓鞘，肾上腺皮质，睾丸 Leydig 细胞
    - 肾上腺衰竭：古铜色皮肤
    - 睾丸：成人早发肾上腺性秃顶
- 遗传学
  - X-ALD：X-连锁隐性遗传，Xq28；ABCD1 基因突变（有报告的＞300!）
- 胚胎学-解剖学
  - 累及白质和白质束
- 病因-发病机制-病理生理学
  - 过氧化物酶体是分解代谢途径广泛用到的细胞器
  - ABCD1 是 ATP 酶转运蛋白："运输" ATP 酶，需要跨越过氧化物酶体膜转运亲水性分子
  - VLCFA 输入缺陷→VLCFA 的 β-氧化受损
  - VLCFA 在白质中蓄积→髓鞘易碎
  - 更正/加重因子影响表型的因素
    - 基因的下调
    - 感染/外伤触发
- X-ALD 流行病学和变异：男孩 1/20 000

大体病理及手术学特点

- 萎缩，WM 软化

○ 早期，后部，晚期，弥漫

镜下特点

- 完全性髓鞘丢失（“U”形纤维保留），星形胶质细胞增多
- 钙化（晚期）显著的炎性变化

分期或分级标准

- Loes MR 评分系统：严重程度评分，以病变和萎缩的位置和范围为基础

临床要点

临床表现

- 在同一受累家族内表现型也极大不同
    - 典型（35%～50%）：比例随着新类型的诊断而↓
        - 青春期前男孩：行为/学习/步态/听力困难
        - 诊断“Addison/肾上腺功能低下”（古铜皮肤、恶心和呕吐，疲乏）可能使 X-ADL 的诊断提前
    - 肾上腺脊髓神经病（AMN）（25%）
        - 14～60 岁
        - 脊髓>>脑受累
        - 50%最终发生脑炎性反应
        - 脑 MR：形式多变的脱髓鞘/强化（通常是小脑、内囊后肢、胼胝体压部）
    - 无症状型 ALD（12%）
        - 基因检查异常（因为有已知的有症状的兄弟或舅舅），但影像学正常，无症状
    - 20%～25%的女性携带者表现 AMN 样症状
        - 由于偏位的失活的 X 染色体产生的症状
        - 轻度，晚发
    - 其他表现不常见

自然病史

- 典型 X-ADL：进展至四肢痉挛性瘫痪，失明，耳聋

治疗及预后

- Lorenzo 油无效!

- 结局不良：降低胆固醇的药物，限制 VLCFA 饮食，摄取甘油三油酸酯/ trierucate，血浆去除法，干扰素，免疫消除
- **早期**骨髓移植（BMT）稳住脱髓鞘
  - 可见少数脱髓鞘逆转的报道
- 未进行 BMT 者 2～5 年死亡或成植物人状态

参考文献

1. Eichler FS et al: Proton MRS and DTI brain MRI in X-ADL: Initial experience. Radiology 225(1):245-52, 2002
2. Melhem ER et al: X-linked ADL in children: Review of genetic, clinical and MRI characteristics. AJR 173(6):1575-81, 1999
3. Loes DJ et al: Adrenoleukodystrophy: A scoring method for brain MRI observations. AJNR 15(9):1761-6, 1994

（线粒体性）Leigh 综合征

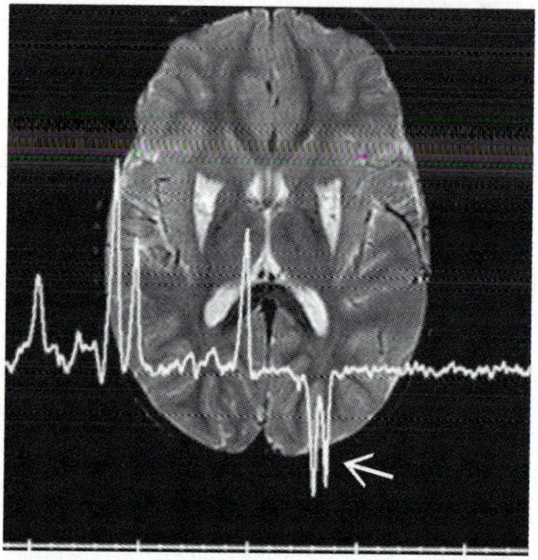

（线粒体性）Leigh 综合征。8 岁患儿，发育迟缓和肌张力低下；可见壳核显著受累。叠加其上的 MRS（TE144）显示乳酸双峰（箭头）。（Courtesy S. Blaser，MD）

要点

- 同义词：Leigh 病，亚急性坏死性脑脊髓病（subacute necrotizing encephalomyelopathy）
- 定义：Leigh 综合征（LS）＝以进行性神经系统退变为特征的**遗传异质性**线粒体异常
- 典型影像学表现：壳核、中脑和脑干（BS）对称性、分散性 T2/FLAIR↑病灶
- 婴儿＞儿童＞＞＞成人

影像学表现

一般特点

- 最佳影像线索：**双侧对称性**的局灶性 T2/FLAIR↑
    - 壳核、导水管周围灰质（PAG）和（或）延髓

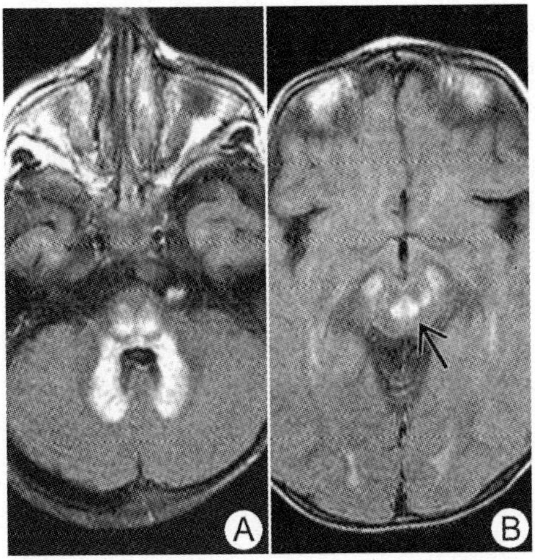

（线粒体性）Leigh 综合征。17 个月患儿，伴 1 周的急性、进行性脑病，轴状位 FLAIR 图像显示小脑、脑干受累（A）和中脑导水管周围（箭头）受累（B）。(Courtesy S. Blaser，MD)

- 壳核受累为典型表现，但有多种变化（SURF1 基因突变的患者基底节很少受累，但**脑干受累多见**）
- **常见受累部位**：尾状核头＞苍白球（GP），大脑脚，丘脑下核，齿状核，脑桥
- 其他部位：丘脑、红核、脑白质＞皮层灰质

CT 表现

- CT：受累结构呈低密度，偶尔密度正常

MR 表现

- 急性：T2↑，T1↓；多变的局灶性 T1↑＝出血或髓鞘变性
  - 受累结构肿胀→PAG 病灶可引起脑积水
  - T1C＋：有时强化，但不常见
  - DWI：弥散受限；MRS：胆碱和乳酸↑，NAA↓
- 慢性：病灶溶解或进展为囊性脑软化（FLAIR）
  - DWI：不受限；MRS：NAA↓，可能无乳酸
  - 最后发展成表现为广泛信号异常的弥漫性萎缩

推荐的影像学检查方法

- MR，DWI/MRS

鉴别诊断：儿童壳核对称性的 T2/FLAIR↑

其他线粒体疾病

- MELAS：壳核钙化加上顶枕叶 T2/FLAIR↑
- 戊二酸尿症 1 型：纹状体异常，且外侧裂扩大

Wilson 病

- 壳核以及苍白球、中脑、丘脑信号↑，苍白球 T1 信号↑（肝衰竭）

围产期窒息

- 壳核后部及背侧/内侧丘脑，中央沟周围皮质

病理

概述

- 一般病理特点
  - 50％有可检测到的生化或分子异常
- 遗传学
  - 累及线粒体能量产生的突变蛋白的常染色体隐性（AR）、X-连锁或母系遗传（MILS）；很多缺陷累及电子传导链（ETC）复合物（CO）Ⅰ～Ⅴ
  - AR：SURF1（9q34）突变是引起 LS 的最常见原因，此突变导致复合物Ⅳ（细胞色素 C 氧化酶）装配蛋白缺陷
    - 其他突变：NDUFV1/NDUFS8（11q13），NDUFS4（5q11.1）亚基复合物Ⅰ；SDHA 亚基复合物Ⅱ（5q15），BCS1L 装配蛋白复合物Ⅲ（2q33），非 SURF1 细胞色素 C 氧化酶（COX）突变
  - X-连锁：E1-α 亚基丙酮酸脱氢酶复合物（Xp22.2～p22.1）
  - MILS：突变线粒体 DNA（mtDNA）
    - ATP 酶 6 亚基复合物Ⅴ（如果突变负荷＞90％，会引起 LS；如果负荷在 70％～90％范围会引起 NARP［神经病、共济失调、色素性视网膜炎］）

    - 其他突变：MTND5 亚基复合物 I，色氨酸和缬氨酸、细胞色素 C 氧化酶亚基Ⅲ
- 胚胎学-解剖学
  - 线粒体的主要功能—通过氧化磷酸化产生 ATP
  - 线粒体/细胞数目多变（随能量需要↑而↑）
  - 线粒体包含自己的基因组（mtDNA）
    - 编码 ETC 复合物、转运/核糖体 RNA 的成分
    - mtDNA 随机分布于子细胞中
- 病因-发病机制
  - 线粒体缺陷与神经变性间的确切机制关系不明
  - 生物能量的障碍（ATP 丢失）及产生反应性的氧类物质可能是线粒体介导的细胞凋亡的关键因子
- 流行病学
  - 线粒体疾病＝1∶8500
  - 在一些孤立人群↑：Saguenay-Lac-Saint-Jean 病＝1∶2 063

大体病理及手术学特点

- 壳核、尾状核、PAG、脑桥、延髓、齿状核、苍白球、丘脑和白质的褐/灰脱色、微囊样空洞和萎缩

镜下特点

- 血管增殖、胶质增生、神经元细胞脱失、脱髓鞘、空洞化

分期或分级标准

- 线粒体/细胞不定数量和突变 mtDNA 的随机分布是所有线粒体疾病表型异质性的原因

临床要点

临床表现

- 大部分出现于 2 岁之前；儿童和成人少见
- 基本表现：心理运动迟滞和肌张力低下
- 感染和代谢应激常引起临床症状恶化
- 进行性脑干/基底节功能失调：共济失调、肌张力低下、眼肌麻痹、癫痫发作、吞咽和呼吸困难
- 在 SURF1 患者中有早期发作和呼吸问题（脑干病变），周围

神经病和快速神经系统恶化
- 脑脊液、血清、尿液中乳酸升高，MRS 有典型表现，但并非一成不变

自然病史
- 进行性的神经变性导致呼吸衰竭和死亡

治疗
- 无确切有效的治疗
- 醌衍生物、维生素、二氯乙酸可产生不同的改善
- 抗氧化剂和 mtDNA 复制抑制剂有潜在作用
- 产前诊断：绒毛样品检测核突变

预后
- 不良（特别是 SURF1）；儿童/成年 LS 进展缓慢

参考文献

1. Schon EA et al: Neuronal degeneration and mitochondrial dysfunction. J Clin Invest 111:303-12, 2003
2. Farina L et al: MR Findings in Leigh Syndrome with COX Deficiency and SURF-1 Mutations. AJNR 23:1095-1100, 2002
3. Munnich et al: Clinical Spectrum and Diagnosis of Mitochondrial Disorders. Am J Med Genet 106:4-17, 2001

黏 多 糖 病

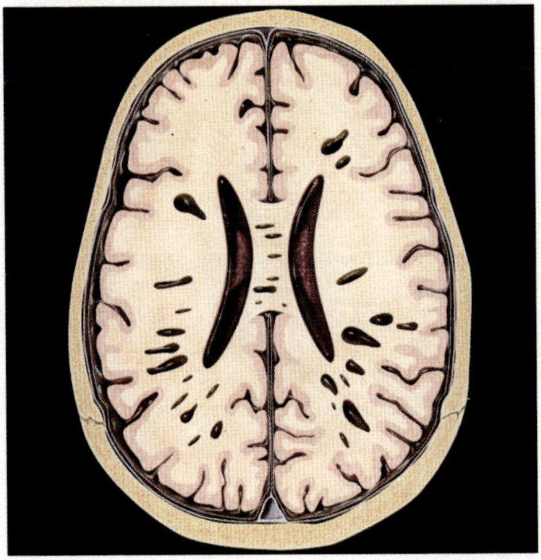

黏多糖病（mucopolysaccharidoses，MPS）。图片显示 MPS1H 型典型的三角区旁血管周围间隙扩大。

要点

- 同义词：黏多糖病（mucopolysaccharidoses，MPS）；旧称“承溜病”（“gargoylism”）
- 定义：以酶缺陷和不能降解氨基葡聚糖（GAG）为特征的遗传性代谢紊乱
- 降解障碍→毒性细胞内基质蓄积
- 典型影像学表现：血管周围间隙（PVS），也称 Virchow-Robin 间隙（VR 间隙，VRS）由于 GAG 的蓄积而扩大
- 原型：MPS1H（Hurler）

影像学表现

一般特点

- 最佳诊断征象：VRS 扩大

CT 表现

- 巨颅，白质密度↓，CT 上很少见 VRS 扩大

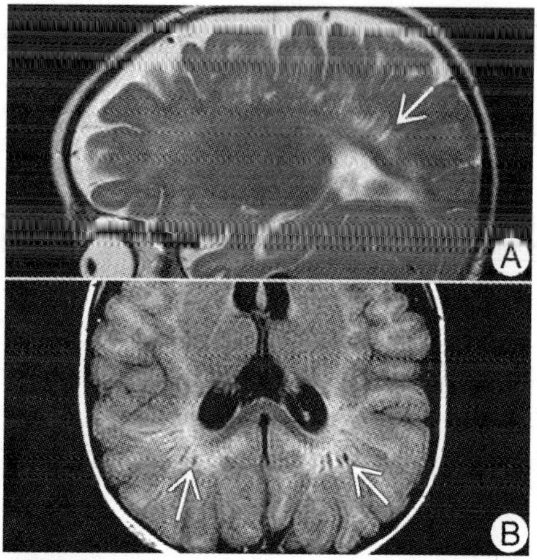

黏多糖病 MPS1H 型患儿，矢状位 T2 加权像（A）和轴状位 FLAIR 图像（B）显示三角区旁广泛扩张的 VR 间隙（箭头）。

- 偶见蛛网膜囊肿（脑膜的 GAG 沉积）
- 尽管巨颅存在，前额仍呈鸟嘴状

MR 表现

- MPS：筛孔状的白质、胼胝体、基底节
  - 由充满 GAG 的 VRS 引起："Hurler's holes"
  - 特别是在严重的 MPS 中（MPS 1H 型和 2 型>>其他 MPS 类型）
  - MPS 4（硫酸角质素症，Morquio 病）CNS 不受累
- 进行性脑积水和脑萎缩

MRS 表现

- NAA↓，Ch/Cr↑；3.7ppm 处峰值↑，它包含来自于 MPS 的信号

脊髓 MR

- 大多数有颅颈交界（CV）处的压迫
  - C2 脊膜肥大
  - 渐进性的齿状突发育不良→如果不进行骨髓移植（BMT）

就有寰枢椎半脱位的风险
  - C1 后弓短小
- 在影像学上有颅颈交界压迫的患者中，50%有脊髓 T2 信号↑
- 上腰段后突驼背
  - MPS1H（Hurler）：下段成鸟嘴状
  - MPS 4（Morquio）：中段成鸟嘴状

X 线片表现

- 脂肪软骨营养不良、宽肋、三叉手、"J" 形鞍

推荐的影像学检查方法

- 基本的 MR/MRS
- 随访：合并症（颅颈交界压迫），治疗反应

鉴别诊断

巨脑伴 VRS 扩大

- 无典型的鸟嘴状额缝和枕大孔压迫

多发硫酸酯酶缺陷

- 混合性的 MPS 和异染性脑白质营养不良：影像学类型（扩大的 VRS 与异常脑白质相对比）反映了每个患者酶缺陷的比率

病理

概述

- 一般病理特点
  - GAG 蓄积在大多数器官/韧带
    - 肝脾大，脐疝
    - 骨骼脂肪软骨营养不良，关节挛缩
    - 动脉壁（中段主动脉狭窄）和心脏瓣膜增厚
    - 硬膜增厚（枕大孔处脊髓压迫）
    - 面部粗糙（以前的"承溜病"）
    - 上气道梗阻（38%）：黏膜下沉积→小的、形状异常的气管（**难于插管!**）
- 遗传学
  - MPS：常染色体隐性（**例外**：X-连锁的 MPS 2）

- 胚胎学-解剖学
    - 扩大的 VR 间隙在宫内可能就能看到!
- 病因-发病机制-病理生理学
    - MPS：神经节苷脂蓄积（神经元毒性!）
- 流行病学
    - 1∶25 000 个活产
    - MPS 1H、MPS 4 最常见

大体病理及手术学特点

- 脑膜增厚
- 脑切面呈蜂窝或筛孔状

镜下特点

- MPS：氨基葡聚糖蓄积在软脑膜和 VR 间隙内

分期或分级标准

- MPS 1～9，依赖于特异性的酶缺陷，选为：
    - MPS 1H，1HS（Hurler/Hurler-Sheie）：α-艾杜糖醛酸酶缺乏症（4p16.3）
    - MPS 2（Hunter）：艾杜糖醛酸 2-硫酸酯酶缺乏症（Xq28）
    - MPS 3A（Sanfilipo）：乙酰肝素 N-硫酸酯酶（17q25.3）
    - MPS 4A（Morquio）：半乳糖 6-硫酸酯酶（16q24.3）
    - MPS 6（Maroteaux-Lamy）：芳（香）基硫酸酯酶 B（5q11～q13）

临床要点

临床表现

- 原型 MPS 1H，出生时表现正常
    - 典型的面容粗糙（在 MPS 6、7 中轻微）
        - 巨舌，眉毛浓密，鼻梁扁平
    - 角膜浑浊（除了 MPS 2）：蛋白多糖沉积在角膜细胞
    - 智力发育迟滞（除了 MPS 2b、4、1HS 外均很显著）
    - 关节挛缩，脂肪软骨营养不良，手指短粗
    - 反复发作的上呼吸道感染，流涕，耳感染，睡眠呼吸暂停
    - 行走能力丧失：脊髓性跛行/C1～C2 脊髓病和由于中断段

主动脉狭窄引起的跛行

- ○ 中耳渗出（73%），耳鼻喉科医师注意到这种确诊前的 MPS

自然病史

- 未经治疗者进行性恶化
- 恶化速度取决于特异性的缺陷

治疗

- BMT 或静脉注射重组人类酶（例如，MPS 1H：α-艾杜糖醛酸酶）
  - ○ 减轻内脏的 MPS 蓄积；改善一些症状

预后

- 不治疗则 MPS 1H 在 10 年内死亡
- MPS 2A 在青少年后期死亡（心脏）
- 其他多变的情况

参考文献

1. Yukitoshi T et al: Evaluation of accumulated MPS in the brain. By 1H-MRS before and after BMT. Pediatr Res 49:349-55, 2001
2. van der Knaap MS et al: Ch 13 in: Magnetic Resonance of Myelin, Myelination, and Myelin Disorders, 2nd ed, PP.97-105, Springer-Verlag, Berlin, 1995
3. Blaser SI et al: Neuroradiology of lysosomal disorders. Neuroimaging Clin NA 4:283-98, 1994

GM2 神经节苷脂沉积病

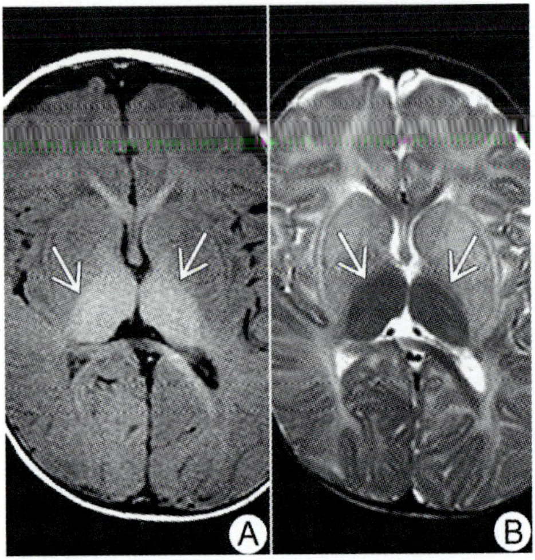

GM2 神经节苷脂沉积病（GM2 gangliosidosis）。丘脑（箭头）弥漫性的 T1↑和 T2↓。注意壳核 T2 高信号和除了胼胝体以外的白质髓鞘不良。

要点

- 三种主要类型：B 型＝Tay-Sachs 病（TS），O 型＝Sandhoff 病（SD），AB 型（少见，只有婴儿型）
- 定义：GM2 神经节苷脂沉积病（GM2）＝由于氨基己糖苷酶（HEX）活性缺陷导致的遗传性溶酶体贮存异常的 GM2 神经节苷脂沉积病
- HEX A 同工酶缺陷＝TS；HEX A 和 B 同工酶缺陷＝SD
- TS 和 DS：婴儿型＞＞青少年/成人型
- TS 和 DS 的临床和 CNS 影像学特征几乎**完全相同**
- 典型影像学表现（婴儿型）：白质 T2 高信号，伴丘脑 T2 低信号、T1 高信号

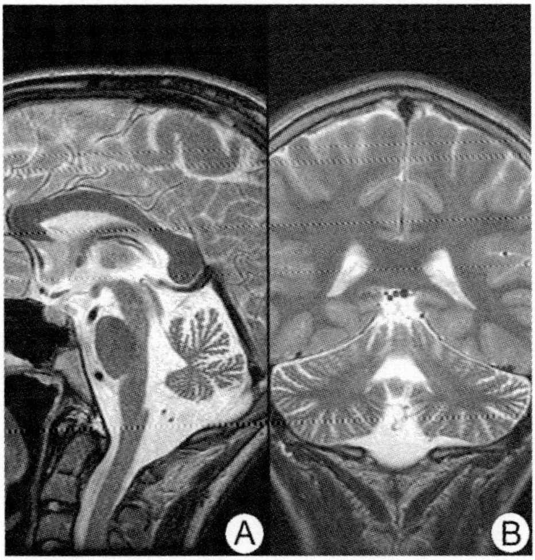

GM2 神经节苷脂沉积病。青少年发作的 GM2，矢状位（A）和冠状位（B）T2 加权像显示小脑体积显著缩小，幕上结构不受累。

影像学表现

一般特点

- 最佳影像学线索（婴儿）：**丘脑异常**（T1↑，T2↓，CT 高密度），+/−弥漫的白质异常
- 青少年/成人 TS 和 SD 影像表现＝**小脑萎缩**
  - 婴儿型 GM2 晚期大脑＞＞小脑萎缩

CT 表现

- 丘脑密度高（SD＞TS）（在疾病的极早期 CT 表现可以正常）
- +/−对称性的白质/基底节低密度

MR 表现：婴儿型

- SD：丘脑弥漫对称性的 T1↑，T2↓
- TS：丘脑腹内侧局灶性的、对称的 T1↑，T2↓，伴丘脑背内侧 T1↓，T2↑
- 二者均有：+/−对称性的 T1↓，T2↑
  - 基底节（纹状体＞苍白球）
  - 大脑白质＞＞＞小脑白质

  - 累及内囊较典型
  - 胼胝体不受累
- 无强化
- DWI：在 TS+/一腹内侧丘脑弥散受限

其他影像学表现

- US：丘脑回声

推荐的影像学检查方法

- MR（CT 可确认丘脑异常）

鉴别诊断：白质 T2↑伴丘脑 T1↑，T2↓

Krabbe 病

- CT：皮质脊髓束、丘脑、尾状核/齿状核的局灶性的密度/钙化↑
- MR：胼胝体、大脑、小脑白质受累
- 两者：最后在局灶钙化区形成腔隙或坏死

深度新生儿缺血缺氧性脑病后的大理石状态

- 缩小的腹外侧丘脑、壳核后部、脑干背侧、中央沟旁区 T1↑，T2↓；围产期缺血病史

病理

概述

- 一般病理特点
  - SD：内脏 GM2 蓄积，非常轻度的脂肪软骨营养不良
- 遗传学：常染色体隐性
  - TS：约 67 种不同的 HEX A 基因突变，Chr 15q23～q24
  - SD：约 14 种致病的 HEX B 基因突变，Chr 5
  - AB 型：GM2 激活蛋白突变，Chr 5
  - 仍能保存残留 HEX 活性的突变→青少年/成人型表现较轻
- 胚胎学-解剖学
  - GM2 正常存在于神经元细胞膜上
  - 在细胞-细胞识别及突触产生中起作用
- 病因-发病机制

  - GM2 在皮层神经元细胞浆蓄积导致神经元变性→继发性髓鞘形成不全/脱髓鞘
  - GM2 在髓鞘膜的蓄积也可能导致脱髓鞘
  - 脊髓和小脑 GM2 蓄积是青少年/成人型的特征性表现
- 流行病学
  - TS（婴儿型）：正常人群携带者中 1∶300
    - 德系犹太人和法裔加拿大人中 1∶30；移居美国路易斯安纳州的法国人后裔和德鲁士人↑
    - 非犹太人多可能有突变型等位基因
  - SD、AB 型或青少年/成人型 TS：泛民族（在小的基因库↑）
    - 犹太人 1∶1000（↓）；非犹太人 1∶600；科尔多瓦（阿根廷城市）克利奥尔人 1∶（16～29）；塞浦路斯马龙派教徒 1∶7

大体病理及手术学特点

- 早期脑体积↑（在萎缩发生前）
- 脑半球白质呈胶冻状，+/−空洞形成

镜下特点

- 光镜：脑神经元中脂质（GM2）蓄积
- 电镜：溶酶体内脂质
- 变性的神经元散布于肿胀和扭曲变形的神经元中
- 反应性胶质增生
- 浦肯野细胞、小脑核团神经元、前角细胞、视网膜神经节细胞和胶质细胞中 GM2 蓄积不严重

临床要点

临床表现

- 婴幼儿型：在生后第一年起病
  - 易惊，发育迟滞/后退，HC 在两年内↑
  - 最后出现严重的心理运动障碍、癫痫发作和失明
  - 90％有黄斑区的樱桃红斑点
- 青少年/成人型：在 2～6 岁症状发作/30 岁之前

- ○ 不典型的脊髓小脑共济失调，下运动神经元病
- ○ 反复发作性精神抑制↑
- ○ 心理运动障碍进展速度↓

自然病史

- 婴幼儿型：生存超过4年的不常见
- 青少年型：通常在5~15岁死亡
- 成人型：长生存期常见

治疗及预后

- 目前为支持疗法
- 研究：酶替代、去除酶作用物、骨髓移植、CNS干细胞移植、逆转录病毒载体介导的基因治疗
- 携带者筛查和产前诊断（通过羊水诊断或绒膜绒毛取样）已经降低了在确定人群中的发病率
- 早期发作是最差的：典型的婴儿型通常在2～3岁死亡

参考文献

1. Chavany C et al: Biology and potential strategies for the treatment of GM2 gangliosidoses. Mol Med Today 4:158-65, 1998
2. Myerowitz R: Tay-Sachs disease-causing mutations and neutral polymorphisms in the Hex A Gene. Human Mutat 9:195-208, 1997
3. van der Knaap et al: GM2 Gangliosidosis. In MR of Myelin, Myelination, and Myelin Disorders, 2nd ed, Springer 81-9, 1995

异染性脑白质营养不良

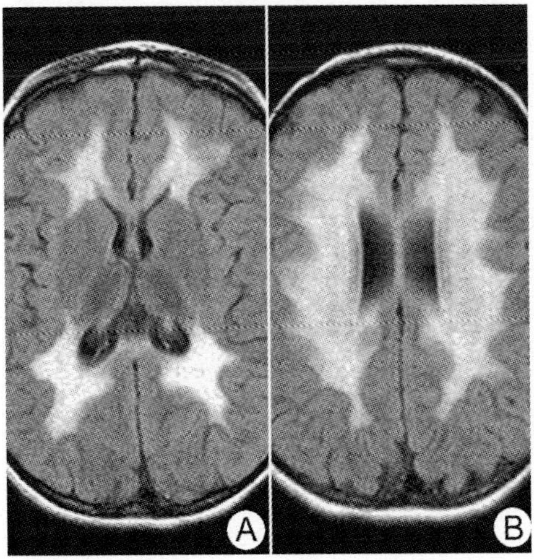

异染性脑白质营养不良。轴状位 FLAIR 图像（A，B）显示双侧对称性融合的脑室旁高信号。注意内囊不受累。(Courtesy S. Blaser，MD)

要点

- 同义词：异染性脑白质营养不良（metachromatic leukodystrophy，MLD）；溶酶体脑白质营养不良
- 定义：常染色体隐性遗传，由于芳基硫酸酯酶 A（ARSA）活性不足引起的溶酶体贮积病
- 典型影像学表现：累及半卵圆中心和放射冠的融合性、对称性白质 T2 延长
- 典型者不累及皮层下“U”形纤维、深部白质束和脑干

影像学表现

一般特点

- 最佳影像线索：融合性的“蝴蝶状”白质 T2 延长

CT 表现

- CT 平扫

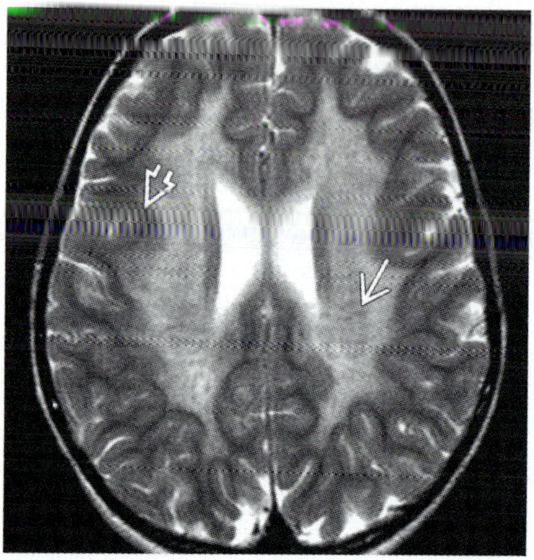

异染性脑白质营养不良。轴状位 T2 加权像显示“虎斑纹”（箭头）和皮层下“U”形纤维不受累。(Courtesy S. Blaser, MD)

- ○ **早期**，脑室旁低密度
- ○ **晚期**，进展性的脑室旁低密度和萎缩
- 增强 CT：缺少**异常**的强化

MR 表现

- T1：脑室旁 T1 延长
- T2
  - ○ 早期，脑室旁融合性、对称性 T2 高信号
    - ▪ 尤其是后部脑室旁和三角区旁白质
    - ▪ 血管周围白质不受累引起“**虎纹或豹纹样**”
  - ○ 晚期，T2 上脱髓鞘向外周扩展
    - ▪ “蝴蝶”样
  - ○ 不常见部位受累：胼胝体、下行锥体束、内囊后肢和“U”形纤维（斑片状，发生晚）

DWI 表现

- 弥散受限：细胞毒性水肿类型

MRS 表现

- NAA↓；乳酸 ↑；肌醇↑

超声表现

- 胆囊壁增厚；胆汁淤积或息肉样内生物

推荐的影像学检查方法

- 在有症状出现前的酶缺陷亲属中进行早期 MR 检查以制定骨髓移植计划

鉴别诊断

与 MLD 表现相似

- 如果白质受累是“最严重的 MLD”并累及深部白质束和脑干，那可能不是 MLD
  - 伴皮层下囊变的空泡形成的巨脑性脑白质病，缓慢进展，认知不受累（Chr 22qtel）
  - 中央髓鞘发育不全综合征/白质消失（CACH/VWM），Cree 脑白质病（位于 Chr 3q27 的 EIF2B5 等位基因位点）

半卵圆中心虎斑样改变

- Pelizaeus-Merzbacher：髓鞘成熟受阻（蛋白脂质蛋白质基因在 Chr Xq22 位点突变）

病理

概述

- 全身性硫苷脂贮积
  - 在中枢神经系统、外周神经系统，胆囊有症状性的贮积
  - 无症状性的贮积：肾脏、胰腺、肾上腺、肝脏
- 通过尿中过多的硫苷脂排泄或白细胞中芳基硫酸脂酶 A（ARSA）缺如/缺陷而诊断
  - 遗传学：常染色体隐性
  - ARSA 基因突变（位于 22q13.31）＞＞鞘脂激活蛋白原（prosaposin）突变
  - ＞40 种已知突变：一些常见（459＋1G＞A；p426L），但约 60％是家族特异性的，有相当多的基因型-表现型变异

- 胚胎学-解剖学
  - 早期髓鞘化的纤维（脑干、深部白质束）不受累
- 病因-发病机制
  - 降解髓鞘膜中的硫苷脂需要 ARSA 和鞘脂激活蛋白原（prosaposin）
  - 突变→氨基酸替代物→突变酶的稳定性↓
  - 残余酶的活性↓→硫苷脂不能被降解，因此贮积在溶酶体中
  - 硫苷脂贮积→致死性的脱髓鞘
- 流行病学
  - 泛族裔发病频率为 1∶40 000
    - 在 Habbanite 犹太人中发病率↑，1∶75 个活产！
    - 在纳瓦霍人（美国最大的印第安部落）中发病率↑，1∶2520 个活产，携带者为 1/50；基因连锁可能与因纽特人的发病有关

大体病理及手术学特点

- 早期：脑扩大；晚期：萎缩
- 脱髓鞘范围广泛，但缺乏炎性改变

镜下特点

- 呈异染的硫苷脂（髓鞘脂质）在少突胶质细胞、巨噬细胞、脑神经节神经元、基底节和周围神经的施万细胞中蓄积

分期或分级标准

- 特异的突变（和外遗传修饰因子）主导
  - 发作年龄（婴儿晚期，青少年或成人）
  - 残余酶的活性；疾病严重程度
  - “真性”与“假性”酶缺陷对比

临床要点

临床表现

- 婴儿晚期最常见
  - 表现：6 个月到 3 岁，伴肌张力低下，行走困难
  - 进展：共济失调，痛苦的多神经元病，真性/假性球麻痹

  - 终末期：失明，四肢瘫，缺乏语言或自主运动
- 晚发型：表现依突变而定
  - 中枢神经系统运动征＋外周神经病或精神、行为异常

治疗及预后

- 骨髓移植，有多种结果
- 无治疗手段的致死性疾病
  - 婴儿晚期：6个月到3岁发病，5年内死亡
  - 青少年型：4～12岁发病，缓慢进展
  - 晚期发作：青春期之后到40岁之前发作，生存5～10年

参考文献

1. Faerber EN et al: MRI appearances of metachromatic leukodystrophy. Pediatr Radiol 29(9):669-72, 1999
2. Kim TS et al: MR of childhood metachromatic leukodystrophy. AJNR 18:733-8, 1997
3. Gieselmann V et al: Molecular genetics of metachromatic leukodystrophy. Hum Mut 4(4):233-42, 1994

Hallervorden-Spatz 综合征

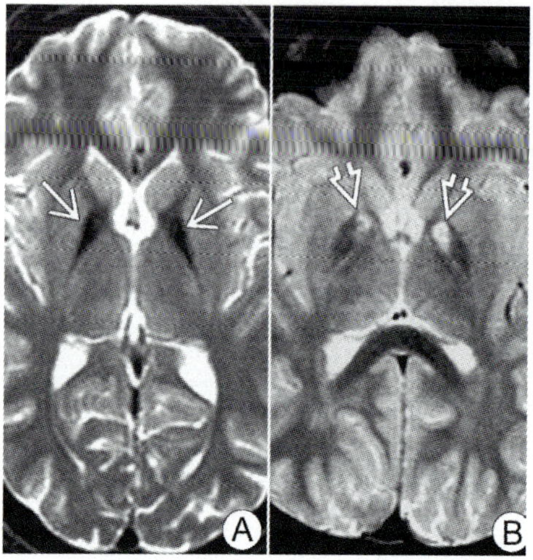

Hallervorden-Spatz 综合征。两个不同患者的 T2 加权像。(A) 显示苍白球低信号（箭头）而（B）显示了加于其上的高信号，典型的“虎眼征”（开口箭头）。

要点

- 同义词：泛酸激酶关联的神经退行性变（PKAN），伴脑内铁离子蓄积的神经退行性变 1 型（NBIA-1）
- 定义：Hallervorden-Spatz 综合征（HVS）＝罕见，伴有进行性锥体系和锥体外系运动损害和精神智能减退的神经退行性变
- 典型影像学表现：**“虎眼征”**：苍白球 T2 低信号内可见对称性 T2 高信号灶，是其典型但多变的特征
- 铁离子沉积导致 T2 低信号

影像学表现

一般特点

- 最佳影像线索：“虎眼征”

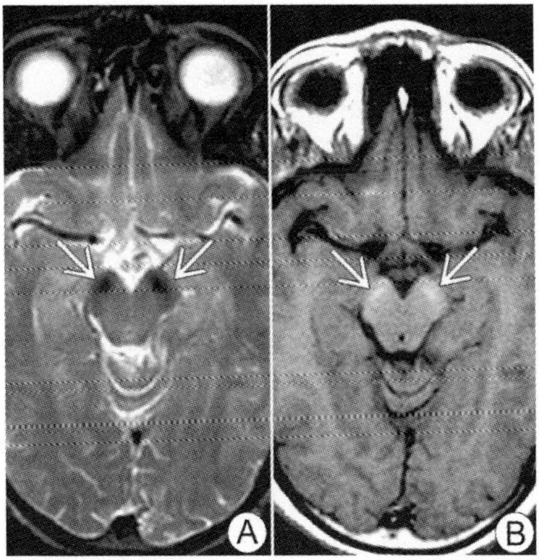

Hallervorden-Spatz 综合征。在黑质（箭头）显示 T2 加权像低信号（A）和 T1 加权像高信号（B）。

- 其他常见影像学表现
  - 对称性 T2 低信号，苍白球 +/－黑质
- 有时可见萎缩，特别是小脑

CT 表现

- CT 平扫：苍白球可见正常密度、低或高密度（铁沉积）
- 增强 CT：无异常强化

MR 表现

- T2：多变
  - 早期成像苍白球可见 T2 高信号（不常见）
  - **或**苍白球典型虎眼征，+/－黑质低信号
  - **或**低信号，苍白球+/－ 黑质（梯度回波>快速梯度回波）
- T1：T1↑（铁蛋白结合铁大于含铁血黄素结合铁的 T1 缩短）
- GRE：由于离子的顺磁性效应，T2 低信号更明显

其他影像学表现

- 核医学：^{123}I－β－CIT/^{123}I－IBZM SPECT 检查正常
  - 帕金森病/多系统萎缩**异常**

推荐的影像学检查方法

- MR 及 GRE 序列
- 在高场中，T2 低信号更为显著

鉴别诊断

基底节钙化

- 各种原因：代谢性，感染性、缺氧性、中毒性、先天性

伴有苍白球 T2 信号↓的遗传性代谢性疾病

- Wilson 病
  - 在成人，晚期表现为壳核和丘脑 T2 低信号＞GP→加在脑干肿胀的基础上＝“熊猫脸”征
  - 在儿童病变中，外侧壳核 T2↑ 更典型
  - Kayser-Fleischer 环：其他器官的铜沉积
- 溶酶体贮积疾病
  - 神经元腊样脂褐质沉积症：苍白球/丘脑 T2 低信号
  - 岩藻糖苷（贮积）病：苍白球低信号，皮肤病损，HSM
- HARP：低前β-脂蛋白血症，棘红细胞增多病，视网膜色素炎和苍白球退变
  - 同样有“虎眼征”
  - 迟发，但与 PKAN 有等位基因，早发帕金森病

病理

概述

- 一般病理特点
  - 最近报道的肌肉、肝脏、垂体和淋巴细胞异常提示全身系统受累
- 遗传学
  - 50％常染色体隐性遗传，50％散发
  - 20p12.3～p13 染色体上的 PANK2 基因突变
    - PANK2 突变伴发“虎眼征”表现
- 胚胎学-解剖学
  - 正常进行性的铁离子在 GP，SN，红核及齿状核蓄积

- 病因-发病机制
  - 异常的、过多的离子在 GP、SN 的沉积>红核
  - 主导理论
    - （α-、β-和 γ-）synuclein 在 Lewy 小体、神经胶质包涵体和轴突球蓄积→神经元和胶质细胞功能障碍和死亡
    - 泛酸激酶缺乏（PANK2 突变）→半胱氨酸在 GP 蓄积→铁螯合作用和自由基产生
- 流行病学
  - 少见，发生率未知

大体病理及手术学特点

- GP（内部>外部）和 SN 的网状部存在对称性铁褐色色素沉积

镜下特点

- 典型三联征
  - GP 的内部和 SN 的网状带有神经元丢失，神经胶质增生和神经胶质包涵体
  - 在 GP、SN、皮层和脑干有轴突球
  - 细胞内和细胞外铁沉积主要发生在 GP 内部和 SN 的网状带
- 疏松组织空泡样变导致“虎眼征”
- 其他多变的表现：神经纤维缠结、Lewy 小体、棘红细胞增多（血液涂片）

临床要点

临床表现

- **典型 HVS**：10 岁前发病，PANK2 突变，“虎眼征”
  - 基本症状：痉挛、反射亢进、肌张力减低、构音困难、僵直、舞蹈手足徐动症、视网膜变性、视神经萎缩
  - 其他症状：事先存在的“CP”伴新的认知下降，癫痫发作
- **不典型 HVS**：发病晚，多变的 PANK2 突变/“虎眼征”
  - 基本表现：语言/精神紊乱，帕金森病
- 血清和脑脊液铁水平正常

自然病史

- 病程进展凶险，至成年早期死亡（典型 HVS）

治疗

- 没有有效的治疗方法；铁螯合作用无效
- 在 PANK2 突变中采用泛酸（维生素 B5）替代是一种潜在可能的疗法
- 通过多种方法改善症状，如多巴胺能或抗胆碱药物，巴氯芬，抗癫痫，立体定向苍白球切开术

预后

- 典型 HVS：致命的；症状发作后的平均生存时间＝11 年
- 非典型 HVS：缓慢进展，最终在成人期产生严重损害

参考文献

1. Hayflick SJ et al: Genetic, Clinical, and Radiographic Delineation of Hallervorden-Spatz Syndrome. N Eng J Med 348(1):33-40, 2003
2. Gordon N: Pantothenate kinase-associated neurodegeneration (Hallervorden-Spatz syndrome). Eur J Paediatr Neurol 6(5):243-7, 2002
3. Swaiman K: Hallervorden-Spatz Syndrome. Pediatr Neurol 25(2):102-8, 2001

肿瘤

促纤维增生性婴儿神经节胶质瘤

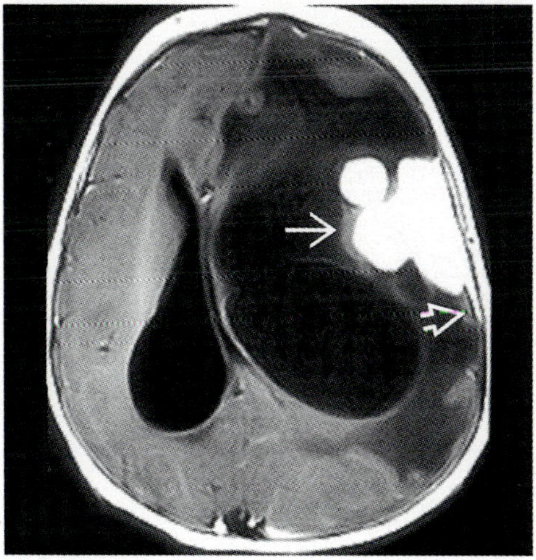

促纤维增生性婴儿神经节胶质瘤。增强 T1 加权像显示明显强化的分叶状壁结节（箭头），脑膜尾征（开口箭头）。巨大囊腔压迫左侧侧脑室。对侧侧脑室由于梗阻而扩张，同侧可以见到血管源性水肿。

要点

- 缩写：DIG，DIGG
- 定义：DIG 为进化神经上皮肿瘤的一种特殊形式，起始于神经始祖细胞
- 典型影像表现：婴儿的大囊和明显强化的附壁结节
- 其他要点
  - 巨大的、表浅幕上的部分囊变的婴儿肿瘤
  - 两种截然不同的成分
    - 以灰质为基底的实性肿瘤结节，伴邻近脑膜增厚
    - 合并大囊，压迫邻近脑室

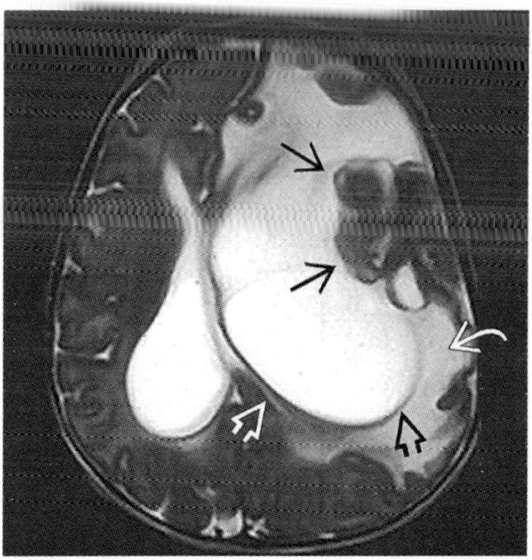

促纤维增生性婴儿神经节胶质瘤。T2 加权像显示非常低信号的分叶状壁结节（箭头），大囊（开口箭头）压迫左侧脑室，周围有血管源性水肿。

影像学表现

一般特点

- 最佳影像线索
  - 大囊，伴有皮层为基底的强化肿瘤结节
  - 邻近软脑膜反应性增厚强化
- 位置：幕上
  - 额叶＞顶叶＞颞叶
  - 枕叶无受累

CT 表现

- CT 平扫
  - 边界清晰的低密度囊（密度与脑脊液相近）
  - 实性肿瘤结节与灰质比较为等/稍高密度
  - 无钙化
- CT 增强
  - 囊性部分常无强化
  - 实性肿瘤结节显著强化

MR 表现

- T1 加权像
  - 囊性部分低信号，可能有分隔
  - 实性部分信号不均匀
- T2 加权像
  - 囊性部分高信号
  - 分叶样，实性肿瘤结节信号常↓，+/−不均匀
  - 周围水肿取决于局部脑室梗阻程度
- 增强 T1 加权像（T1 C+）
  - 实性肿瘤结节显著强化
  - 典型者邻近实性肿瘤的软脑膜、硬膜明显强化

鉴别诊断

大脑 PNET（原始神经外胚层肿瘤）

- 实性肿瘤 CT 上呈高密度，T2 加权像呈低信号
- 含囊变，钙化，瘤周水肿
- 巨大半球肿块，伴有不均匀强化

幕上室管膜瘤

- 无特殊影像表现，但钙化多见

PXA（多形性黄色星形细胞瘤）

- 表现可能与 DIG 完全相同，但发病年龄较大
- 多半位于颞叶

成血管细胞瘤

- 发病年龄不符，但影像特征可与 DIG 完全相同

神经节胶质瘤

- 表现与 DIG 相似，但一般肿瘤体积较小
- 常见钙化

病理

概述

- 一般病理特点
  - 不成熟的侵袭性表现，但外科手术效果较好

- 胚胎学-解剖学
  - 可能起源于软膜下星形细胞
- 病因-发病机制
  - “进化中”肿瘤
- 流行病学
  - 多发生在 1～24 个月的婴儿（高峰：3～6 个月）
  - 男：女＝1.7：1.0
  - 偶尔见于年龄较大病例（5～17 岁）

大体病理及手术学特点

- 较大囊腔内含黄色液体
- 坚硬实性肿瘤，牢固附着于硬脑膜及脑组织
- 肿瘤实性部分内无坏死
- 通常无出血

镜下特点

- 混杂有星形胶质细胞和神经元细胞的纤维增生
- 未成熟神经元成分和新生肿瘤星形细胞
- 不同程度的神经元变性（肿瘤新生神经节细胞）
- 含网硬蛋白丰富的促纤维增生间质
- 低分化细胞聚集
- 有丝分裂少见，MIB-1 标记少见
- 肿瘤 p53 蛋白表达缺失
- 囊壁常不受肿瘤细胞侵犯

分期或分级标准

- WHO 分级 Ⅰ级

临床要点

临床表现

- 婴幼儿，24 月龄以下，常小于 12 个月或更小
- 男婴略多发
- 常见症状：头围增大，前囟隆起，轻瘫或癫痫发作，出血少见

治疗

- 外科手术切除，完全切除则无复发

- 肿瘤包绕血管可能阻碍完全切除

预后

- 确诊后 15 年平均生存率＞75％

参考文献

1. Shin JH et al: Neuronal tumors of the central nervous system: Radiology findings and pathologic correlation. RadioGraphics 22:1177-89, 2002
2. Koeller KK et al: Superficial gliomas: Radiologic-pathologic correlation. RadioGraphics 21:1533-56, 2001
3. Kleihues P et al: Pathology and genetics of tumors of the nervous system. Chapter 6:99-102, IARC Press, Lyon, France, 2000

脉络丛肿瘤

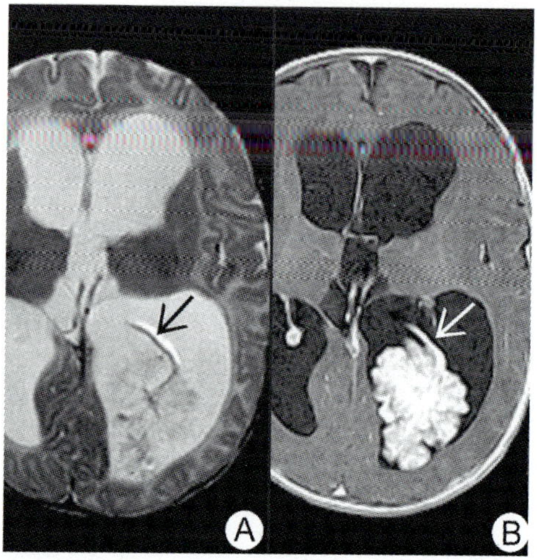

脉络丛乳头状瘤，4 个月大婴儿，头围迅速增大。轴状位 T2 加权像（A）和增强 SPGR（B）显示左侧侧脑室三角区内分叶状明显增强肿块。注意明显强化的血管蒂和周围脑组织未受侵。

要点

- 同义词：脉络丛肿瘤
- 定义：肿瘤起源于脉络丛上皮组织
- 典型影像表现：强化的、“菜花样”脑室内肿块
- 在＜1 岁的儿童中是最常见的脑肿瘤
- 两种类型：脉络丛乳头状瘤（CPP）和脉络丛癌（CPCa）
- CPP 发病率是 CPCa 发病率的 4～8 倍
- CPP 和 CPCa 都经脑脊液播散，CPCa 更易播散

影像学表现

一般特点

- 最佳影像线索：小于 5 岁儿童伴有侧脑室三角区分叶状、“叶样”肿块

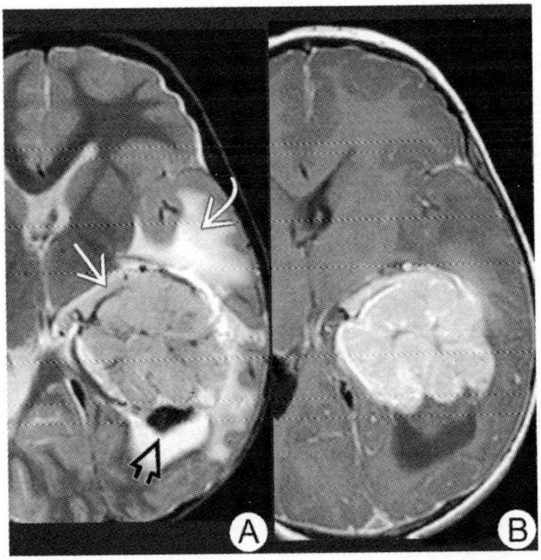

脉络丛癌，5岁儿童，伴呕吐和头痛。轴状位T2加权像（A）和增强T1（B）显示不均匀明显强化的分叶状肿块，有明显血管蒂（箭头）。可见局部侵犯和出血引起的脑水肿（弯箭头）（开口箭头）。

- 脑积水
  - CPP更易引起脑脊液分泌增多
  - CPCa更易引起梗阻性脑积水
    - IVOH（脑室内梗阻性脑积水）或EVOH（脑室外梗阻性脑积水）：出血，蛛网膜炎，癌性转移

CT表现

- CT平扫
  - 75%等/高密度，25%点样钙化
  - 脑积水
  - 偶尔：合并出血，引起血-脑脊液的液平面
  - 罕见：CPP主要以囊性成分为主
- 增强CT
  - 明显、均匀强化

MR表现

- 在T1加权像上呈混杂等/低信号

- “叶样”乳头，中间有脑脊液
- 明显强化
- CPP 可有局限的脑实质受侵，但如严重受侵则应怀疑 CPCa
- +/− “流空”、出血

其他影像学表现

- 超声检查：边界不规则的高回声肿块，脑积水
- 彩色多普勒：可发现血管蒂
- FDG-PET：代谢活跃
- DSA
  - 脉络膜动脉增粗
  - 浓密、延长的血管染色
  - 常有动静脉短路（A－V shunt）

推荐的影像学检查方法

- 在外科手术及分流前，进行脑和脊柱 MR 增强检查

鉴别诊断

绒毛样肥大

- 双侧侧脑室内脉络丛弥漫增大
- 可能合并高分泌性脑积水

其他脑室内肿瘤/囊肿

- 转移瘤，脑膜瘤（除了 NF 1 型外，儿童很少见）
- 室管膜瘤（幕上脑室系统少见）
- 黄色肉芽肿（无血管，年龄较大的病人）

生理性肥大

- 侧支静脉引流（例如：Sturge－Weber）
- 术后（颞叶切除）

病理

概述

- 一般病理特点
  - CPP＝“菜花样”脑室内肿瘤
  - CPCa 侵犯脑组织，可能有坏死

- 遗传学
  - Li-Fraumeni，Aicardi 综合征（p53 突变）
- 病因-发病机制-病理生理学
  - 50%病人发现 SV40 病毒样 DNA
  - 由于脑室梗阻或者脑脊液过度分泌造成脑积水
- 流行病学
  - 占成年人脑部肿瘤的 0.5%
  - 占儿童脑瘤的 2%～4%
  - 为<1 岁儿童最常见的脑部肿瘤

大体病理及手术学特点

- 边缘清晰，“叶样”/乳头状脑室内肿瘤
- 常见囊变、出血
- 儿童最常见部位为脑室三角区
- 在成人为第四脑室和（或）CPA

镜下所见

- CPP
  - 叶样立方上皮细胞，纤维血管内核
  - 无坏死，出血及大量脑实质受侵
  - 90%S-100 蛋白表达阳性，25%～50%GFAP 阳性
  - 免疫组化：细胞角蛋白，波形蛋白阳性
- CPCa
  - 细胞质分化增加（高核/浆比）
  - 细胞核多形性，有丝分裂常见
  - 常见弥漫性脑组织受侵

分期或分级标准

- CPP＝WHO 分级Ⅰ级
- CPCa＝WHO 分级Ⅲ级

临床要点

临床表现

- 颅压升高体征
- 75%<10 岁（平均发病年龄＝5 岁；CPP 发病年龄略小于 CP-

Ca）

- CPCa，男>女；CPP：男=女

自然病史

- CPP=良性，缓慢生长肿瘤
- CPCa=恶性
- CPP和CPCa都可以经脑脊液种植

治疗及预后

- CPP=外科手术切除
  - 5年生存率达100%
- CPCa=外科手术切除+辅助化疗
  - 5年生存率=25%~40%，肿瘤全切可略↑

参考文献

1. Levy ML et al: Choroid plexus tumors in children: Significance of stromal invasion. Neurosurg 48:303-9, 2001
2. Shin JH et al: Choroid plexus papilloma in the posterior cranial fossa: MR, CT, and angiographic findings. J Clin Imaging 25:154-62, 2001
3. Aguzzi A et al: Choroid plexus tumors. In Kleihues P, Cavenee WK (eds): Tumours of the Nervous System, Chapter 4:84-6, IARC Press, Lyon, France, 2000

颅咽管瘤

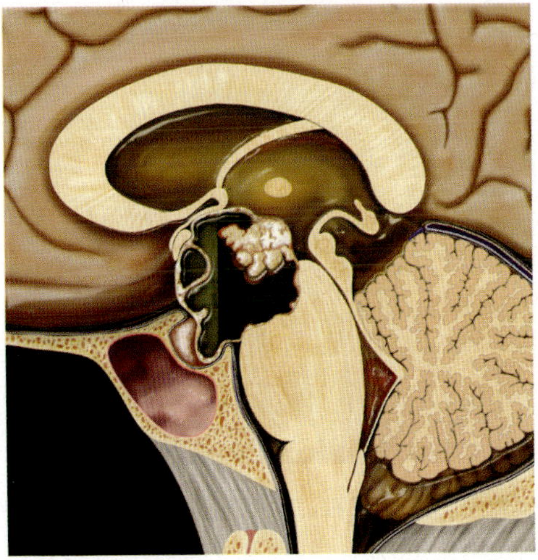

颅咽管瘤。示意图显示鞍上多囊性肿瘤，其内有结节样成分，“曲轴箱液面”，并有边缘钙化。

要点

- 同义词：颅咽管瘤；Rathke 囊肿瘤；垂体釉质细胞瘤（旧称）
- 定义：个体发育不良肿瘤，起源于颅咽管残余，组织学良性，恶性生物学行为
- 典型影像表现：鞍区（鞍上）钙化的囊性肿瘤
- 两种类型：釉质细胞瘤（在儿童更常见）和乳头状瘤（成人）
- 儿童鞍上最常见的肿瘤

影像学表现

一般特点

- 实性肿瘤，伴有多变囊性成分
- 沿最小阻力的路径蔓延入邻近脑池和脑窝
- 最佳影像线索：儿童钙化的囊性鞍上肿瘤

CT 表现

- CT 平扫：90％囊性，＞90％钙化（尤其是儿童）

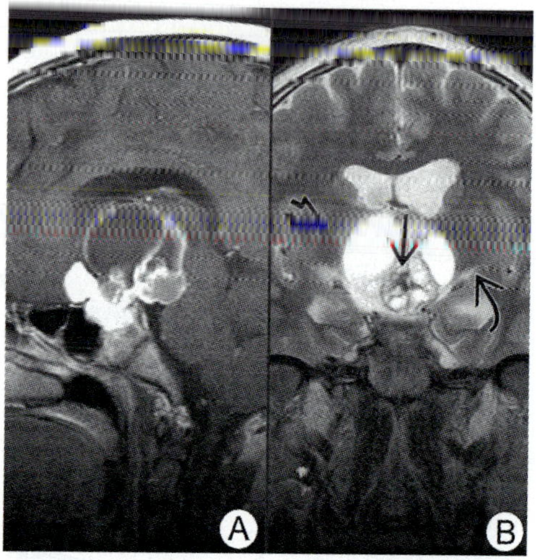

颅咽管瘤。13 岁男孩，身材矮小/视力下降。（A）矢状位增强 T1 加权像，（B）冠状位 T2 加权像显示混杂信号囊性肿瘤，边缘和实性部分强化，局部钙化（箭头），下丘脑（开口箭头）与视束水肿（弯箭头）。(Courtesy S. Blaser，MD)

- 增强 CT：90％强化（实性结节＋边缘或囊）

MR 表现

- 多变、经常混杂的信号强度（囊或实性病变）
  - T1：等/高信号
  - T2：信号↑，＋/－ 低信号钙化
  - FLAIR 和 DWI：多变，常高信号
  - MRS：主要在 1～1.5ppm 处有脂质峰
- T2↑：上皮分叶，＋/－穿透下丘脑/视交叉→胶质反应

其他影像学表现

- DSA：少血供，颈内动脉、脉络膜前动脉向侧方移位，基底动脉向后移位，肿瘤周围穿支动脉拉伸

推荐的影像学检查方法

- MR 增强检查；DWI；MRS

鉴别诊断

Rathke 裂囊肿（RCC）

- 无钙化，通常不强化
- 较小 RCC 可与鞍内 CP 难以鉴别

血栓性动脉瘤

- 年龄大的患者，内含血液成分（寻找残腔）

病理学

概述

- 一般病理特点
  - 70%为鞍上肿块+鞍内部分
  - 只有 5%单纯位于鞍内
  - 可向后延伸达斜坡后方，进到多个脑池/脑窝内
  - 罕见：CP 完全位于第三脑室内
- 遗传学
  - 无已知遗传易感因素
  - 罕有综合征或者家族发病报道
  - 颅咽管瘤亚型=源于染色体特殊位点肿瘤基因激活的单克隆肿瘤
  - 在釉质细胞瘤型而不是乳头状 CP 组织发现有 β 连环蛋白基因突变（遗传学差异）
- 胚胎学
  - Rathke 囊前壁发育为腺垂体
  - 残留口凹发育为未角质化的鳞状上皮（出现口腔黏膜，牙齿）
  - Rathke 囊未正常发育
    - 可能分化为牙齿原基（釉质细胞型 CP）
    - 可分化为口腔黏膜（乳头样鳞状上皮型 CP）
- 病因-发病机制-病理生理学
  - Rathke 囊上皮误分化
- 流行病学

- ○ 占各年龄段颅内肿瘤 1%～3%
- ○ 发病率：世界人口的 0.5～2/100 000
- ○ 双峰型发病年龄分布
  - ▪ 最多见在 5～15 岁
  - ▪ >50 岁（乳头型 CP 几乎全部发生于成人）
- ○ 男性=女性

大体病理及手术学特点

- 有多变囊性部分的实性肿瘤
- 釉质细胞型囊性部分含黏稠"机油样"液体
- 上皮分叶穿透邻近下丘脑/视交叉

镜下特点

- 釉质细胞型
  - ○ 多层鳞状上皮，栅栏样细胞核
  - ○ "湿性"角蛋白结节
  - ○ 常见营养不良性钙化
- 乳头型
  - ○ 成层鳞状上皮形成假乳头样结构
  - ○ 绒毛状纤维血管间质

分期或分级标准

- WHO 分级 I
- MIB-1 标记指数>7%提示肿瘤再生/复发

临床要点

临床表现

- 视力障碍（40%～70%），但是儿童通常无察觉
- 内分泌症状：生长激素（GH）缺乏（绝大多数）→身材矮小/肥胖；甲状腺功能减退（40%）；肾上腺功能衰竭（25%）；尿崩症（20%）
- 较大肿瘤可以引起脑积水，头痛

自然病史

- 缓慢生长的良性肿瘤

治疗及预后

- 由于肿瘤黏附，手术切除常不完全

 - 切除范围较大→血管滋养血管受损→颈内动脉梭形动脉瘤
- 因此：残留/复发率>20%
- 其他：放疗；干扰素 α-2a；抽吸/滴注博来霉素
- 与额叶/下丘脑损伤有关的手术并发症
  - 内分泌疾病/肥胖**常见**；“牵拉伤”；行为异常；额叶下部“肿瘤移植”，并非真正肿瘤种植
- 5 年生存率
  - 20 岁以下者较高（>90%）
  - 65 岁以上者差（38%）

参考文献

1. Sekine S et al: Craniopharyngiomas of adamantinomatous type harbor beta-catenin gene mutations. Am J Pathol 161(6):1997-2001, 2002
2. Janzer RC et al: Craniopharyngioma. In Kleihues P, Cavenee WK (eds), Tumours of the Nervous System, IARC Press, Lyon, France Chapter 15:244-6, 2000
3. Hayward R: The present and future management of childhood craniopharyngioma. Childs Nerv Syst 15:764-9, 1999

生殖细胞瘤

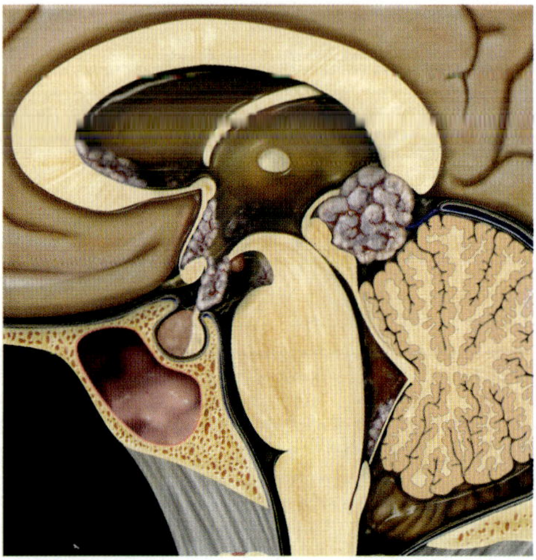

生殖细胞瘤。示意图显示鞍上与松果体区同时发生病变。注意有侧脑室、第三脑室及第四脑室蛛网膜下播散。

要点

- 同义词：生殖细胞瘤，无性细胞瘤，性腺外精原细胞瘤，以前曾被称为不典型畸胎瘤
- 定义：CNS 生殖细胞肿瘤（GCT），与生殖腺、生殖腺外肿瘤同源
- 部位：鞍上与松果体区同时发生肿瘤
- 恶性但是预后（治疗后）相对良性
- 主要为男孩与青少年发病

影像学表现

一般特点

- 最佳影像征象
  - 鞍上肿块和包绕钙化松果体的肿块
  - 最常见：第三脑室后部高密度实性肿块

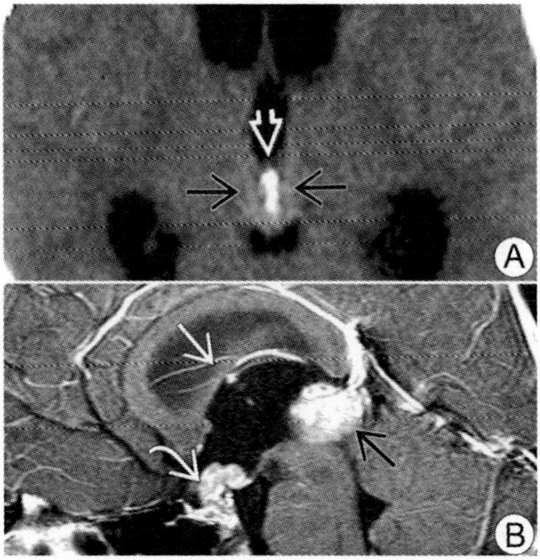

生殖细胞瘤。9 岁患儿，尿崩症，头痛。轴状位 CT 平扫（A）显示松果体钙化（箭头）被高密度肿块（黑箭头）包绕。矢状位增强 T1（B）显示鞍上（弯箭头）及松果体区（黑箭头）肿块和脑脊液播散（箭头）。脑室扩张。（Courtesy S. Blaser, MD）

CT 表现

- CT 平扫
  - 包绕第三脑室后部的高密度肿块
  - 包绕丛状钙化（钙化松果体被“吞噬”）
  - 脑积水
- CT 增强
  - 均匀明显强化
  - 寻找其他病灶（鞍上，早期脑脊液播散转移）

MR 表现

- T1：与灰质相比等或略低信号
- T2：接近等信号，轻度↑或↓
- 75%有囊变、信号不均匀
- 明显、不均匀强化

- 多灶性者（同时发生或者脑脊液播散）几乎占50%
- DWI：弥散受限

推荐的影像学检查方法

- MR强化检查
- 扫描整个神经轴以除外脑脊液播散

鉴别诊断

其他非生殖细胞瘤GCT

- 分泌性肿瘤
    - 单纯卵黄囊，绒毛膜癌，恶性混合生殖细胞
- 非分泌性肿瘤
    - 非成熟性畸胎瘤，成熟畸胎瘤，成熟/不成熟混合性

其他松果体区肿瘤

- 实质肿瘤：松果体母细胞瘤，松果体细胞瘤
- 脑膜瘤，转移瘤，感染性，炎性（结节病，结核）

病理

概述

- 一般病理特点
    - 无包膜实性肿块，可有小囊变灶
    - 除基底节区病灶外，坏死、出血少见
    - 部位
        - 80%～90%在中线区（鞍上、松果体区或二者同时存在）
        - 5%～10%在基底节、丘脑、小脑
- 遗传学
    - 过度表达
        - 等臂染色体12p（i12p）
        - 性染色体畸变（特别是Klinefelter）
        - Down综合征（DS）：脑肿瘤在DS少见，但是50%为少见部位的生殖细胞瘤（基底节，小脑）
- 病因-发病机制：颅内GCT发生机制有两种理论
    - 组织发生异常

        - 胚盘引发原始、继发卵黄囊
        - 原始生殖细胞持续存在，误分化为生殖细胞瘤
    - 迁移异常（错误卷入和折叠）
        - 卵黄囊外胚层（羊膜）细胞或滋养层朝中线方向运动，进入原始神经沟，朝神经板移行
        - 神经管折叠同时，细胞合并入神经轴
        - 生殖细胞后期由错误折叠的细胞发育而来
- 流行病学
    - 生殖细胞瘤为儿童脑肿瘤的1%
    - 在所有GCT中，生殖细胞瘤排第2或第3位
    - 90%在20岁以下，高峰年龄10～12岁
    - 男∶女=2∶1

大体病理及手术学特点

- 柔软易碎，棕褐色-白色肿瘤

镜下特点

- 层状/分叶样均匀一致细胞
    - 胞核大
    - 核仁明显
    - 胞浆清亮，富含糖原（PAS染色阳性）
- 常见淋巴细胞沿纤维血管间隔浸润
- 如组织学上混杂有其他GCT：预后差

分级标准

- 生殖细胞瘤
    - “单纯”生殖细胞瘤：松果体区，鞍上，基底节/丘脑在欧洲与加拿大人被认为是同时发生，美国认为是转移
    - 低HCG分泌（血清或脑脊液HCG<50）的生殖细胞瘤

临床要点

临床表现

- 头痛，视力下降，Parinaud综合征
- 尿崩症（DI），生长障碍
- 基底节或丘脑部位

- 痴呆，大脑半球偏侧萎缩
- 在韩国、日本比西方更常见

自然病史

- 常见脑脊液播散与侵犯邻近脑组织

治疗及预后

- 立体定向/内镜活检
- 放疗（XRT），＋/－化疗
- 儿童颅内生殖细胞瘤5年生存率91％
- “单纯”生殖细胞瘤预后最佳

参考文献

1. Rosenblum MK et al: CNS germ cell tumors. In Kleihues P, Cavenee WK (eds), Tumours of the Nervous System, Chapter 13;207-14, IARC Press,Lyon, France 2000
2. Sano K: Pathogenesis of intracranial germ cell tumors reconsidered. J Neurosurg 90:258-64, 1999
3. Smirniotopoulos JG et al: Pineal region masses: Differential diagnosis. RadioGraphics 12:577-96, 1992

儿童脑干胶质瘤

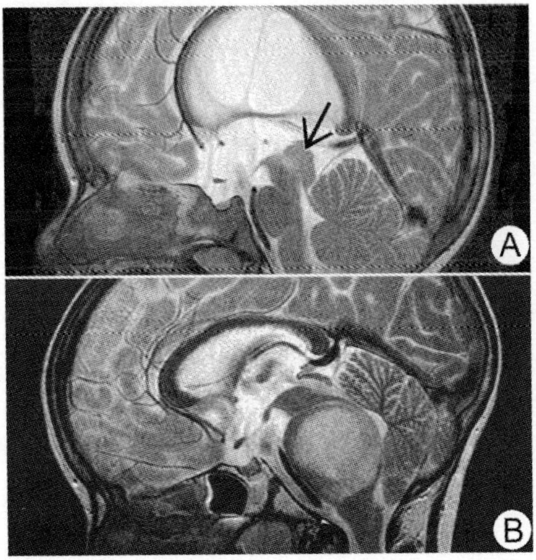

顶盖胶质瘤：2 岁，巨颅，矢状位 T2 加权像（A）显示顶盖呈球状（箭头），信号升高。导水管阻塞。弥漫性脑桥胶质瘤：6 岁，脑神经麻痹症状，矢状位 T2 加权像（B）显示脑桥肿胀，有占位征象，向后压迫第四脑室。

要点

- 缩写：脑干胶质瘤（BSG）
- 定义：非同组的局限或弥漫性胶质瘤，累及间脑、脑桥或延髓
- **所有的 BSG 各不相同**
- 典型影像学表现随着肿瘤类型及部位不同而不同
    - 顶盖胶质瘤：毛细胞性；局限性；不定强化/钙化
    - 局限性中脑被盖胶质瘤（FTM）：毛细胞性，囊变加结节
    - 弥漫脑桥胶质瘤（DPG）：原纤维性，弥漫性；不强化
- 部位预知性
    - 顶盖：发展缓慢，多数只需脑脊液分流治疗
    - FTM：外科手术切除，放疗或化疗：效果好

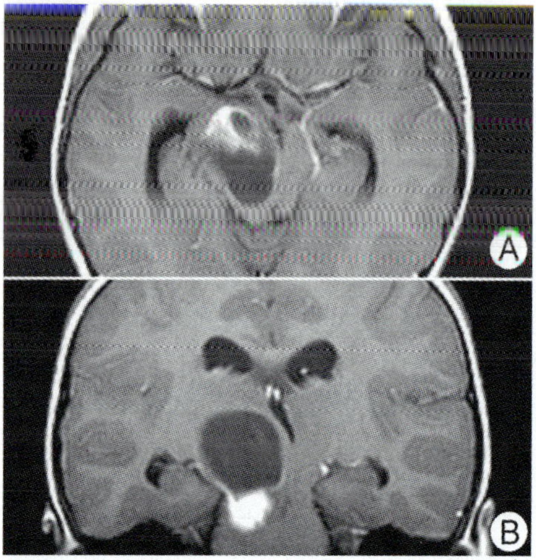

局限性被盖胶质瘤。4 岁，轻偏瘫。轴状位（A）和冠状位（B）增强 T1 加权像检查，显示中脑被盖和大脑脚被一个部分囊性、部分实性的明显强化的肿块撑大。在所有观察断面上该病灶呈“逗号”形。

- DPG：多数为浸润性→尽管放、化疗生存率仍差
  - **局限性**脑桥胶质瘤不常见，预后较好
- 边界/边缘预知性
  - 局限性：临床前驱症状较长，预后好
  - 弥漫性：症状<6 个月；预后差

影像学表现

一般特点

- 顶盖：肿块信号多变，顶盖板膨胀
- FTM：“逗号”形，沿大脑脚长至丘脑
- DPG：脑桥增粗，不强化，包绕基底动脉

CT 表现

- 顶盖：常有显著脑积水
  - 增强不等：密度缓慢↑和钙化↑时强化↓

- FTM：囊性部分以及大小不等的明显强化结节，边界清晰
- DPG：只有 10%病例出现脑积水
    - 密度↓；钙化罕见
    - 强化多变：病灶外生性部分增强程度>>脑桥内生性
        - 强化/坏死随时间而↑：如诊断时出现则预后不良

MR 表现

- 顶盖：T2 信号↑；T1 等或稍↑信号（钙化）
    - 顶盖膨胀；早期即引起导水管梗阻
    - 局限：顶盖/被盖；（+/−）大脑脚
- FTM：T2 信号↑；大脑脚膨胀
- DPG：T2 信号↑；脑桥膨胀；阻塞但不侵犯第四脑室
    - 包绕基底动脉；外生性强化

其他影像学表现

- MRS：合并 NF1 的 DPG 其 NAA 峰相对于不合并的要高
    - 儿童 NF1 合并较少的恶性病程

推荐的影像学检查方法

- MR：对于顶盖及 DPG 应包括矢状位 T2

鉴别诊断

顶盖胶质瘤

- 导水管狭窄：矢状位导水管呈“漏斗样”

DPG

- 脑干脑炎：发热，恢复
- ADEM：其他 CNS 脱髓鞘病灶；前期上呼吸道感染（URI）
- 肉芽肿（TB）：可以与**局限性**脑桥胶质瘤类似

病理

概述

- 一般特点
    - 无 CNS 外转移
- 遗传学
    - 纤维性（非毛细胞性）

        - 30%～70%的 DPG 有 p53 基因突变（肿瘤抑制基因）
        - p53 基因失活→预后不良
    - 顶盖和 DPG 与 NF1 相关联
        - 顶盖：有 NF1 预后较好
        - DPG 儿童：有 NF1 者预后较无 NF1 者预后佳
        - DPG 成人：有 NF1 者预后较无 NF1 者预后差
- 病因-发病机制
    - 如有如下因素，则进展为更高级别胶质瘤
        - 肿瘤抑制基因（p53）失活
        - 染色体 10、17p 上杂合性丧失（LOH）
- 流行病学
    - 男＝女；占儿童脑肿瘤的 10%～20%
    - 平均年龄为 7 岁

大体病理及手术学特点

- 顶盖：灰色、边界不清肿瘤，与白质胶质增生相同
    - 导水管梗阻
- FTM：累及丘脑和上部脑桥间的大脑脚
- DPG：脑桥肥大，肿胀
    - 弥漫肿瘤浸润脑桥腹侧
    - 沿白质纤维束向尾侧/头侧蔓延

镜下特点

- 毛细胞性：交错的海绵样与致密细胞区
    - 海绵样区：毛细胞勾画出微囊
    - 实质区：有 Rosenthal 纤维的双极细胞
- 原纤维性：细胞构成/有丝分裂↑；多形性/不典型核

分期或分级标准

- 毛细胞性：WHO 1
- 原纤维性：WHO 2～4

临床要点

临床表现

- 顶盖：巨颅；头痛（HA）

- FTM：轻偏瘫
- DPG：多组脑神经麻痹；恶心/呕吐；HA；延髓症状；共济失调

自然病史

- 顶盖：脑积水；否则为极度良性临床病程
- FTM：未经治疗则进展
- DPG：脑脊液播散；尾侧/头侧蔓延

治疗及预后

- 顶盖：只行脑脊液分流，80％患者5年病情无进展
- FTM：切除，＋/－化疗或放疗，效果好
- DPG：实验性化疗；放疗
    - 儿童：预后差，尽管治疗，平均生存时间＜1年
    - 成人：预后好，平均生存期7年

参考文献

1. Fisher PG et al: A clinicopathologic reappraisal of brainstem tumor classification: Identification of pilocytic astrocytoma and fibrillary astrocytoma as distinct entities. Cancer 89(7):1569-76, 2000
2. Oka K et al: Neuroendoscopic approach to tectal tumors. J Neurosurg 91(6):964-70, 1999
3. Rubin G et al: Pediatric brain stem gliomas: An update. Child's Nerv Syst 14:167-73, 1998

胚胎发育不良性神经上皮肿瘤

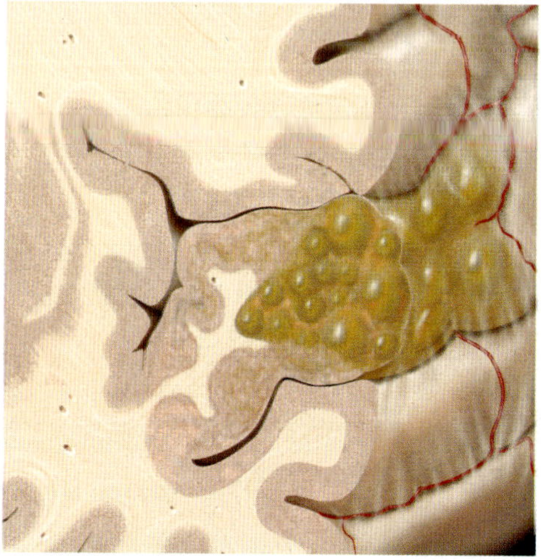

示意图显示以皮层为基底的 DNET，呈楔形，“泡泡”病变使颞上回膨胀。

要点

- 同义词：胚胎发育不良性神经上皮肿瘤（DNET），曾称为混合性胶质瘤
- 定义：在皮层发育不良基础上发生的良性、局限性皮质内肿块
- 典型影像表现：楔形“泡泡”样皮层肿块，压迫邻近颅骨内板，尖端指向脑室
- 儿童/青年的长期复杂部分性癫痫

影像学表现

一般特点

- 最佳影像线索：患复杂部分性癫痫的年轻患者，边缘清晰、“泡泡”样皮层肿块
- 占位效应很轻或无
- 无周围水肿

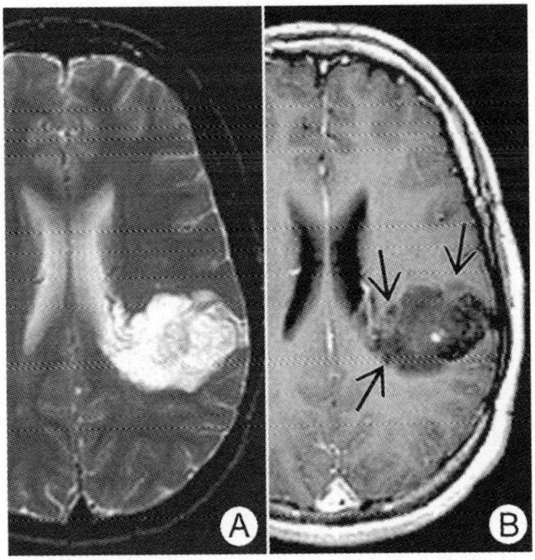

DNET。癫痫发作患儿，轴状位 T2 加权像（A）与增强 T1 加权像（B）显示“泡泡”样肿块自皮质伸向脑室。无明显占位效应，周围无水肿。注意其内部和边缘的小的囊变（箭头），病理证实 DNET。病灶中心局部强化灶。

- 生长缓慢，病程可达数年
- 可致邻近颅骨内板变形

CT 表现

- CT 平扫
  - 楔形低密度区
    - 皮层/皮层下
    - 伸向脑室方向（30％）
    - 颅骨内板受压变薄（44％～60％＋）
    - 20％～36％钙化
  - 首次 CT 检查可类似脑梗死
    - 但无向萎缩发展的演变征象
- 增强 CT
  - 80％不强化
  - 20％轻度结节样/片样强化

- 如强化则复发可能性增加

MR 表现

- 假囊性，多结节样（“泡泡样”）肿块
  - 边缘清晰
  - T1 上低信号
  - 在 PD 及 FLAIR 上周围薄层高信号环
  - 在 T2 加权像上高信号
  - 在 FLAIR 上混杂（低/等）信号，边缘高信号
- 无瘤周水肿带
- 1/3 显示轻度点样/环样强化

其他影像学表现

- 18F－FDG PET 可能显示葡萄糖低代谢
- Tc99m－HMPAO SPECT：发作期间高灌注；发作间期低灌注
- MRS：无特异性
- DWI：常无弥散受限

鉴别诊断

胶质瘤

- 常有钙化
- 明显强化

多形性黄色星形细胞瘤（PXA）

- 邻近软脑膜强化结节
- 可见“硬膜尾征”

病理

概述

- 一般病理特点
  - 脑回样，致内板变薄
- 遗传学
  - 家族史未知，尽管局限性皮层发育不良可能与综合征有关
  - 有报道合并 NF1

- 胚胎学
  - 可能来源于生发基质内的不正常细胞
- 病因-发病机制-病理生理学
  - 生发基质内发育不良细胞
  - 沿神经元向皮层移行的路径生长
  - 常合并皮层发育不良
- 流行病学
  - 约占<20 岁原发脑肿瘤患者的 1%～2%
  - 据报道占癫痫标本的 5%～80%

大体病理及手术学特点

- 脑回增厚
- 颞叶是最常见部位
- 其他：顶叶皮质，尾状核

镜下特点

- 多结节结构
- 特点＝“特异性胶质神经元成分”
  - 垂直于皮层排列的不均质细胞柱
  - 少突细胞样细胞排列于毛细血管周围
  - 其他细胞显示星形细胞和神经元的分化
- 微囊变性
  - 神经元“漂浮”于苍白的、嗜酸细胞黏液基质中
- 常见邻近皮层发育不良
- 增殖潜力低，MIB-1 指数不定

分期或分级标准

- WHO Ⅰ级

临床要点

临床表现

- 复杂部分性癫痫
- 儿童/年轻成人
- 典型者 20 岁以前确诊

自然病史

- 良性病变

- 病灶无或很少随时间增大
- 很少复发
  - 注意手术前影像上的非典型特征（强化）

治疗及预后

- 癫痫发作可变成顽固性的
- 外科切除致痫灶（可包括皮层发育不良）

参考文献

1. Stanescu Cosson R et al: Dysembryoplastic neuroepithelial tumors: CT, MR findings and imaging followup: A study of 53 cases. J Neuroradiol 28(4):230-40, 2001
2. Lee DY et al: Dysembryoplastic neuroepithelial tumor: Radiological findings (including PET, SPECT, and MRS) and surgical strategy. J Neurooncol 47:167-74, 2000
3. Daumas-Duport C et al: Dysembryoplastic neuroepithelial tumors: In Kleihues P, Cavenee WK (eds), Tumors of the Nervous System, Chapter 6:103-6, IARC Press, Lyon, France, 2000

髓母细胞瘤

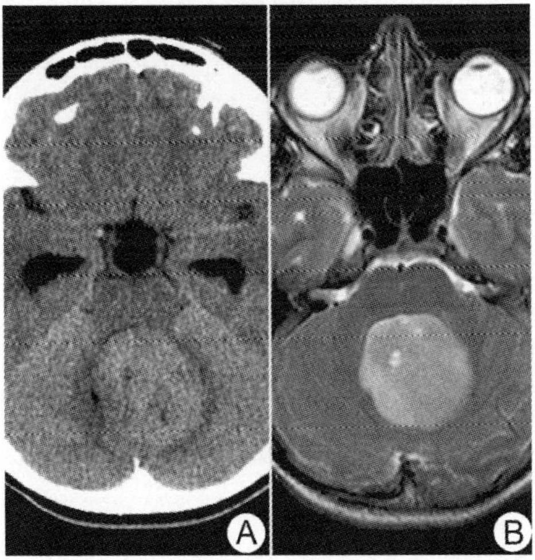

PNET－MB。CT 平扫（A）示第四脑室内等密度肿块。在 T2 加权像上（B）肿块较灰/白质信号略高。两种特征都与 PNET－MB 的核/浆比值增高有关。(Courtesy S. Blaser，MD)

要点

- 同义词：髓母细胞瘤，后颅窝 PNET，PNET－MB
- 定义：恶性，侵袭性，高度细胞化胚胎肿瘤
- 生长迅速，恶性，侵袭性，蛛网膜下播散
- 共济失调/呕吐；梗阻性脑积水
- 典型影像表现：致密中线肿块

影像学表现

一般特点

- 最佳影像线索
  - 圆形高密度第四脑室肿块

CT 表现

- CT 平扫

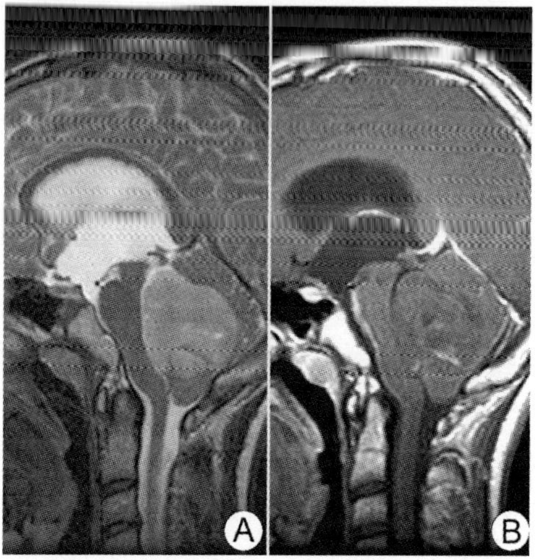

PNET-MB。矢状位 T1 加权像（A）示 PNET-MB 充满并且堵塞第四脑室。增强检查显示肿瘤内部呈片状轻度强化（B）。(Courtesy S. Blaser，MD)

  - 20%多合并钙化
  - 通常实性；肿瘤内小囊变/坏死灶（40%）
  - 等至高密度（细胞数升高，胞浆少）
  - 儿童中线部位；10 岁以上多偏侧
  - 脑积水常见（95%）
- 增强 CT
  - 不均匀强化>90%（可为轻微/斑片样!）

MR 表现

- T1：于灰质低信号（GM）
- T2：近似于 GM 信号
- +/−囊性，出血，坏死
- 增强形式多变

MRS 表现

- NAA↓↓，Cho/Cr 比值↑，乳酸峰不定

DWI 表现

- 弥散受限

推荐的影像学检查方法

- 脊髓筛查/整个神经轴检查
  - 5%~50%脑脊液（CSF）播散
  - 在术前做影像检查避免术后的假阳性

鉴别诊断

小脑-青少年毛细胞星形细胞瘤（JPA）

- 高细胞质与细胞核比值
  - CT 平扫密度↓，T2 信号↑↑；有囊的强化结节

室管膜瘤

- 钙化更多见；不如 PNET - MB 均匀
- 通过第四脑室孔/枕骨大孔生长→斜颈

病理

概述

- 一般病理特点
  - 早期脑脊液播散；骨转移较晚
- 遗传学
  - 肿瘤和种系突变（等臂染色体 17q，p53，CBP，PTCH）是非控制性细胞增殖的标志
    - 家族性肿瘤综合征合并症↑：Gorlin 基底细胞痣，Li - Fraumeni，Turcot，Garner，Cowden 综合征
    - 亦可合并 Taybi 和 Coffin - Siris 综合征
- 胚胎学-解剖学
  - 下髓帆 70%~90%，突入第四脑室
- 病因-发病机制
  - 典型 PNET - MB：源于第四脑室顶部（髓帆）分化不良生发细胞的移行路径→小脑半球外颗粒层
  - 结节性/促纤维增生性：可能源于外颗粒层
- 流行病学
  - 男性>女性，男∶女=2∶1；占儿童脑肿瘤的 17%

大体病理及手术学特点

- 多变：坚硬的/界清至柔软/边界不清
  - 偏侧性病变更容易为促纤维增生性

镜下特点

- 紧密排列细胞，胞浆稀少，原始神经上皮细胞，典型的 Homer－Wright 神经母细胞玫瑰花环；有丝分裂常见
- 亚型：促纤维增生性；广泛结节；大细胞；黑色素
- 间变 24%
- 免疫组化：＋/－突触素，波形蛋白，GFAP

分期或分级标准

- WHO 分级 IV 级

临床要点

临床表现

- 共济失调，步态不稳
- 脑积水：头痛，恶心和呕吐，第Ⅵ对脑神经麻痹
- 对恶心和呕吐行胃肠道检查可能先于神经影像学之前
- 多数在 3 岁时诊断（平均 6 岁）

自然病史

- 生长迅速，恶性，浸润性，如不给予治疗则经脑脊液（CSF）转移

治疗

- 手术切除；联合化疗
- 如＞3 岁则行脑脊髓放疗（合并症仍会发生）
  - 继发性肿瘤
  - 内分泌疾病，生长障碍
  - 听力丧失
  - 脑白质病
  - 获得性毛细血管扩张症，矿化微血管病

预后

- 5 年生存率（如果全切）：50%～80%
- 预后不良因素：年龄＜3 岁，间变，发现时 CSF 播散，部分

切除

- 成人预后稍好（偏侧性病变）

参考文献

1. Taylor MD et al: Mutations in SUFU predispose to medulloblastoma. Nat Genet 31(3):306-10, 2002
2. Meyers SP et al: Postoperative evaluation for disseminated medulloblastoma involving the spine. Am J Neuroradiol 21:1757-65, 2000
3. Vezina LG et al: Infratentorial brain tumors of childhood. Neuroimaging Clin North Am 4(2):423-36, 1994

视网膜母细胞瘤

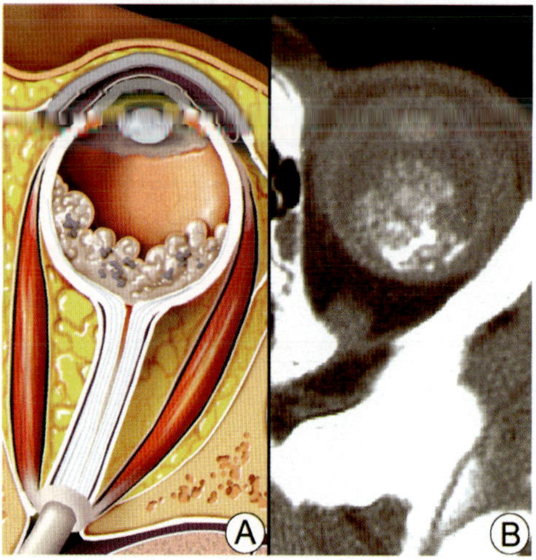

视网膜母细胞瘤，示意图（A）、CT 平扫（B）显示（眼球内肿块和）广泛的、特征性的斑点状钙化充填后部眼球。（Courtesy S. Blaser，MD）

要点

- 缩写：视网膜母细胞瘤（retinoblastoma，RB）
- 定义：视网膜恶性原发性肿瘤
- 典型影像表现：CT 显示球内视网膜肿块，伴有钙化，常伴视网膜剥离
- 儿童期最常见的球内肿瘤
- 出现**白瞳症**
- 单侧>>双侧（常染色体显性遗传）
- 罕见三灶或四灶（松果体区和［或］鞍上 PNET 并存）

影像学表现

一般特点

- 最佳影像线索：钙化的球内肿块

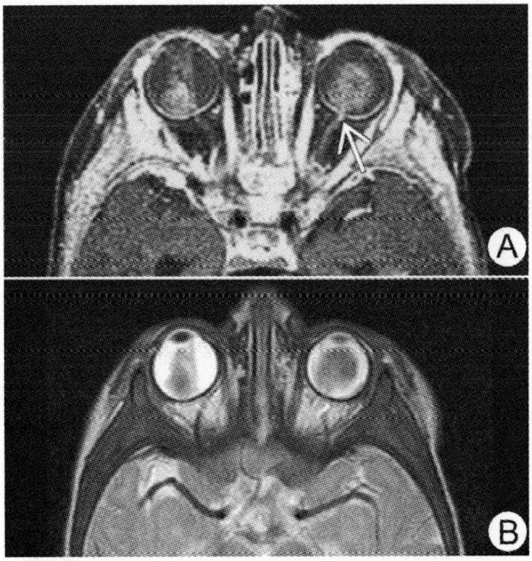

视网膜母细胞瘤。轴状位增强 MR（A）显示双侧眼球内肿块，并显示沿左侧视神经走行很小的强化（箭头）。双侧钙化灶在 T2 加权像上（B）信号显著降低。(Courtesy S. Blaser，MD)

CT 表现

- 特征性点样或者斑点样**钙化**（<90%）
- 典型者呈中度或显著强化

MR 表现

- T1：信号多变
- T2：低信号
- T1C+：中度至明显强化
- MR 显示病变球外侵犯最佳
  - 球内/外（和颅内）侵犯沿视神经走行而发生，并且显著影响治疗计划和预后
- 附着于视网膜上

推荐的影像学检查方法

- 在有遗传性视网膜母细胞瘤（RB）家族史的患者，出生后即行筛查性眼检查，并在 1 岁内每间隔 2～4 个月复查一次
- 在较大的 RB 可以用眼部超声检查

- ○ CT用于确认钙化
- ○ MR显示球外侵犯和颅内病变

鉴别诊断：引起白瞳症的病变

持续增生性原始玻璃体

- 眼球小，玻璃体密度增高，无钙化；组织带可自晶状体延伸至后部视网膜

Coats病

- 眼球大小正常，全部或部分玻璃体密度↑，无钙化

病理

概述

- 一般病理特点
  - 眼眶淋巴引流途径可导致下颌转移
- 遗传学
  - RB-1基因：13号染色体（q14带）突变
    - 所有双侧发病者；单侧病变的15%
    - 常染色体显性遗传，几乎完全的外显率
    - 80%该基因携带者发病，40%后代发病
  - RB-1基因：携带制造RB蛋白的信息
    - RB蛋白调节细胞分裂，从而增加其他肿瘤发病机会
    - 26%患者30年内继发其他恶性肿瘤（平均10～13岁）：如骨源性肉瘤（但其他肿瘤也有报道）
  - 染色体13（q14带）突变亚型的患者可有染色体13q14缺失综合征：智力障碍，不典型面容，RB
  - Down综合征危险性轻度↑
- 胚胎学-解剖学
  - 源于视网膜神经外胚层细胞的恶性肿瘤
- 病因-发病机制
  - 在13号染色体上的两个RB-1基因副本发生突变时导致RB，或者其中一个副本自发突变或者
  - “二次打击”过程：首次打击，缺陷副本（显性等位基因）

从父母遗传得来，第二次打击，“完好”副本突变→RB

- 流行病学
  - 发病率为出生的1∶15 000（在过去的60年间升高）

大体病理及手术学特点

- 白色至粉色视网膜肿物
- 三种生长方式
  - 内生型：突向玻璃体
  - 外生型：向视网膜下生长，引起视网膜脱落
  - 弥漫型：沿着视网膜斑块样生长，类似其他炎性改变或者非肿瘤性改变

镜下特点

- 分化好的肿瘤显示有 Flexner－Wintersteiner 玫瑰花环
- 胞浆稀少、胞核巨大的小圆细胞
- 松果体和（或）鞍上 RB：原始神经外胚层肿瘤（PNET）

分期标准

- 视网膜母细胞瘤类型：基于部位
  - 单侧型：单眼（60%）
  - 双侧型：双眼发病（40%）
  - 三灶型：双眼和松果体或鞍上（<1%）
  - 四灶型：双眼加上松果体及鞍上（<0.1%）

临床要点

临床表现

- 原发物理学征象＝“白瞳症”（视网膜正常红光反射消失）
- 少见症状＝由于青光眼而斜视
- 炎症 10%
- 罕见：瞳孔不等，异色症，流泪，突眼，白内障，眼球震颤

自然病史

- 先天性肿瘤，生后即存在但常不明显
- 平均诊断年龄，单侧：24 月龄
- 平均诊断年龄，双侧：13 月龄（如果有家族史而行常规筛查则更早发现）

- 颅内肿瘤常诊断较晚（治疗眼部病变后）

治疗

- 如肿瘤充填眼球>1/2，+/－种植或视网膜脱落则摘除
- 外照射：再发肿瘤几率较大（尤其 RB－1 阳性）
- 斑块局部放疗，选择单发较小病灶
- “化学减容法”的化疗，允许进行更多的保守治疗，如冷冻疗法与激光凝固法

预后

- 未行治疗则为致死性
- 单侧发病，无侵犯，预后较好
- 三灶型/四灶型 RB 或者脑脊液播散：预后极差（生存<24 个月）

参考文献

1. Shields CL et al: Recent developments in the management of retinoblastoma. J Pediatr Ophthalmol 36:8-18, 1999
2. Provenzale JM et al: Radiologic-pathologic correlation: Bilateral retinoblastoma with coexistent pinealoblastoma (trilateral retinoblastoma). AJNR 16:157-65, 1995
3. Stahl A et al: The genetics of retinoblastoma. Ann Genet 37:172-8, 1994

青少年血管纤维瘤

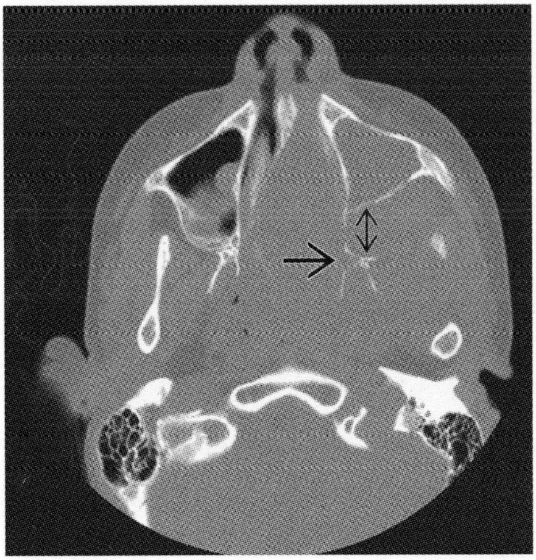

青少年血管纤维瘤。轴状位 CT 平扫骨窗显示鼻旁窦扩大，翼板受侵（箭头），鼻咽气道阻塞，翼腭窝增宽（双头箭头），阻塞的上颌窦后壁移位。(Courtesy S. Blaser MD)

要点

- 同义词：青少年鼻咽部血管纤维瘤（JNA）；纤维瘤性或血管纤维瘤性错构瘤
    - JNA 为常用术语，但是肿瘤始于鼻腔（非鼻咽腔），并且继发性长入鼻咽气道内
    - 鼻腔 JAF 为更准确的术语
- 定义：血管性、无包膜的良性鼻腔肿瘤，全部为**青春期男性**发病
- 典型影像特征：不均匀、明显强化的鼻腔、鼻咽腔、上颌窦和筛窦肿块，并累及翼腭窝，咬肌间隙和眼眶

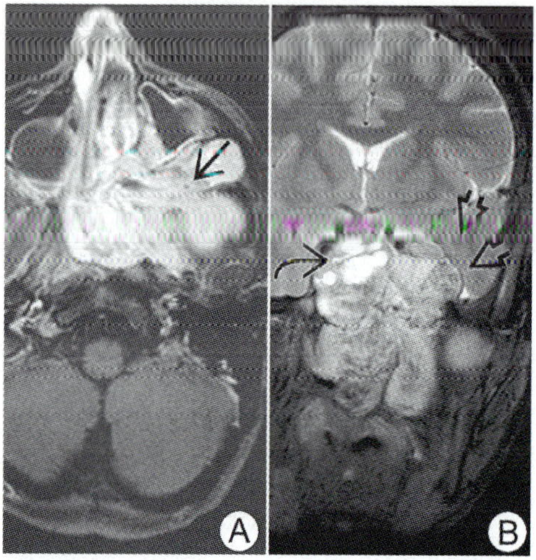

青少年血管纤维瘤。12 岁男孩，鼻出血和鼻腔阻塞。轴状位 T1C+脂肪抑制 MR（A）显示强化肿块长至翼腭窝（箭头）。冠状位 T2 加权像（B）显示长至中颅窝（开口箭头），蝶窦（弯箭头）和鼻咽腔。（Courtesy S. Blaser MD）

影像学表现

一般特点

- 最佳影像线索：鼻腔后部肿瘤，年轻男性
- 良性，血管性，局部侵袭性鼻腔肿物
- 以鼻腔后壁为中心，**蝶腭孔边缘**
- 早期穿透翼腭窝（PPF）
- 早期累及翼内板上部

CT 表现

- 骨质塑形+/一破坏
- 同侧鼻腔与 PPF 扩大
- 上颌窦后壁向前弓
- 如体积较大，则肿瘤可分别穿透翼管±圆孔至翼板和中颅窝内侧

MR 表现

- 在 T1 加权像与 T2 加权像上信号都不均匀
- 在 T1 加权像上多处流空信号
- T1 C+显示显著强化
- 冠状位 T1 C+图像对海绵窦、蝶窦或颅底侵犯十分必要

X 线表现

- 侧位 X 线片显示上颌窦后壁前移，鼻透亮度下降

导管血管造影表现

- 明显的毛细血管染色，来自颈外动脉的供血动脉增粗
- 颈外动脉分支上颌内动脉、咽升动脉为最常见供血血管
  - 对侧颈外动脉分支也可参与供血
- 如果颅底/海绵窦受侵，常有颈外动脉供血

推荐的影像学检查方法

- 理想的确定分期和定性的检查方法包括
  - 轴状位和冠状位颌面部增强 MR 检查（脂肪抑制）
  - 轴状位和直接冠状位 CT 骨窗平扫
  - 颈内动脉及颈外动脉导管血管造影检查
    - 有助于手术计划制定
    - JAF 术前栓塞可降低术中失血量

鉴别诊断：青年男性鼻腔肿物

鼻腔息肉

- 无骨性结构受侵破坏
- 仅仅边缘强化

上颌窦后鼻孔息肉

- 上颌窦房填塞；PPF 不受累及
- 病变延伸至前部鼻腔，然后至鼻咽腔
- 仅边缘强化

横纹肌肉瘤

- 均匀肿块伴骨破坏
- 中心不在鼻腔后外侧
- 不常穿过蝶腭孔至 PPF

病理

概述

- 一般病理特点
  - 纤维基质内血管瘤组织
- 病因-发病机制
  - JAF纤维血管组织来源未明
  - 目前最佳假说：蝶腭孔的原始间充质是JAF的来源
- 流行病学
  - 5%～20%延至颅底，可产生颅底侵蚀

大体病理及手术学特点

- 紫红色，可压缩，黏膜覆盖的结节样肿块
- 切面呈“海绵状”外观

镜下特点

- 血管和纤维组织
  - **肌纤维母细胞**为细胞来源
  - 纤维血管基质，分布细小新生血管
  - 可为单纯纤维性成分，血管成分下降
- 可有雌激素，睾丸激素或者孕激素受体

临床要点

临床表现

- 主要表现症状：单侧鼻腔阻塞
- 其他症状
  - 鼻出血
  - 疼痛和面颊肿胀
- 青少年男性，平均发病年龄＝15岁
- 报道年龄范围10～25岁

自然病史

- 罕见自动消退

治疗

- 手术全切，术前栓塞可以降低失血

- 放疗
  - 手术的辅助治疗
  - 颅内侵犯，病灶部分切除，或者局部复发者推荐
- 激素治疗
  - 非常规，当肿瘤不会完全消失时
  - 在青春期男性发生女性化副作用

预后

- 术后6%～24%局部复发
- 病灶较大，颅内侵犯者局部复发率较高

参考文献

1. Gullane PJ et al: Juvenile angiofibroma: A review of the literature and a case series report. Laryngoscope 102:928-33, 1992
2. Harrison DF: The natural history, pathogenesis, and treatment of juvenile angiofibroma. Arch Otolaryngol Head Neck Surg 113:936-42, 1987
3. Lloyd GA et al: Juvenile angiofibroma: Imaging by magnetic resonance, CT and conventional techniques. Clin Otolaryngol 11:247-59, 1986

婴儿血管瘤

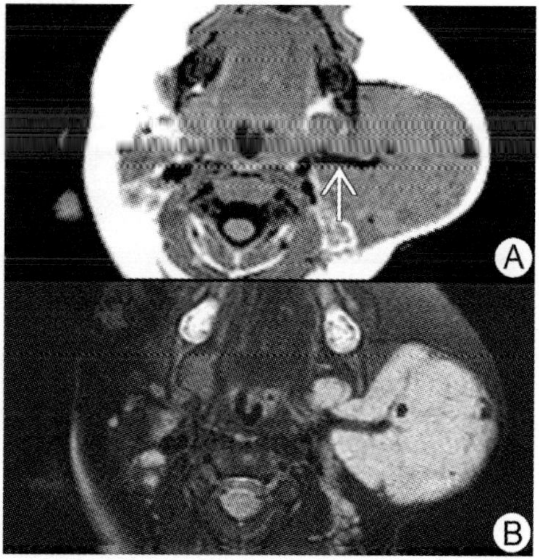

婴儿血管瘤。平扫轴状位 T1 加权像（A）示均匀肿块替代左侧腮腺。注意其中心有大的血管流空信号影（箭头）。T2 加权像（B）显示中等度弥漫信号↑，其部位及影像特征均为婴儿增生性血管瘤典型表现。

要点

- 同义词：婴儿增生性血管瘤，毛细血管血管瘤
- 定义：婴儿血管瘤（HI）＝婴儿期常见的良性内皮细胞肿瘤，以**增生期**（PP）和**退化期**（IP）为特征
- 典型影像表现：分叶状，颈面部柔软软组织肿块，明显强化和血管流空
- 最常见婴儿肿瘤；颈面部为最常见发病部位（65％）
- 多数 HI 不需影像检查→90％由病史和体格检查诊断
- **以下情况需影像检查**：临床诊断有疑问，病灶大而不典型，制定手术计划，治疗反应，合并其他畸形

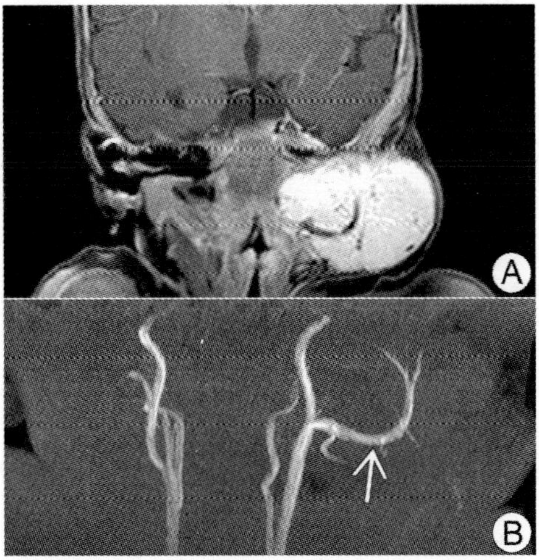

婴儿血管瘤。同一患儿冠状位 T1 C+脂肪抑制图像（A）显示病灶明显均匀强化。2D TOF 颈 MRA（B）显示起于颈外动脉（箭头）的扩张供血动脉。

影像学表现

一般特点

- 最佳影像线索：婴儿颈面部明显、均匀强化肿块，伴血管流空和中等 T2 高信号
- 多数单发，局限于皮肤和皮下组织；深部病灶常跨间隙
- 好发部位为颈面部，腮腺和颊部间隙
- IP 内的病灶大小、增强和血管性↓

CT 表现

- PP：均匀一致肿块，与肌肉等密度
  - 均匀、明显强化，伴强化突出的血管
- IP：肿块有些不均匀，内部低密度脂肪
- 无钙化；邻近骨质病变很少引起光滑骨质侵蚀

MR 表现

- PP：T1 接近肌肉信号均匀肿块
  - T2 中等程度↑（在同一“层面”＞肌肉，但＜CSF、牙床、颈静脉球）

  ○ T1 C+：弥漫，明显强化
  ○ MRA：经常可见扩张的供血动脉
- IP：信号不均肿块，有小的脂肪岛

其他影像学表现

- 血管造影：血管丰富的肿块，浓密延迟的毛细血管染色，供血和引流血管扩张；**没有真正的动静脉分流**

推荐的影像学检查方法

- 增强 MR 检查/MRA 或 CT 增强检查/CTA

鉴别诊断

卡波西样血管内皮瘤 或丛状血管病

- 合并 Kasabach-Merritt 综合征，不合并 HI

迅速退化的先天性血管瘤（RICH）

- 男性＝女性，病灶常在出生后即完全发育
- 血管：不均匀实质染色，大而不规则动脉、动脉瘤、直接动静脉分流、血管内栓塞

静脉畸形

- 先天性大的血管性条形肿块，条形强化
- T2 加权像：同一层面病灶信号亮度与 CSF、牙床、颈静脉球相仿；静脉石

病理

概述

- 一般病理特点
  ○ 基于不同等级细胞转归、组织学、自然病史和物理表现的 Mulliken 和 Glowacki（1982）**血管瘤和血管畸形**分类
- 遗传学：大多数病例为散发
  ○ 罕见常染色体显性遗传：染色体 5q31～q33
  ○ PHACES 合并症：后颅窝脑畸形，血管瘤，动脉畸形，主动脉缩窄和心脏缺陷，眼异常，胸骨裂；女性占优
    ▪ 其他合并症：moyamoya 病；皮肤躯干 HI 提示内脏 HI；腰骶 HI 提示脊髓栓系，GI（胃肠道）/GU（生殖泌尿

系）异常

- 胚胎学-解剖学
  - 胰岛素样生长因子 2（IGF－2）：已知有丝分裂原和细胞凋亡抑制因子；其他文献报道已知血管生长调节因子
  - Intergrin αβγ3：调节内皮细胞增殖、移行、凋亡
  - 干扰素（IFN）：抑制内皮、成纤维细胞与平滑肌细胞增殖→促进细胞凋亡
- 病因-发病机制
  - 异常血管生成期：PP＝增殖，IP＝凋亡
  - 理论：HI 源于成血管克隆膨胀，胎盘来源可能，由血管生成因子和血管抑制因子相互作用调节
    - ↑上皮/血管产生标记物 PP：IGF－2，CD31/34，intergrins αβγ3/α5β1，Ⅳ型胶原
    - ↑标记物 IP：IFN 诱导基因，丛生蛋白/Apo J，细胞色素 b，角蛋白，泌乳刺激素诱导蛋白（GCDFP－15，gp17）
    - ↑两期标记物：VEGF，bFGF，Ⅳ型胶原酶，尿激酶，金属蛋白酶抑制因子 2
- 流行病学
  - 发病率：高加索婴儿 12%，1.4%非洲-美国人，0.8%亚洲人
  - 30%体重少于 1000g（早产儿）

大体病理及手术学特点

- 有细胞增殖证据的毛细血管小叶

镜下特点

- 丛状饱满上皮细胞，外皮细胞和肥大细胞，常见细胞有丝分裂；多层的内皮细胞基底膜
- HI 和胎盘微血管结构对于 GLUT1 和 LeY 血管抗原阳性（在血管畸形或者 RICH 不出现）

分期或分级标准

- Mulliken 和 Glowacki：血管异常研究国际学会（ISSVA）的官方分类框架

临床要点

临床表现

- 女性：男性为（2～5）：1，在PHACES综合征女性：男性达到9：1
- 婴儿皮肤/皮下明显红/紫/蓝色斑块样或者突出草莓样肿块，+/—皮肤毛细血管扩张症
- 隐匿 HI 可以有呼吸道梗阻，器官肥大，充血性心力衰竭（CHF）症状
- 30%出生时皮肤改变轻微；多数肿瘤于1～3个月时出现

自然病史

- PP 1岁前短平台期；IP 病程长→90%病灶9岁前消退

治疗及预后

- 治疗限于那些威胁器官/生命的病灶
  - 类固醇，动脉栓塞，干扰素-α-2b，激光治疗气道病灶
- 多数无综合征的颈面部 HI 预后佳
- 达25%在最大消退后残留皮肤改变/变形

参考文献

1. Konez O et al: Angiographic features of rapidly involuting congenital hemangioma (RICH). Pediatr Radiol 33(1):15-9, 2003
2. Gampper TJ et al: Vascular Anomalies: Hemangiomas. Plast Reconstr Surg 110:572-85, 2002
3. Ritter MR et al: IGF-2 and potential regulators of hemangioma growth and involution identified by large-scale expression analysis. Proc Natl Acad Sci USA 99:7455-60, 2002

脊柱骨样骨瘤

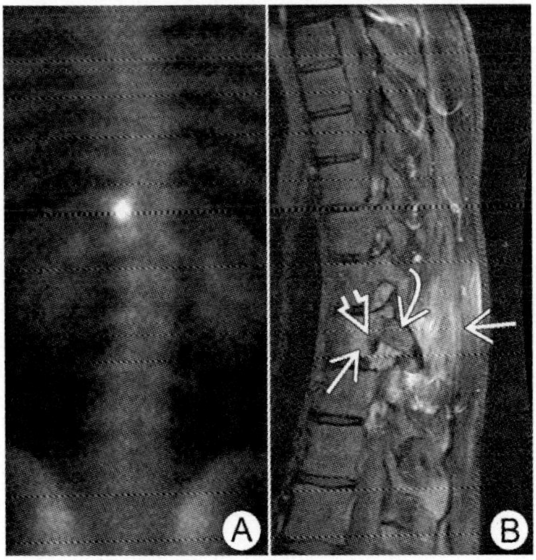

骨样骨瘤。14岁患儿，背痛和脊柱侧凸，核素骨扫描，后前位（A）显示明显局部放射性核素摄取。T1C+脂肪抑制图像（B）显示低信号骨质硬化（开口箭头）、等信号骨样骨瘤（弯箭头）和肌肉/骨髓水肿（箭头）。(Courtesy S. Blaser，MD)

要点

- 同义词：骨样骨瘤（OO）1935年由Jaffe定义，又称Jaffe瘤
- 定义：良性成骨细胞肿瘤，中心有血管性骨样组织，周围骨质硬化
- 骨样骨瘤=儿童、年轻成人肿瘤
- 10%发生于脊柱（青春期最常见的脊柱侧凸原因）
- 典型临床表现：夜间疼痛，可由水杨酸盐/非甾体抗炎药（NSAIDS）缓解
- 影像表现：<1.5cm，圆形，低密度+周围硬化

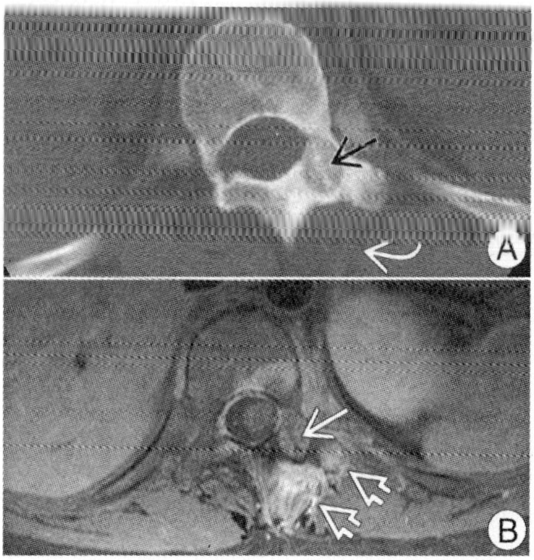

骨样骨瘤。轴状位（A）显示有钙化瘤巢、反应性骨硬化、脂肪萎缩（弯箭头）的透亮较小(<1.5cm)肿块（箭头），为特征性骨样骨瘤。T1 C+脂肪抑制显示骨与邻近组织明显强化（开口箭头）(B)。(Courtesy S. Blaser, MD)

影像学表现

一般特点

- 最佳影像线索：低密度瘤巢，伴有钙化、周围硬化
- 椎弓>>椎体
- 明显周围水肿
- CT 和 MR 上邻近肌肉“大块”脂肪萎缩

CT 表现

- CT 平扫
  - <1.5cm（较大者=成骨细胞瘤，以往的“骨巨细胞瘤”）
  - 边缘清楚的低密度瘤巢（瘤巢=“鸟巢”样表现）
    - +/−钙化
- 多变的周围硬化

MR 表现

- T1：低>等信号（与骨髓相比）

- T2：高＞中等信号
  - 钙化多变（信号非常低）
  - 周围高信号骨髓和肌肉反映了炎性改变
- 瘤巢强化程度多变（轻微至明显强化）
- 实际病变/瘤巢在 MR 上可呈“隐匿性”，从而软组织水肿和肌肉的脂肪替代成为唯一线索

其他影像学表现

- 放射线检查
  - 典型
    - 边界清晰圆形/卵圆形瘤巢伴周围硬化
    - 病灶位于/邻近脊柱侧凸曲线之尖顶部（凹面）
  - 常见：正常，轻微硬化，有时仅有脊柱侧凸
- 放射性核素扫描
  - 瘤巢显示明显放射性示踪剂聚积
  - “双密度征象”＝小的中心部高摄取（瘤巢）伴周围摄取较弱带（骨性反应）

推荐的影像学检查方法

- 放射性核素扫描＋平扫 CT
- 如果有神经根病变或脊髓病变则行 MR，但 MR 可能会“错过”瘤巢

鉴别诊断

成骨细胞瘤

- 较大的（>1.5cm）膨胀性的椎弓/椎弓根病灶
- 神经系统症状更常见

硬化型转移，淋巴瘤

- 年长患者；常合并软组织肿块
- 常累及椎弓根，破坏椎体后部皮质

良性（非肿瘤性）反应性硬化

- 关节面硬化（脊椎滑脱；缺如椎弓根的对侧）
- 不常见/慢性感染罕见，但是 1935 年之前 OO 被认为是“死骨片”

病理

概述

- 一般病理特点
  - 部位
    - 股骨>胫骨>手/脚>脊椎
    - 腰椎>颈椎>胸椎>骶椎
    - 后部组块（椎板，椎小关节，椎弓根）
    - 椎体<10%
- 遗传学：偶见家族亲属病例报道，否则不适用
- 胚胎学-解剖学：肿瘤性成骨细胞产生骨样组织（成熟骨组织）
- 病因-发病机制：未明；肿瘤性成骨细胞骨样骨瘤瘤巢内 COX-2 表达水平↑→水肿，T2 信号↑
- 流行病学
  - 占全部良性骨骼肿瘤的 12%
  - 中轴骨骼肿瘤的 10%
  - 59%腰椎，27%颈椎，12%胸椎，2%骶椎
  - 多数患者 10～20 岁
  - 男性∶女性＝（2～3）∶1

大体病理及手术学特点

- 边缘光滑，圆形，粉红色肿块（瘤巢）；富血管

镜下特点

- 瘤巢：高度血管性、纤维性的结缔组织基质内可见排列有序的、互相连接的、成熟度不同的小梁骨
- 与成骨细胞瘤相似
- 无恶性变

分期或分级标准

- 大小为主要标准
  - <1.5cm＝骨样骨瘤（退化倾向）
  - >2cm＝成骨细胞瘤（进展倾向）

临床要点

临床表现

- 夜间痛，可被水杨酸盐/NSAIDS缓解
- 被血管扩张剂加重（酒精 ETOH）
- 痛性脊柱侧凸，局部/根性痛，步态不稳，肌肉萎缩
- 脊柱侧凸（70%）与肌肉痉挛有关

自然病史

- 在大多数病例手术切除（治疗强烈的疼痛）可以治愈
- 有自发治愈的报道，3～7 年症状缓解

治疗及预后

- 彻底切除
- 新法：CT 引导下经皮切除术或者酒精（ETOH）硬化
- 新法：热/光凝
- 保守观察（症状控制良好的患者）
- 外科切除后复发极少

参考文献

1. Kawaguchi Y: Mechanism of intramedullary high intensity area on T2W MRI in osteoid osteoma: A Possible role of COX-2 expression. Pathol Int 51(12):933-7, 2001
2. Cove JA et al: Osteoid osteoma of the spine treated with percutaneous CT-guided thermocoagulation. Spine 25:1283-6, 2000
3. Murphey MD et al: Primary tumors of the spine: Radiologic-pathologic correlation. Radiographics 16:1131-58, 1996

神经母细胞肿瘤

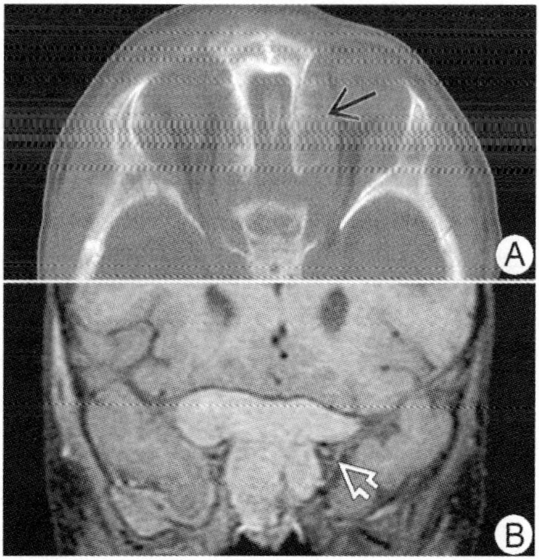

神经母细胞肿瘤。3 岁“浣熊眼”患儿轴状位 CT（A）显示眼眶神经母细胞瘤典型的“发梢样”骨膜炎。冠状位脂肪抑制 T1 C+加权像（B）证实蝶骨受累和视神经孔受侵（箭头）。

要点

- 同义词：神经母细胞肿瘤（NT）包括神经母细胞瘤（NB）、神经节神经母细胞瘤（GNB）和神经节瘤（GN）
- 定义：神经母细胞肿瘤（NT）是起源于原始神经嵴细胞衍生物的交感神经系统肿瘤
- NT 生物学行为、细胞及基质成熟度方面各不相同：GN（分化最好，最良性），GNB（分化中等，潜在恶性），NB（分化最差，恶性度最高）
- 典型影像表现：神经影像特征
  - 颅盖：眼眶和颅骨“发梢样”针状骨膜炎
  - 脊柱：骨髓替代，“哑铃样”椎旁-椎管内肿瘤
  - 颈部：斑点样钙化的软组织肿块

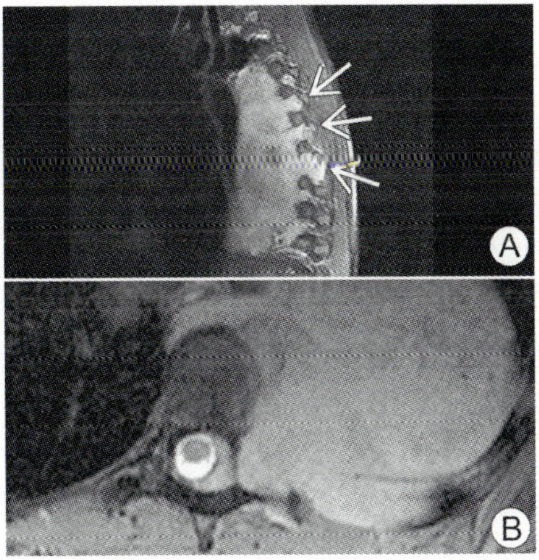

神经母细胞肿瘤。5 岁患儿，背痛，旁正中矢状位脂肪抑制 T1 C+加权像显示椎旁肿块侵犯多个椎间孔（箭头）。轴状位 T2 加权像显示硬膜外侵犯，局部硬膜囊移位。

影像学表现

一般特点

- 最佳影像线索："猫眼征" 患儿眶骨骨质针状骨膜反应

X 线表现

- 眶骨/颅骨：颅缝增宽（硬膜转移）和骨膜炎
- 脊柱：胸椎椎旁软组织影增宽，骨膜反应
  - 椎间孔开大及肋间隙增宽，椎弓根侵犯，临近肋骨张开（GNB）及破坏（NB）

CT 表现

- 眼眶/颅骨/下颌骨：针状骨膜炎（"发梢样"）
- 脊柱：椎旁软组织硬膜外侵犯（在腹部 CT 寻找）

MR 表现

- 多变：T2↑或↓/ T1↓，不均匀或均匀
- 向心性肿瘤生长方式（"冲破"，超过骨质边缘延伸）
  - 压迫眶内容物、眶尖和眶孔/道

- 骨髓替代（信号正常化延迟为假阳性）
- 来自纵隔或后腹膜的椎旁肿块通过神经孔向硬膜外延伸呈“哑铃形”：手术前发现

MIBG（间碘苯甲胍）表现

- 摄取明显，观察疾病范围佳；“超级扫描”

推荐的影像学检查方法

- CT 或 MR；MIBG；骨扫描

鉴别诊断

颅骨与眼眶“发梢样”骨膜炎

- 白细胞浸润：颅骨、下颌骨髁状突与眶骨相似的局灶性骨受累，骨质边缘同等范围骨针
- 地中海贫血和镰状细胞贫血：弥漫性板障受累，非局灶性，非快速进展

伴硬膜外生长的椎体肿瘤

- 尤文肉瘤（年龄较大）和骨肉瘤（年龄较大，并且病程较晚）

病理

概述

- 一般病理特点
  - NT 连续病谱由细胞成熟度决定
- 遗传学：多发神经性分泌病综合征：Ondine's curse，Hirschsprung，Beckwith-Wiedemann，NF1
  - 偶见合并 Di-George 综合征，罕见家族性
- 胚胎学-解剖学
  - 原始神经嵴细胞起源，始于交感神经组织发生处
- 病因-发病机制
  - 遗传畸变引导生物学行为（包括退化）
- 流行病学
  - 儿童期最常见的实性颅外肿瘤
  - 所有儿童癌肿的 8%～10%，平均诊断年龄＝22 月龄

大体病理及手术学特点

- 间隔包绕结节；钙化灶，坏死，出血
- NB 灰-褐色软结节，GNB 灰-白色坚硬结节

镜下特点

- 未分化神经母细胞、神经节细胞，成熟神经炎过程
- 神经纤维网核心周围环绕 Homer - Wright 玫瑰花环
- 抗神经元特异性烯醇化酶阳性
- 当细胞成熟时，细胞质↑（解释了晚期脊髓受压迫和向“良性”肿瘤生长分化）

分期或分级标准

- NT 分类：NB，GNB（混合性- GNBi 或结节样- GNBn），GN
- NB 形态学提示：未分化（U），低分化（PD），分化（D）
- NB 的 Evans 解剖分级（预后——存活%）
    - 局部区域性（包括 1～3 级）
        - 1：局限于发病器官（90%）
        - 2：超出器官但未越过中线
        - 3：越过中线（包括椎体）（30%）
    - 4 期：全身性广泛远隔转移（10%）
    - 4S 期：诊断<1 年，转移灶局限于皮肤、肝脏和骨髓，可自行消退（将近 100%）

临床要点

临床表现

- 20%发病时累及眼球（提示预后不良）
    - 眼球突出，眶周/结膜瘀斑（浣熊眼）
    - Horner 综合征：罕见眼球内肿瘤
    - 视性眼阵挛-肌阵挛-共济失调（OMA）副肿瘤综合征（2%～3%）
- 16%脊髓硬膜外疾病（其中 1/2 脊髓受压）

治疗

- 可选治疗：化疗，外科切除，骨髓移植
- ^{131}I - MIBG 靶向治疗：治疗后 4%继发肿瘤

- 脊髓压迫，视觉丧失；激素，外科手术，放疗（如 NB 危险↑）

预后

- 预后好的因素：病灶局限，4S 期，n－myc（即早基因）放大↓
- 预后差的因素：4 期，眼球累及，肿瘤内出现 HER2/neu 癌基因过度表达
- 20％眼球受累病人出现视力下降症状
- OMA：大多数有持续性症状，包括生长迟缓

参考文献

1. Lonergan GJ et al: Neuroblastoma, ganglioneuroblastoma and ganglioneuroma: Radiologic-pathologic correlation. Radiographics 22:911-34, 2002
2. Cooper R et al: Opsoclonus-myoclonus-ataxia syndrome in neuroblastoma: Histopathologic features-a report from the Children's Cancer Group. Med Pediatr Oncol 36(6):623-9, 2001
3. Joshi VJ: Peripheral neuroblastic tumors: Pathological classification based on recommendations of international neuroblastoma committee. Pediatr and Dev Path 3:184-99, 2000

骶尾部畸胎瘤

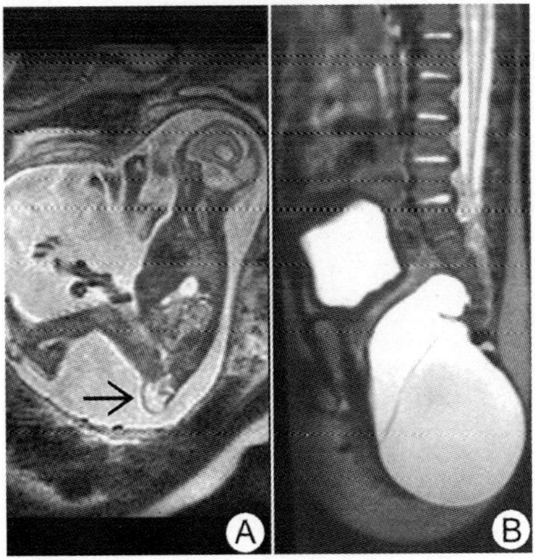

骶尾部畸胎瘤。HASTE 矢状位图像（A）显示胎儿骶尾部肿瘤（箭头）。注意其混杂信号成分。另一新生儿之矢状位 T2 加权像（B）显示以囊性为主肿瘤。注意骶前病灶范围。（Courtesy S. Blaser，MD）

要点

- 同义词：骶尾部畸胎瘤（SGT），尾骨生殖细胞肿瘤
- 定义：自尾骨可向内外部潜在生长的包含毛发、牙齿、软骨和脂肪的肿瘤
- 典型影像表现：钙化，囊-实混合成分，脂肪-液体-碎屑液平面，骨骼，毛发，软骨
- 新生儿最常见肿瘤，多数在宫内或者生后数日内发现
- 只有 17％SGT 有恶性特点
- 恶性特征随着诊断年龄、外科亚型（Ⅳ型完全在内部，预后最差）、男性、出血和钙化而增加
- 女性最常见，但在男性更可能是恶性

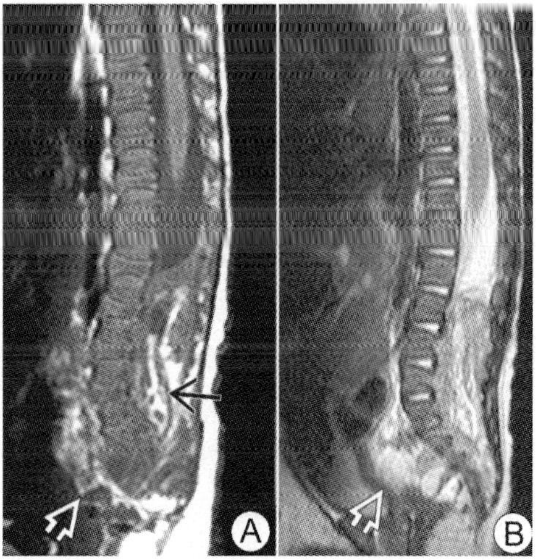

骶尾部畸胎瘤。矢状位 T1 加权像（A）与 T2 加权像（B）显示骶尾部畸胎瘤硬膜下和髓外蔓延。注意骶骨前范围（开口箭头），脂肪成分（箭头）和严重的硬膜囊及马尾受压。（Courtesy S. Blaser，MD）

影像学表现

一般特点

- 最佳影像线索：表现出多种组织类型：毛发、钙化、骨、脂肪、液平面和尾骨周围组织受累

CT 表现

- 显示脂肪成分，钙化和液平面佳

MR 表现

- 与 CT 类似，混合信号成分，在脂肪界面有化学位移伪影
- 不均匀强化

其他影像学表现

- 由于较大钙化和骨质成分的存在，超声诊断受限

推荐的影像学检查方法

- CT 或 MR 确定肿块范围，帮助制订手术计划

鉴别诊断

外生型横纹肌肉瘤

- 钙化、骨骼和牙齿出现提示畸胎瘤

脊髓脊膜膨出

- 在影像上不仅仅是脊髓与 CSF 成分
- 硬脊膜囊完整

病理

概述

- 一般病理特点
  - 外科手术切除必须包括尾骨，否则复发风险增加
- 遗传学
  - 散发，非遗传性；有报道亲-子（常染色体显性遗传）或综合征性合并症
  - 畸胎瘤可能是 Currarino 三联征组成部分
- 病因-发病机制（理论）
  - 可能由于脊索/脊柱（Hensen 结［原结］）尾端多潜能细胞残余
  - 或者在胚胎发生期间双胞胎未完全分离造成
- 流行病学
  - 发病率：占出生的 1/（35 000～40 000）
  - 女婴多见：男/女＝1/4～1/3

大体病理及手术学特点

- 所有的典型畸胎瘤——不同成熟和分化阶段的多种组织类型

分期或分级标准

- **外科亚型**
  - Ⅰ型 位于外部：47％
  - Ⅱ型 哑铃形，内/外部相等：34％
  - Ⅲ型 原发于腹部/骨盆内：9％
  - Ⅳ型 完全内部，无外部部分：10％

临床要点

临床表现

- 常见羊水过多
- 高输出量心衰（由于瘤内出血和［或］动静脉分流）导致肝大、胎盘肿大和胎儿水肿
- 严重水肿发展，提示胎儿濒临死亡
- 胎儿宫内死亡 20%（囊性）至 65%（实性）
- 胎儿早产达 50%
- 外生型肿块容易诊断
- 完全内部肿块可能使诊断延迟，出现泌尿系统症状，尿潴留或便秘
- 生后 1 岁方得到诊断的内部型预后差
- 血清甲胎蛋白是术后有用的肿瘤标志物

治疗

- 羊水过多，轻度胎盘肿大或者早期胎儿非免疫性水肿是 SCT 手术切除或宫内射频消融术指征（某些医疗中心开展）
- 增厚的胎盘肿大、严重水肿或子痫前期不再是胎儿手术适应证
- 完全（出生后）外科手术切除要包括尾骨
- 部分（出生前）切除可诱导 SCT 成熟
- 良性肿瘤无需其他治疗
- 恶性者尚需放、化疗

预后

- 良性者预后佳（尤其囊性），发现较晚的恶性肿瘤（尤其实性病灶）预后多变
- 胎儿期恶性风险 10%，如 2 个月后诊断则为 65%～90%
- 胎儿死亡率＝20%～65%，但足月儿 5%
- 生前死亡多由于肿瘤破裂引起
- 如果尾骨未切除则复发

参考文献

1. O'Hara SM: Tumors of the Pediatric Genitourinary System. In Oncologic Imaging 2nd edition. Bragg, Rubin, Hricak editors:Chapter 36, W B Saunders, Philadelphia, 779-811, 2002
2. Holterman AX et al: The natural history of sacrococcygeal teratomas diagnosed through routine obstetric sonogram: A single institution experience. J Pediatr Surg 33(6):899-903, 1998
3. Wells RG et al: Imaging of sacrococcygeal germ cell tumors. Radiographics 10:701-13, 1990

创 伤

非意外性外伤

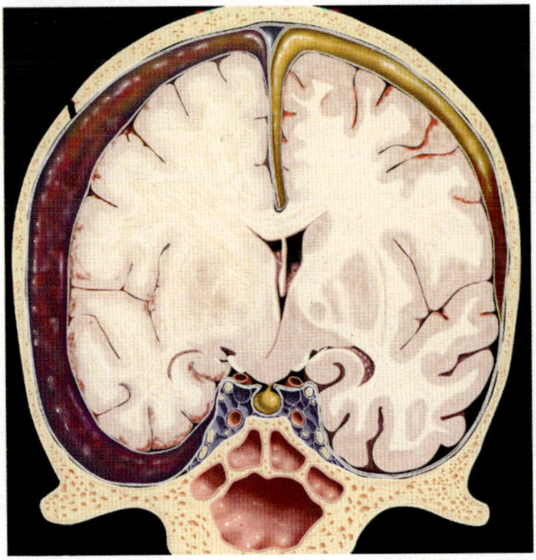

非意外性外伤示意图，显示右侧急性硬膜下出血，软膜下/蛛网膜下腔出血和大脑半球肿胀。同时注意左侧伴有层状出血产物的慢性黄色的急性硬膜下血肿。

要点

- 同义词：非意外性外伤；非意外性损伤；摇晃-婴儿综合征，挥鞭摇晃-婴儿综合征
- 定义：遭受脑损伤
- 婴幼儿外伤性死亡的最常见原因
- 死亡原因通常是脑肿胀（不是出血）
- 婴幼儿头颅相对大，颈部肌肉力弱
- 摇晃/打击→桥静脉撕裂，视网膜裂
- 上段颈髓牵拉→呼吸暂停→缺血性脑损伤

影像学表现

一般特点

- 最佳影像征象：婴幼儿多发的、不同时期的出血

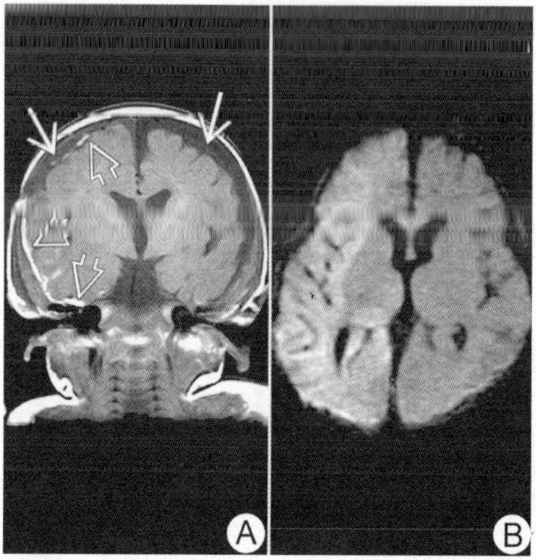

(A) 冠状位 T1 加权像，一名伴有肋骨骨折和癫痫发作的婴儿，不同时期的明亮的软膜下/蛛网膜下腔出血（开口箭头）和硬膜下积液（箭头），(B) DWI 显示同一患儿与广泛的脑损伤一致的右侧大脑半球的弥散受限。

CT 表现

- 沿小脑幕和大脑半球间裂的急性硬膜下出血
- 外伤性蛛网膜下腔出血或大脑凸面被血液"涂抹"(桥静脉撕裂)
- 局灶性或弥漫性水肿
- 硬膜下水瘤或慢性硬膜下出血，30%～45%有脑萎缩

MR 表现

- 混杂信号的硬膜下血肿（慢性血肿中的急性出血）
- 皮层下白质内裂隙样撕裂
- 后遗症：全脑萎缩、髓鞘形成延迟

其他影像学表现

- 颅骨 X 线片：骨折类型，对非意外性外伤有特异性
  - 线形（低），复合性（中度）
  - 跨越中线/骨缝的骨折（高）

- 骨骼检查（骨骼是外伤发生的最常见部位）
  - 不同时期愈合中的骨折!
  - 干骺端角骨折
  - 后肋骨折、肩胛骨骨折、胸骨骨折
- 胸腰椎压缩骨折、棘突撕脱骨折
- 腹部 CT：实质性的脏器损伤（常大于 1 年）
- DWI
  - 急性期
    - 髓鞘未形成的脑组织中病变的显著性增加
    - 显示弥散受限（高信号）
  - 慢性期：DWI/FLAIR“不匹配”（DWI 不受限区、在 FLAIR 呈高信号区）可以证实多时段脑损伤
- MRS：NAA 降低，Ch/Cr 比值升高，Lac/Lipid 峰升高

推荐的影像学检查方法

- CT 平扫＋/－MR 可证实出血的时期和后遗症
- 骨胳检查＋/－核素显像（如果病史超过 2 年、骨胳检查不确定、临床高度怀疑）
- 如多发损伤、肝功能检查异常或昏迷，则行腹部 CT 检查

鉴别诊断

意外性外伤

- 与损伤程度相吻合的病史

少见

- 脑：凝血病（血友病、白血病）
- 骨胳异常：成骨不全、佝偻病、梅毒
- 代谢：戊二酸尿症Ⅰ型、Menkes 病

病理

概述

- 一般特点（尸检）
  - 85%有头部打击伤的征象（颅骨骨折/头皮下挫伤）
  - 50%有明显的颅外损伤

- 病因-发病机制-病理生理学
    - 机制：摇晃/直接打击，旋转/成角减速、加速/减速（颈部“挥鞭样”损伤）
    - 婴儿易受伤原因：头：身体比值大＋颈部肌肉弱、发育中大脑
    - **轻度跌伤不导致非意外性外伤中脑损伤病谱所需的典型旋转力！！**
- 流行病学
    - 危险因素
        - 小于1岁、早产、孪生、男性、身体残疾
        - 年轻父母、社会经济地位低、非亲生子女

大体病理及手术学特点

- 弥漫性脑肿胀（占死亡原因的80％）
- 动脉瘤的硬膜下血肿占72％（年龄越大儿童，硬膜下血肿体积越大）
- 20％证实先前曾有脑损伤（慢性硬膜下血肿等）
- 外伤性蛛网膜下腔出血占50％［常伴有骨折和（或）硬膜下血肿］
- 视网膜出血占70％～80％（常是双侧性的，总伴有硬膜下血肿）
- 颅骨骨折占36％（主要在顶枕部）
- 不同时期愈合中的骨折
- 硬膜外血肿在非意外性外伤中罕见

镜下特点

- 严重的缺血缺氧性脑病（HIE）占78％；典型的弥漫性轴索损伤（DAI）仅占6％
- 皮质挫伤、裂伤＜10％

临床要点

临床表现

- **陈述的病史与影像表现的损伤不相符！**（轻微的受伤病史或无外伤史）

- 纳差、呕吐、易激惹、癫痫发作、昏睡、昏迷、呼吸暂停

自然病史及预后

- 15%～38%的高死亡率（如果最初出现昏迷，死亡率达60%）
- 几乎50%的幸存者有神经缺失症状
- 与不良预后相关的因素
  - 临床：入院Glasgow昏迷评分低、需要插管、长期昏迷、视觉/瞳孔反应差、年龄小于6个月
  - 影像：水肿/缺血，MRS异常

治疗

- 在美国/加拿大/澳大利亚/某些欧洲国家要求通知当地儿童保护局
- 各种团体对虐待和忽视儿童行为进行干涉（防止对儿童/兄弟姊妹的进一步伤害）

参考文献

1. Geddes et al: Neuropathology of inflicted head injury in children: 1. Patterns of brain damage. 2. Microscopic brain injury in infants. Brain 124:1290-306, 2001
2. Ewing-Cobbs et al: Acute neuroradiologic findings in young children with inflicted or noninflicted traumatic brain injury. Childs Nerv System 16:25-34, 2000
3. Duhaime A-C et al: Nonaccidental head injury in infants- the "Shaken-baby syndrome". NEJM 338:1822-9, 1998

颈椎牵拉伤

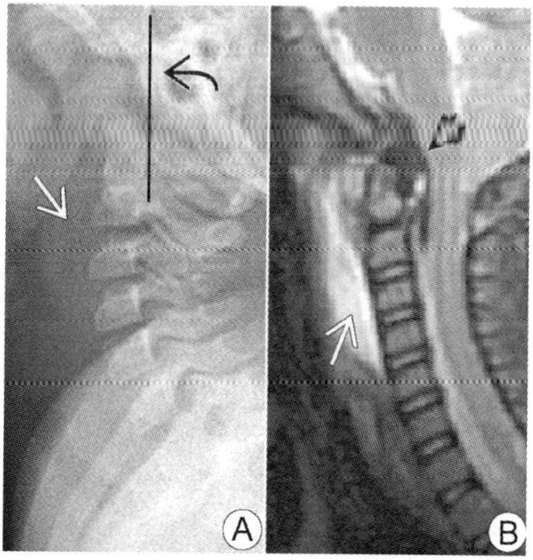

颈椎牵拉伤。X 线片侧位像（A）显示一名寰枕脱位的儿童的 Wackenheim 斜坡线（弯箭头）向背侧移位，并有颈前肿胀（箭头），（B）矢状位 STIR 显示邻近齿状突和覆膜的颈前水肿（箭头）和出血（开放箭头）。

要点

- 同义词：寰枕脱位/分离（O－A Dis）或颈椎骨折-脱位（Fx-Dis）
- 定义：颈椎牵拉伤以韧带撕裂、有/无软骨或骨的损伤为特点
- 典型影像表现（侧位 X 线片）
  - 寰枕脱位（O－A Dis）
    - 枕骨大孔前缘中点到齿状突顶端距离＞12mm
    - 寰枕距离＞5mm
    - Wackenheim 斜坡基线移位（见下文）
  - 颈椎骨折-脱位（Fx-Dis）：椎体牵拉
    - 合并头位分娩——上颈段损伤
    - 合并臀位分娩——下颈段损伤

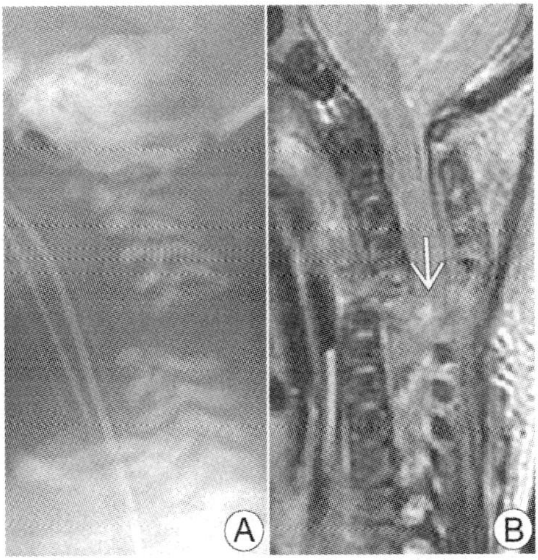

颈椎牵拉伤。(A) X线片侧位像显示臀位分娩并发的C4～C5骨折-脱位。(B) 矢状位T2加权像显示颈段脊髓扭结和局灶性的脊髓水肿（箭头）。脊髓组织学活检显示脊髓灰质柱的折断、脊髓的局灶性出血和水肿。

- 寰枕脱位/分离在儿童是成年人的两倍
- 颈椎骨折-脱位是常见的致死性产伤（2/3发生于臀位分娩）

影像学表现

一般特点

- 最佳影像线索
  - 寰枕脱位/分离（X线片）：Wackenheim斜坡基线向背侧移位（侧位像，沿斜坡画线应与后侧的齿状突尖成一条直线或相交）
  - 颈椎骨折-脱位（X线片）：椎体牵拉和椎前软组织肿胀（ST）↑（侧位像）

传统的放射线照相术

- 寰枕脱位/分离：上述的表现和（或）以下表现
  - C1/2∶C2/3的棘突间比率＞2.5＝覆膜损伤

- 颈椎骨折-脱位：颈椎组块牵拉和移位
    - 损伤的节段水平随损伤的机制和患者的年龄而变化

CT 表现

- 寰枕脱位/分离：异常的 Power 比率
- 颈椎骨折-脱位：矢状位重建对于阐明解剖破坏是必要的
- CT 骨窗：对于“脱位和重新排列”不敏感，总要寻找筋膜面水肿来提示韧带/软组织损伤

MR 表现

- 寰枕脱位/分离：邻近齿状突的出血提示韧带损伤
    - 顶韧带、翼状韧带、十字韧带和（或）覆膜韧带
    - 出血可以“抬高”斜坡的覆膜
- 颈椎骨折-脱位：椎间韧带损伤和不同的程度的以下损伤
    - 外伤性椎间盘疝出、软骨性或骨性的脊椎损伤
- 两者兼有：脊髓的水肿、出血、梗死或横断

推荐的影像学检查方法

- X 线片：小于 8 岁（侧位/前后位）；大于 8 岁（加照经口齿状突位片）
- 有反应的患者可以采用仰卧位侧位荧光透视法
- CT：骨和软组织算法，矢状位重建
- MR：GRE（T2 * ）和 STIR 或脂肪饱和 T1/T2 至关重要
- CT 血管造影（CTA）或 MR 血管造影（MRA）：如果怀疑有血管损伤

鉴别诊断：寰枕脱位

寰枕和斜坡-齿状突间隙生理性增宽

- 儿童＜5 岁：“成人衣领”的“牵引效应”类似寰枕损伤
- 证实病史和体格检查，重复除去衣领的 X 线片侧位像

先天性脊椎脱位

- 罕见的先天性脊柱畸形，典型者不是颈椎

Larsen 综合征

- 软骨病的特点是早期快速进展的颈髓发夹曲线（有/无脱位）

感染后颈椎中段韧带不稳定

- Grisel 变异，先前的感染

病理

概述

- 一般病理特点
  - 颅颈连接处的脊髓损伤导致意外事故发生时“无生命体征”(VSA)
- 遗传学（有脱位风险的综合征）
  - Down、Larsen、Marfan、其他的结缔组织疾病
- 胚胎学-解剖学（正常儿童解剖因素）
  - 韧带和未全发育的肌肉组织的活动性增加
  - 平面关节的水平方向浅
  - 未完全骨化的楔形椎体
  - 头-躯干比率↑
- 病因-发病机制
  - 寰枕脱位/分离：加速-减速力
  - 颈椎骨折-脱位：屈曲力/拉伸力、扭力和（或）纵向力
  - 两者可以发生于高速的机车交通事故，或者机车行人交通事故，或者产伤（寰枕脱位/分离经常为前者，颈椎骨折-脱位经常为后者）
  - 在非意外性损伤中经常被忽视
- 流行病学（与生产相关的颈椎损伤）
  - 1/80 000；巨大胎儿和臀部先露危险性增加

大体病理及手术学特点

- 寰枕脱位/分离：有/无破坏：覆膜；翼状韧带、顶韧带和十字韧带、棘突间韧带、寰枕关节面关节
- 颈椎骨折-脱位：骨折穿过骨的和软骨联合
- 两者兼有：血管损伤；脊髓：挫伤、出血、梗死和横断；硬膜受损、有/无脑脊液漏出

镜下特点

- 脊髓：胶质增生、纤维束破坏、神经细胞丢失、空洞形成

分期或分级标准

- 根据力的矢量分类

临床要点

临床表现

- 偶见神经系统表现正常
- 通常：力弱、反射亢进、四肢瘫痪、四肢轻瘫
- +/-膈神经损伤或反复喉神经损伤
- 机车交通事故相关的牵拉伤现场经常生命骤停（无生命体征VSA）
- 非意外性外伤的受害者存在牵拉伤的风险（支点在“重的”头部和“弱的”颈部连接处）

治疗

- 制动和融合

预后

- 74%的不完全脊髓损伤可改善
- 完全脊髓损伤的儿童预后差
- 外伤后牵拉伤的死亡率在25%～40%

参考文献

1. Houle P et al: Traumatic atlanto-occipital dislocation in children. Pediatr Neurosurg 34:193-7, 2001
2. Vaccaro AR et al: Distraction extension injuries of the cervical spine. J Spinal Disord 14(3):193-200, 2001
3. Hamilton MG et al: Pediatric spinal injury: review of 174 hospital admissions. J. Neurosurg 77:700-4, 1992

臂丛神经撕脱

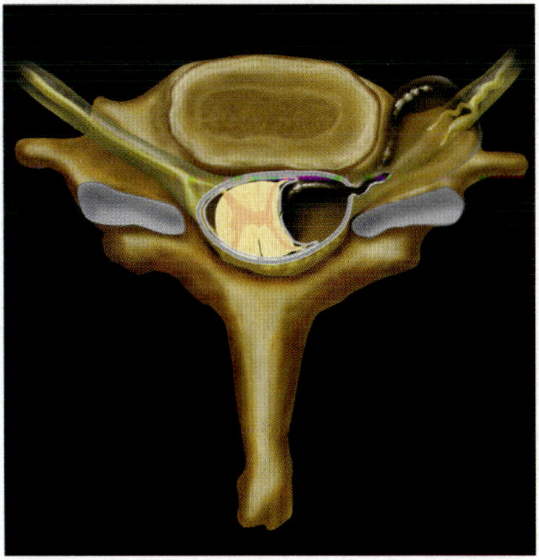

神经根撕脱。图示颈椎左侧神经根在其与颈髓交界处撕脱。亦有硬膜撕裂伴假性脊膜膨出形成，压迫颈髓。

要点

- 同义词：臂丛神经撕脱；颈椎假性脊膜膨出
- 定义：发自脊髓的臂丛（C5～T1）中的一个或多个神经根组成部分撕脱
- 典型影像表现：侧方的硬膜囊外翻形成囊袋（憩室），无神经件成分
- 产科的臂丛麻痹（OBPP）：巨大儿头位肩部难产或小婴儿臀位
- 成人 BPP：高速机车交通事故（MVA），或穿通伤（枪击）

影像学表现

一般特点

- 最佳诊断线索：侧方的硬膜囊外翻形成的囊袋充满脑脊液
- 假性脊膜膨出与被削弱或撕脱的神经根相关

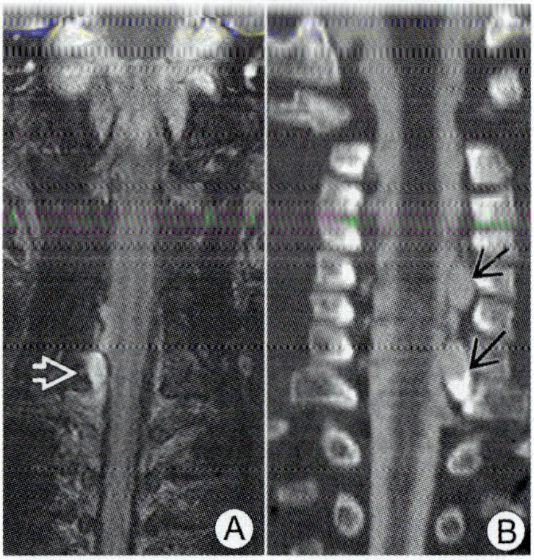

(A) 冠状位 T2 加权像显示下颈段假性脊膜突出（开口箭头）和其上方扭曲的神经根袖（Courtesy B. Jones，MD）。(B) 另一儿童冠状位重建（CT 脊髓造影）显示多发的假性脊膜突出（箭头）伴/无神经根。(Courtesy S. Blaser，MD)。

CT 表现

- 寻找椎旁组织（斜角肌）中的血肿或骨折
- CT 脊髓造影显示扩大的神经根袖，明确神经根
  - 位于扩大的神经根袖中的神经根可以被撕脱或只是削弱
  - 罕见的病例可见脑脊液漏（特别是外伤后急性期影像检查）

MR 表现

- 在空的硬膜囊憩室中有脑脊液信号
- 可以看到合并的脊髓异常或后部的椎旁肌肉 T2↑（去神经支配与神经根撕脱有关）
- 寻找软组织外伤的征象（水肿、出血）或骨折
- 高分辨率 MR（MR 神经成像）的特征性表现
  - 憩室内或刚出憩室远端的削弱的或破坏的近端神经根/支
  - 肿胀的和回缩的末梢神经根，神经“回缩球”

X线表现

- 可以显示产科臂丛撕脱中附带的锁骨骨折
- 产科病例晚期的骨骼畸形：非球形的肱骨头、异常的关节盂、后脱位

推荐的影像学检查方法

- CT 脊髓造影评价神经根，多平面重建是关键
- 高分辨率 MR“神经成像”技术显示臂丛结构和损伤范围

鉴别诊断

神经鞘肿瘤

- 丛状的神经纤维瘤或孤立的神经鞘瘤与神经根撕脱易混淆；在临床或影像上寻找神经纤维瘤 1 型的特征

硬膜发育不良

- Marfan 综合征、Ehlers-Danlos 综合征、神经纤维瘤 1 型
- 侧方脊膜膨出与假性脊膜膨出相似
- 临床特点、硬膜发育不良与臂丛撕脱鉴别

神经根袖囊肿

- 通常为无症状偶然发现；可以非常大
- 自发破裂可以表现为低颅压
- 吻合的临床病史有助于与臂丛撕脱鉴别

病理

概述

- 一般病理特点
  - 对臂丛的牵引力导致在神经根入口区的一个或多个发自脊髓的神经根撕脱
  - 功能缺失提示损伤的节段水平，尽管神经根可以完全撕脱，但是由于肌肉的多神经根支配可以存在不完全瘫痪
- 解剖学
  - 正常的臂丛由 C5、C6、C7、C8 和 T1 神经根组成
  - 神经根融合继而形成支、干、股、束和周围支（近端到远端）

- 病因-发病机制
  - 可以由穿通伤或钝性牵拉伤所致
- 流行病学
  - OBPP：（2.9～5）/1000 活产儿

大体病理及手术学特点

- 神经失用症：暂时的传导阻滞
- 轴突断伤：轴索损伤严重，周围的神经组成成分完整
- 神经断伤：完全的神经节后的神经破坏
- 撕脱：在神经节前与脊髓断开

镜下特点

- 动物模型：神经节前撕脱→同侧的前角细胞↓

分期或分级标准：改良的 Nagano 分类

- 1 区：硬膜内神经节前的神经根从脊髓撕脱
- 2 区：（a）椎间孔内和（b）椎间孔外的神经节后的撕脱
- 3 区、4 区：累及干和远端

临床要点

临床表现

- 臂丛综合征反映了神经根撕脱区域的功能丧失：常见部分瘫痪和不全感觉丧失
- 不全损伤产生孤立的神经根病或典型的综合征
  - Erb-Duchenne 麻痹（在 OBPP 中 90％自愈）
    - 上位臂丛损伤（C5、C6 神经根和上干）
    - 近端的肌肉力弱（直接打击肩部或 OBPP）
  - 中段的神经根综合征
    - C7 神经根、中干——主要为桡神经区域的表现
  - Klumpke 瘫痪（占所有产科臂丛瘫痪的 0.6％）
    - 低位臂丛损伤（C8、T1 神经根、下干）
    - 远端肌肉力弱
  - 全神经丛病：完全的和持久的缺乏

治疗

- 保守的康复处理

- 如果出生 3 个月之内二头肌不能康复，则应早期手术治疗（OBPP）
- 神经瘤切除术、神经松解、臂丛内或臂丛外神经移植术、同侧或对侧的神经移植、血管搭桥神经移植
- 肌腱接合使外旋和外展恢复
- 对“连枷臂”病例施行截肢

预后

- 不一定，OBPP 最好（轴突的再生潜力高）
    - 70％以上完全的神经功能康复（半数延迟超过 3 星期）
- 延迟康复导致肩部挛缩、骨畸形
- 早期手术治疗（4～6 个月）：比损伤 1 年后的治疗结果好

参考文献

1. Terzis JK et al: Brachial plexus root avulsions. World J Surg 25(8):1049-61, 2001
2. van Ouwerkerk et al: Management of obstetric brachial plexus lesions: State of the art and future developments. Childs Nerv Syst 16:638-44, 2000
3. Walker AT et al: Detection of nerve rootlet avulsion on CTMM in patients with birth palsy and brachial plexus injury after trauma. AJR 167(5):1283-7, 1996

骨突环骨折

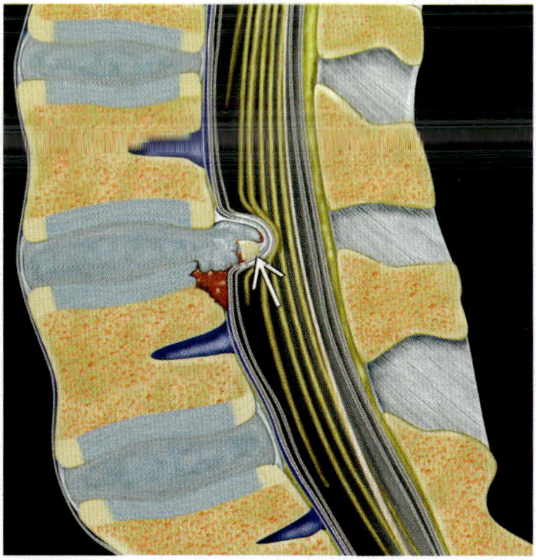

骨突环骨折。示意图显示被撕脱的下方环状骨突和完整的 Sharpey 纤维。

要点

- 同义词：终板撕脱骨折、椎体骨突骨折、边缘板骨折、角骨折、滑脱的椎体骨突、腰部的后边缘结节、边缘椎体
- 定义：一个椎体终板骨折的亚型，不成熟骨骼损伤后的椎体环骨突（RA）撕脱
- 前环骨折术语为边缘椎体（LV）
- 后环骨折术语为后骨突环骨折（PAR-Fx）
- 典型影像表现：与终板边缘相邻的骨碎片
- 腰骶椎最常见；胸椎少见>颈椎
- 发现骨碎片对于合适的治疗很关键

影像学表现

一般特点

- PAR-Fx 的最佳影像线索：下背疼痛的十几岁少年的下腰段椎体终板背侧小的骨碎片

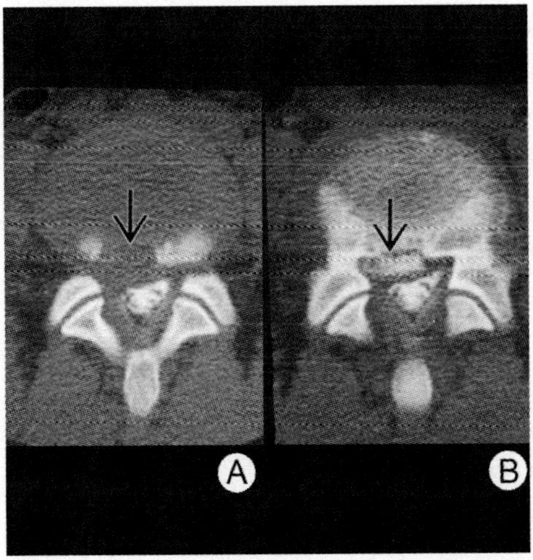

骨突环骨折。(A) 腰椎轴位像 CT 脊髓造影显示局灶性骨缺损（箭头）和右侧旁中央椎间盘突出。(B) 图 A 下方的轴状位图像显示丢失的“骨碎片”，或撕脱的环状骨突（箭头）。

- 骨折的骨突碎片通常位于中线
- 位置：L3～S1；PAR-Fx 通常在 L4，S1
- 可以累及终板的下方或上方；LV 通常位于上方

CT 表现

- CT 平扫：急性期
  - PAR-Fx：弓形的或矩形的骨碎片位于背侧终板边缘的后方；偶尔不能识别椎体供区
  - LV：除了位于终板背侧边缘的前方外，与后骨突环骨折相同，+/－轻微的驼背
  - 轻微的椎间盘高度丧失
- CT 平扫：亚急性期-慢性期
  - 骨折碎片和供区边缘的硬化
  - 供体缺损经常增大，尤其 LV

MR 表现

- 低信号的骨碎片：T1 和 T2 加权像上信号↓，与相邻的韧带融合

- LV：在骨碎片和椎体间可见高信号的椎间盘
- PAR-Fx：通常合并大小不等的椎间盘后突
    - 位于骨碎片和椎体之间的椎间盘是不常见的表现
    - 骨折碎片加 Sharpey 纤维在 MR 矢状位呈“Y”或“7”形
- 椎间盘高度丧失常见，+/-椎间盘脱水（T2 信号减低）；两者随着时间程度↑

其他影像学表现

- X 线片：50%以上不能发现碎骨片
- 椎间盘造影（LV）：造影剂进入骨碎片和椎体之间的间隙
- 脊髓造影（PAR-Fx）：中央、前方的硬膜外间隙狭窄或阻塞

推荐的影像学检查方法

- CT：发现 50%X 线片未发现的骨碎片；MR 只能发现椎间盘疝出

鉴别诊断：儿童椎间盘区的钙化

特发性椎间盘钙化

- 儿童期病因不明的痛性髓核钙化
- 常见于多个水平，颈椎>胸椎，偶尔无症状
- 钙化和症状自行消退

钙化的椎间盘碎片；后部骨赘

- 长期退行性椎间盘病变的后遗症，通常为成人

病理

概述

- 遗传学：两种病变偶尔见于 Scheuermann 病
- 胚胎学-解剖学
    - 发育中的椎体上下表面由薄的、边缘增厚的软骨板覆盖→软骨边缘嵴
    - 7～9 岁时边缘嵴的内生软骨骨化开始→RA
        - 在椎体角处，RA 呈小的骨三角（X 线片、矢状位/冠状位重建 CT）
    - 18～20 岁骨突与椎体融合前，骨突环与椎体被薄的软骨层

分隔。是融合前位于椎间盘/椎体复合体处的相对脆弱点
- 环状纤维（Sharpey 纤维）最外层纤维包埋在 RA 中，将椎间盘与脊椎固定

- 病因-发病机制
  - 基于青春期脊椎存在的上述相对脆弱点
  - LV：RA 与椎体之间的髓核疝出
  - PAR-Fx：两种可能机制
    - 与 LV 一样，或疝出的髓核不累及 Sharpey 纤维并且撕脱 RA
- 流行病学
  - PAR-Fx 为十几岁腰椎间盘手术的 20%（在 14～17 岁 33%）

大体病理及手术学特点（PAR-Fx）

- 硬膜囊前骨碎片和软骨
- 合并的疝出椎间盘成分并非全都能被发现
- Sharpey 纤维和后纵韧带通常是完整的

镜下特点

- 松质骨、透明软骨和无细胞透明组织（椎间盘）
- 透明软骨中常见嗜碱性变和灶性出血

分期或分级标准

- Ⅰ：椎体后部皮质缘撕裂（最常见）
- Ⅱ：中央皮质骨和松质骨骨折
- Ⅲ：侧面的碎片骨折
- Ⅳ：跨越整个椎体背侧边缘

临床要点

临床表现

- 男性>女性（在 PAR-Fx 人群中男性占 85%）
- PAR-Fx：主要表现
  - 急性期的病例远远多于中央下背部痛迁延病史的病例，有/无坐骨神经痛
    - 66%有轻微外伤史或提重史（举重、体操）

- 体检表现：与髓核疝出相似
- LV：无刺激的竞赛；慢性的背痛病史；偶然发现
  - 体检：活动度↓，+/−驼背和棘突触痛
- 多数 PAR-Fx/LV 患者报道曾参加体育运动

自然病史

- 文献报道 LV 演变成前部的 Schmorl 结节

治疗

- LV：保守治疗——急性期镇痛药和限制体力活动
- PAR-Fx：主要为外科治疗，保守治疗很少成功
  - 单侧或双侧椎板切开术清除骨碎片，+/−椎间盘

预后

- LV：数月（通常）至数年（少数）症状消退
- PAR-Fx：外科手术效果极好；偶见轻微的、短期的缺陷

参考文献

1. Martinez-Lage JF et al: Avulsed lumbar vertebral rim plate in an adolescent: Trauma or malformation? Childs Nerv Syst 14:131-4, 1998
2. Henales V et al: Intervertebral disc herniations (limbus vertebrae) in pediatric patients: Report of 15 cases. Pediatr Radiol 23:608-10, 1993
3. Banerian KG et al: Association of Vertebral End Plate Fracture with Pediatric Lumbar Intervertebral Disk Herniation: Value of CT and MR Imaging. Radiology 177:763-5, 1990

儿童安全带骨折

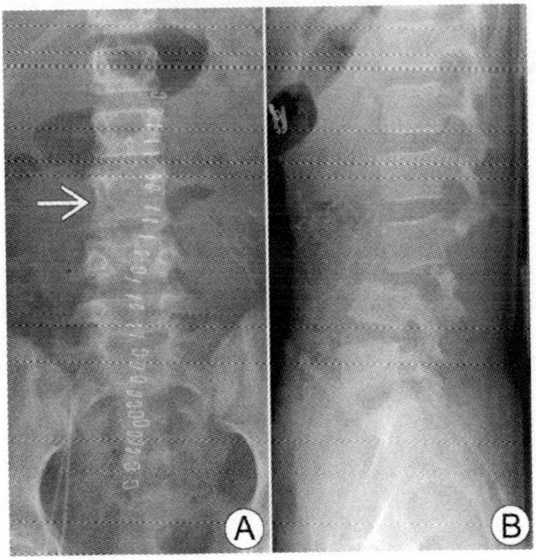

儿童安全带骨折。前后位 X 线片（A）显示“空的”L3 椎体（箭头）。注意来自小肠修补的外科手术夹。X 线片侧位（B）显示 L3～L4 成角脱位。

要点

- 同义词：座椅安全带或安全带骨折-脱位、脊柱“支点”骨折、成角骨折、如有脊柱和椎弓水平裂的“Chance”骨折
- 定义：椎体楔形压缩，脊柱在脱位以上前移，伴有关节面半脱位或破坏
- 由 Chance 在 1948 年描述，座椅安全带合并症几十年都没有被注意到
- 典型的影像表现
  - X 线片侧位像上椎体前缘被压缩或呈楔形，伴楔形变的椎体上方有成角的半脱位
  - +/—通过椎间盘、椎体及椎弓的横裂
- 50%发生于儿童，特别是 4～13 岁。半数以上会有致命的腹部损伤（大动脉或空腔脏器破裂）
  - 重心比成人低

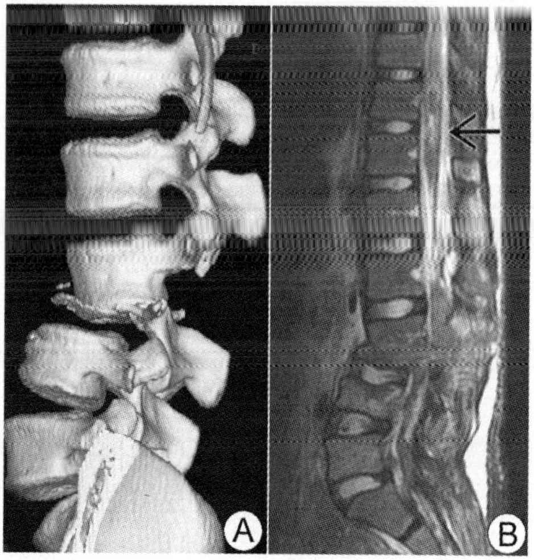

儿童安全带骨折。三维重建（A）显示 L3～L4 骨折脱位。矢状位 T2 加权像（B）显示骨损伤上方的脊髓损伤（箭头）。同时显示椎旁血肿、椎体骨髓水肿和受到血肿及骨碎片累及的椎管。

  - 与成人相比韧带发育不完全
    - 在儿童后部韧带撕脱更常见
  - 两点式汽车安全带限制作用滑到髂前上
  - 三点式汽车安全带系成了两点式汽车安全带
  - 或者后排座椅乘客未系安全带，被摔向前座的靠背
- 多个乘客受伤常见（后座多个儿童［那里的安全带仍较常见］，特别是中间的乘客）

影像学表现

一般特点

- 最佳诊断征象：侧位 X 线片 L2～L4 有成角脱位

X 线表现

- 前后位："空椎体"、无棘突投影到椎体上
- 侧位：在受伤位置有锐利的成角，棘突分离/断裂

CT 表现

- 损伤水平模糊的脊椎旁肌肉脂肪层（即使不能发现骨损伤）提示韧带损伤
- 如果脊髓损伤，则有“血性脊髓造影”（硬膜囊内有高密度的血）
- 硬膜囊内容物压迫“遗落”椎体的终板
- 模糊的或致密的脂肪
- 碎裂的前部椎体终板
- 关节面重叠减少或消失，+/−关节面碎裂
- 矢状位重建、+/−三维重建很重要

MR 表现

- 椎旁肌肉组织、韧带及硬膜外间隙的水肿和出血
- 脊髓损伤或断裂
- 相邻椎体半脱位（上方椎体通常滑向前方）后导致腹侧硬膜囊内容物挤压椎体终板
- 水肿/椎体微小梁的破坏

推荐的影像学检查方法

- 早期：前后位/侧位 X 线片、高分辨率 CT 骨窗、多平面+/−三维重建、采用脂肪饱和的 MR 和 GRE 序列

鉴别诊断

压缩骨折

- 无背侧组块的破坏

病理

概述

- 一般病理特点
  - 脊柱 3 柱破坏导致机械性不稳定
  - 神经系统损害可能比 X 线片显示的“更坏”，小心“重新对位的脱位”
    - 在脱位时骨折上方的脊髓牵拉伤
    - 由椎间盘或移位骨碎片造成的压缩

- ▪ "遗漏"脱位的晚期损伤
- 遗传学
  - 非相关因素
- 胚胎学-解剖学
  - 胸腰椎结合部是僵硬胸椎和可活动的腰椎之间的过渡区域
  - 另外，腰椎关节面关节更倾斜（胸椎具有额平面方向，更不易分开）
- 病因-发病机制
  - 屈曲-牵引力作用于前腹壁支点（座位安全带接触部位）
  - 前柱骨折，+/-受压，后柱张力性裂开或水平骨折，中柱移位
- 流行病学
  - 10%骨折累及腰椎
  - 发生于 T12 和 L4 之间，L2～L4 发生率最高（特别是儿童）

大体病理及手术学特点

- 韧带断裂和不同组合的椎弓、椎间盘和椎体受损

镜下特点

- 撕裂、骨折、破坏的韧带/神经组成部分

分期或分级标准

- 背侧韧带/椎间盘撕脱（单纯脱位）：儿童常见
- Smith 骨折：椎体后部小的骨碎片/上关节突，包括椎弓骨折
- Chance 骨折：经过椎体/椎弓的裂隙或水平骨折，骨折延伸到上终板或前上部椎体
- 水平裂隙骨折：水平椎弓骨折向前延伸经过椎体，单纯的"分裂"椎体，老年人更常见

临床要点

临床表现

- 汽车安全带致伤或皮肤受损
- 腹痛、背痛
- 检查远端脉搏以寻找主动脉损伤的征象

自然病史

- 所有年龄患者的15％有永久的神经损伤，儿童更常见
- 如有“遗漏脱位”，则晚期机械性不稳定（因为“正常”的前后位不能发现骨折或侧位像上不能发现“重新对位”脱位）
- 伴有疼痛和畸形的脊柱后凸

治疗

- 闭合复位术、固定术、器械操作法

预后

- 如果无神经损伤则预后好；常见持久的背痛

参考文献

1. Griffet J et al: Management of seat-belt syndrome in children. Eur J Pediatr Surg 12(1):63-6, 2002
2. Neumann P et al: The ultimate flexural strength of lumbar spine and vertebral mineral bone content. J spinal Disord 6(4):314-23, 1993
3. Rumball K et al: Seat-belt injuries of the spine in young children. J Bone Joint Surg Br 74(4):571-4, 1992

脑脊液间隙

扩大的蛛网膜下腔

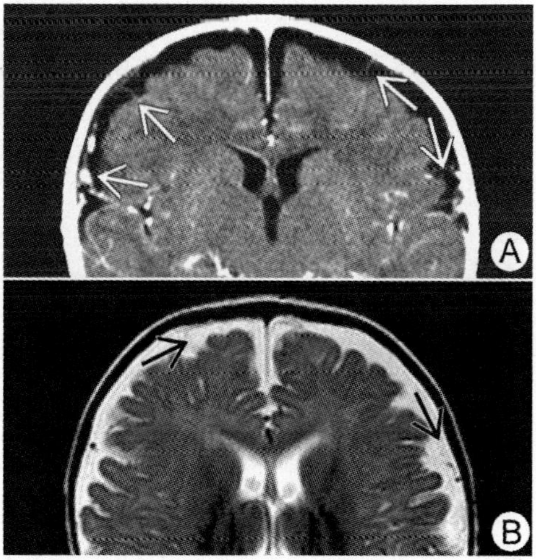

扩大的蛛网膜下腔：增强 CT（A）和 T2 加权像（B）轴状位像显示 6 个月运动发育迟缓和头围增大的男性患儿 V 形的半球间裂和 SAS 增宽。注意穿过脑周围间隙的静脉（箭头），与脑脊液的信号和密度完全相同。

要点

- 同义词：外脑积水，脑室外梗阻性脑积水（EVOH），生理性/良性脑周间隙扩大，生理性蛛网膜下腔扩大，良性婴儿巨头
- 定义：1 岁以内的特发性蛛网膜下腔扩大
- 典型的影像学表现
  - 巨头内有静脉穿过扩大的蛛网膜下腔
- 生理性：可能是由于未发育成熟的脑脊液引流途径
- 常见，正常约为 3～8 个月大
- 自限性；12～24 个月不经治疗而自动消退
- 通常为男性婴儿

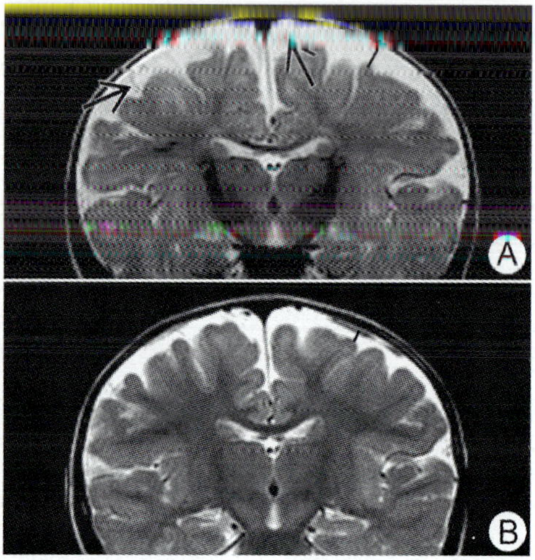

扩大的蛛网膜下腔。8 个月时冠状位 T2 加权像显示穿行静脉（箭头）。17 个月时随访（B）显示扩大的蛛网膜下腔几乎完全消失（黑线标示了蛛网膜下腔的宽度）。髓鞘成熟正常。

影像学表现

一般特点

- 最佳影像线索：蛛网膜下腔扩大和头围↑（>95%）

CT 表现

- CT 平扫
  - 双额部/前部半球间裂蛛网膜下腔增宽≥5mm
  - 脑池↑（特别是鞍上池/视交叉池）
  - 脑沟一般正常（尤其是在后部）
  - 常见体位性单侧“人”字缝扁平
  - 后颅窝正常
  - 轻度脑室扩大（66%）
- 增强 CT
  - 显示静脉穿过蛛网膜下腔
  - 无异常的脑膜强化

MR 表现

- 单层脑脊液（蛛网膜下腔），伴穿行血管
- 在所有序列上，蛛网膜下腔与脑脊液等信号

其他影像学表现

- 胎儿 MR：可以发现胎儿中后方分布区脑脊液/脑室明显，这是由于体位的原因（由于小儿是仰卧位进行扫描，所以通常在出生以后额部明显）
- 彩色多普勒超声：静脉穿行蛛网膜下腔
- 同位素脑池造影：脑脊液积聚于第四脑室和侧脑室，与脑室外脑积水相似

推荐的影像学检查方法

- 多普勒超声：静脉穿行蛛网膜下腔
- MR：排除慢性硬膜下积液
- 增强 CT 或 MR：排除基础病因
- 诊断后，最佳的随访方式＝卷尺测量，不是影像

鉴别诊断

萎缩

- 小头（头围测量很关键！）
- 良性蛛网膜下腔扩大者有巨头

获得性脑室外阻塞性脑积水（EVOH）

- 通常为出血性/炎症后性/肿瘤性
  - 脑外积液密度不等于脑脊液
- 也可为软骨发育不全和其他颅底畸形
- 间歇性颅内压波动
- 可以与非意外性创伤混淆（见“非意外性创伤”的诊断）
  - 是否与患者的体质有关（轻微创伤就出血）尚有争议
    - 如果蛛网膜下腔大于 6mm，则可能

病理

概述

- 一般病理特点：脑脊液清亮

- 遗传学
  - 无有记载的遗传缺陷，尽管在良性家族性巨颅家庭中常见
- 病因-发病机制-病理生理学
  - 未成熟的脑脊液引流通路
    - 脑脊液主要通过细胞外间隙引流→毛细血管
    - 蛛网膜颗粒直到18个月才发育成熟
    - 蛛网膜颗粒于是进入静脉（如Starling型拮抗剂），并且
    - 当囟门闭合时，可以调节脉压/静脉引流脑脊液
    - 良性蛛网膜下腔扩大通常在那时就消退
- 流行病学
  - 80%为男性
  - 据报道神经影像学上2%～65%巨颅患者<1岁

大体病理及手术学特点

- 深的/明显的，但是表现正常的蛛网膜下腔
- 无脑膜病变

镜下特点

- 不能获得；在良性蛛网膜扩大中看不到室管膜损伤

分期或分级标准

- 危险征象
  - 颅内压增高和（或）
  - 宽度>6mm和（或）
  - 发病或持续>1岁

临床要点

临床表现

- 巨颅
- 无颅内压增高征象；腰椎穿刺压力正常
- 常见良性巨头家族史
- 头围>95%人群
- 50%有轻度发育迟缓（运动>语言）

自然病史

- 12～24个月内扩大的间隙和症状自然消退

- 蛛网膜下腔↑→颅缝/颅盖骨延展性/顺应性↑→容易造成后斜头畸形
- 巨头经常持续存在

治疗及预后

- 无治疗的必要
- 临床结局正常（随着扩大的蛛网膜下腔消退，发育迟缓消退）

参考文献

1. Greitz D et al: The pathogenesis and hemodynamics of hydrocephalus: Proposal for a new understanding. IJNR 3:367-75, 1997
2. Prassopoulos P et al: The size of the intra-and extraventricular CSF compartments in children with idiopathic benign widening of the frontal subarachnoid space. Neuroradiology 37:418-21, 1995
3. Wilms G et al: CT and MR in infants with pericerebral collections and macrocephaly: Benign enlargement of the subarachnoid spaces versus subdural collections AJNR 14(4):855-60, 1993

梗阻性脑积水

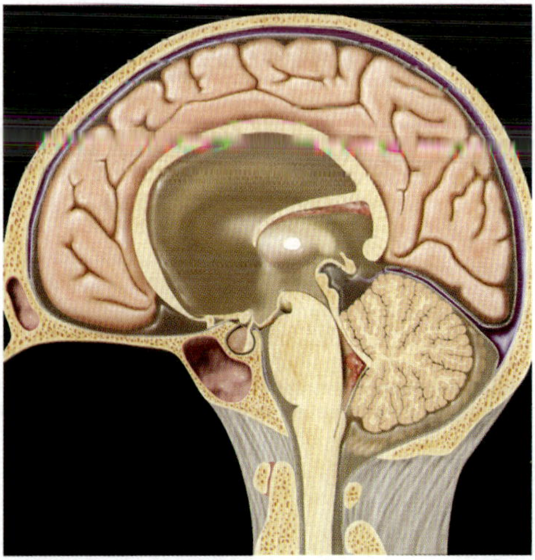

由于导水管狭窄导致的梗阻性脑积水。脑室明显扩大，胼胝体变薄，导水管呈漏斗样，第三脑室底疝出。

要点

- 同义词：脑室内梗阻性脑积水（IVOH）
- 定义：由于绝对/相对的脑脊液梗阻，脑室扩大（脑脊液的形成和吸收不匹配）
- 典型影像学表现：脑室球形/局灶性扩大，+/−间质水肿
- 内（IVOH）：在 Luschka 孔和 Magendie 孔之前阻塞
- 外（EVOH）：在第四脑室流出孔后阻塞
- IVOH 可以是急性（aOH）或是慢性（cOH）的

影像学表现

一般特点

- 最佳影像线索（aOH）
  - 梗阻近端气球样脑室、导水管
    - 室间孔，导水管，第四脑室流出孔

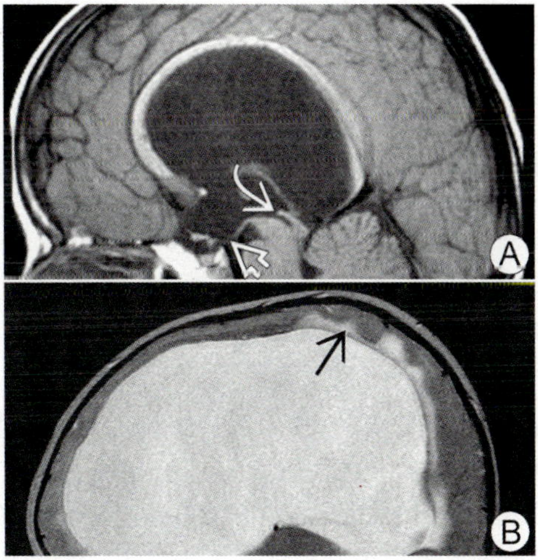

梗阻性脑积水。3 岁巨颅男患儿，矢状位 T1（A）显示“漏斗”样导水管（弯箭头）、脑积水和第三脑室底向下移位（开口箭头）。另一脑积水患儿矢状位 T2 加权像（B）显示间质水肿（箭头）。(Courtesy S. Blaser，MD)

- 间质水肿，伴脑室边缘模糊

CT 表现

- CT 平扫（aOH）
  - 脑室大
    - 双额角径/颅内径>0.33
    - 额角变锐（<100°）
    - 颞角宽度>3mm
  - 边缘模糊，室旁低密度晕环
  - 基底池，脑沟受压/消失
- 增强 CT
  - 阴性（如果是肿瘤性 IVOH，肿瘤可出现强化）

MR 表现

- 矢状位 T1（例如：导水管梗阻）
  - 侧脑室扩大

胼胝体变薄，向上拉伸
- ○ 穹窿，大脑内静脉，第三脑室底向下移位
- T2 加权像
  - ○ 脑脊液样的指状高信号向脑室外延伸到脑组织（包括胼胝体）
    间质水肿在脑室角周围最明显
  - ○ 脑室内脑脊液形成湍流
  - ○ 通常无导水管的流空信号
- 增强 T1
  - ○ 脑积水可导致软脑膜血管淤滞，类似于脑膜炎或转移瘤！

其他影像学表现

- 心电门控 MR 电影：在导水管中无明显的脑脊液流动
- 同位素脑池造影可以显示脑室逆流，淤滞（EVOH）

推荐的影像学检查方法

- 三维 CISS 序列可降低脑积液流动伪影，能更好地描绘脑室的轮廓、透明隔
- 心电门控相位对比 MR 电影

鉴别诊断

继发于脑实质减少的脑室扩大

- 年龄相关；缺血/梗死；创伤；感染；中毒
- 额角钝（>110°）
- 弥漫性/局灶性脑沟、脑池增宽

正常压力脑积水

- 进行性痴呆，步态不稳，失禁
- 脑室扩大，脑脊液压力正常
- 脑沟正常或轻微扩大
- 脑脊液通过导水管移出增加

“静止性”或“代偿性”脑积水

- 脑室扩大，脑脊液压力正常
- 无脑室周围晕环

成人长期显性脑室扩大（LOVA）

- 儿童早期脑积水起病或长期进展，直到成年

- 脑室显著扩大，高颅压

病理

概述

- 一般病理特点
  - 脑脊液的产生和吸收失衡
- 遗传学
  - 细胞黏附分子 L1（L1CAM）是唯一被认为引起脑积水的基因，它位于 X 染色体（Xq28）
    - CRASH：胼胝体（C）发育不良，智力发育迟滞（R），拇指内收（A），痉挛性（S）截瘫，X 染色体连锁脑积水（H）
- 病因-发病机制
  - 经典理论
    - 脑脊液流动阻塞形成
    - 脑脊液继续产生，脑室内液压增加
    - 脑室扩大，压迫邻近实质
    - 伸展会撕破/打开室管膜细胞的连接
    - 脑室周围组织间液增加
  - 新：有报道某些生长因子（TGF）的过度表达，Otx2 突变（头形态发生时的组织基因）
  - 罕见："产生过度性"脑积水
    - （脉络丛乳头状瘤，纤毛增生）
- 流行病学
  - 先天性脑积水（2～5）/100 000 活产
  - 儿童时期最常用的神经外科手术＝脑脊液分流
  - 其他脑脊液分流方式：第三脑室造瘘

大体病理及手术学特点

- 局灶性/普遍的脑室扩大

镜下特点

- 脑室周围细胞外间隙增加

临床要点

临床表现

- 头痛，视乳头水肿，第Ⅵ脑神经麻痹
- 巨颅，特别是颅缝未闭合者
- 落日眼（Parinaud 征、眼睑回缩，及强直性向下凝视）

自然病史

- 如果未治，疾病通常呈进行性
- 可能稳定为“静止性脑积水”

治疗及预后

- 脑脊液分流，内镜治疗

参考文献

1. Aleman J et al: Value of constructive interference in steady-state, three-dimensional, Fourier transformation magnetic resonance imaging for the neuroendoscopic treatment of hydrocephalus and intracranial cysts. Neurosurg 48:1291-6, 2001
2. Oi S et al: Pathophysiology of long-standing overt ventriculomegaly in adults. J Neurosurg 92:933-40, 2000
3. Pena A et al: Effects of brain ventricular shape on periventricular biomechanics: A finite-element analysis. Neurosurg 45:107-18, 2000

蛛网膜囊肿

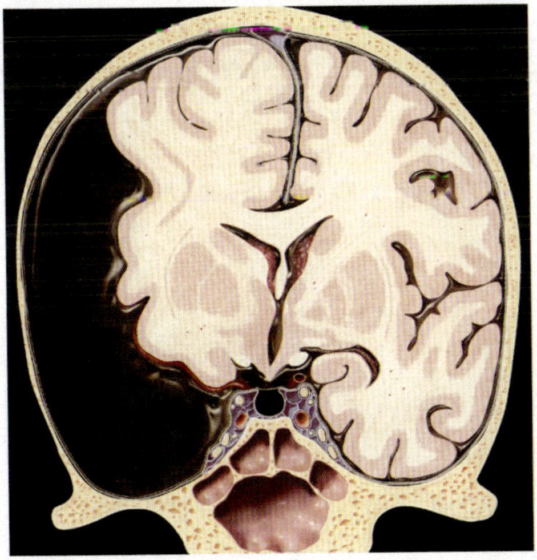

蛛网膜囊肿。示意图显示大脑中动脉向上移位，伴颞叶发育不良。大囊肿长入侧裂，并使之扩大，中颅窝扩大塑形。

要点

- 同义词：蛛网膜囊肿（AC），蛛网膜下囊肿
- 定义：含液的囊肿，特征为脑脊液信号和密度，脑组织移位无水肿，颅骨塑形
- 蛛网膜层内含脑脊液
- 中颅窝＝最常见部位

影像学表现

一般特点

- 最佳影像线索＝边界清晰的圆形或卵圆形的脑脊液囊肿
- 显示脑外肿块的特征
  - 皮质移位
  - 灰白质界面受压
- 如果发生在中颅窝，颞叶可表现为发育不全

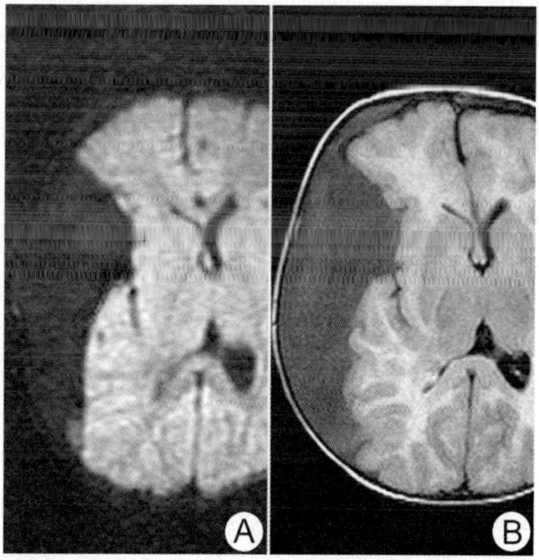

蛛网膜囊肿。DWI（A）显示弥散不受限，FLAIR（B）显示7个月巨头婴儿脑脊液样信号强度的囊肿。注意颞叶发育不良，中线结构向囊肿对侧移位。(Courtesy S. Blaser，MD)

CT表现

- CT平扫
  - 通常为脑脊液密度
    - 囊内出血（罕见）
    - 硬膜下血肿（有逐渐增多的趋势，特别是在中颅窝）
  - 可以使颅骨膨胀塑形
  - CT脑池造影：+/−与蛛网膜下腔交通
- 增强CT：不强化

MR表现

- 在所有序列上，信号与脑脊液相同
- 在FLAIR相上，信号被完全抑制

其他影像学表现

- DWI：不受限

推荐的影像学检查方法

- MR+DWI

鉴别诊断

表皮样囊肿

- 扇贝样边缘
- 徐入性生长方式
  - 沿着脑池爬行，并长入脑池
  - 包裹血管和神经
- 在 FLAIR 上信号不被抑制
- DWI 显示弥散受限（亮）

其他先天性囊肿

- 肠源性囊肿
  - 罕见
  - 通常含有蛋白质的囊液

病理

概述

- 一般病理特点
  - 膜透明的含液囊肿
- 遗传学
  - 通常为散发、无综合征性，家族性罕见
  - 但是常见于综合征，一些为
    - Acrocallosal（1/3 有囊肿），Aicardi，Pallister-Hall 综合征
  - 遗传性代谢障碍
    - 黏性软脑膜：黏多糖增多症
- 胚胎学
  - 旧＝正在发育的蛛网膜分裂或形成憩室
  - 新（中颅窝 AC）
    - 侧裂形成时，额叶、颞叶胚胎性脑膜（内脑膜）未能融合
    - 保持分离状态，形成“双”蛛网膜
- 病因-发病机制

- 可能的机制
  - 囊壁分泌液体活跃
  - 随脑脊液搏动缓慢膨胀
  - 由于单向流动（球阀），脑脊液聚集
- AC可作为分流的并发症形成

• 流行病学
  - 颅内肿块1%（或更高）
  - 2%是由于癫痫发作行影像学检查时发现
  - AC可发现于任何年龄；75%为儿童
  - 男：女=3：1～5：1，特别是颅中窝

大体病理及手术学特点

- 脑脊液样囊肿周围蛛网膜膨出
  - 60%在中颅窝
  - 10%为鞍上蛛网膜囊肿（SSAC）：症状：不倒翁
    - 非交通性=Liliequist膜囊肿
    - 交通性=脚间池囊状扩大
    - “米老鼠耳朵”样表现：囊的两侧有开口（冠状位）
  - 5%～10%在CPA
  - 其他：四叠体池，凸面
- 蛛网膜囊肿推移但是不包裹血管，脑神经

镜下特点

- 囊壁由扁平但正常的蛛网膜细胞构成
- 无炎症、肿瘤性改变

分期或分级标准

- Galassi分类：体积/占位效应越大、与基底池的交通越小，级别越高
  - Ⅰ型：小的，纺锤状，局限于前部中颅窝
  - Ⅱ型：沿着外侧裂向上延伸，颞叶移位
  - Ⅲ型：大的，充满了整个中颅窝，额、颞、顶叶移位

临床要点

临床表现

- 通常无症状，偶然发现

- 头痛，眩晕，感觉神经性听力丧失，半面痉挛
- 鞍上蛛网膜囊肿可导致梗阻性脑积水

自然病史

- 可以（但通常没有）缓慢增大

治疗及预后

- 治疗：通常不治疗
- 如果有症状，则切除/开窗（可以采用内镜）、分流

参考文献

1. Miyajima M et al: Possible origin of suprasellar arachnoid cysts: Neuroimaging and neurosurgical observations in nine cases. J Neurosurg 93:62-7, 2000
2. Wester K: Peculiarities of intracranial arachnoid cysts: Location, sidedness, and sex distribution in 126 consecutive patients. Neurosurg 45:775-9, 1999
3. Oberbauer RW et al: Arachnoid cysts in children: A European cooperative study. Childs Nerv Syst 8:281-6, 1992

索　引